AF638056

Frieder Beck

Bewegung macht schlau

Dr. Frieder Beck

BEWEGUNG MACHT SCHLAU

Mentale Leistungssteigerung durch körperliche Aktivität

GOLDEGG VERLAG

Bildrechte Autorenfoto: Frieder Beck
Bildrechte Umschlag: www.danniwiebelhaus.de

Alle Rechte, insbesondere das Recht der Vervielfältigung und Verbreitung sowie der Übersetzung, vorbehalten. Kein Teil des Werks darf in irgendeiner Form (durch Fotokopie, Mikrofilm oder ein anderes Verfahren) ohne schriftliche Genehmigung des Verlags reproduziert werden oder unter Verwendung elektronischer Systeme gespeichert, verarbeitet, vervielfältigt oder verbreitet werden.

Die Autoren und der Verlag haben dieses Werk mit höchster Sorgfalt erstellt. Dennoch ist eine Haftung des Verlags oder der Autoren ausgeschlossen. Die im Buch wiedergegebenen Aussagen spiegeln die Meinung der Autoren wider und müssen nicht zwingend mit den Ansichten des Verlags übereinstimmen.

Der Verlag und seine Autoren sind für Reaktionen, Hinweise oder Meinungen dankbar. Bitte wenden Sie sich diesbezüglich an unsere Verlagsadresse verlag@goldegg-verlag.com.

Der Goldegg Verlag achtet bei seinen Büchern und Magazinen auf nachhaltiges Produzieren. Goldegg Bücher sind umweltfreundlich produziert und orientieren sich in Materialien, Herstellungsorten, Arbeitsbedingungen und Produktionsformen an den Bedürfnissen von Gesellschaft und Umwelt.

MIX
Papier aus verantwortungsvollen Quellen
FSC® C014496

ISBN: 978-3-99060-156-3

© 2021 Goldegg Verlag GmbH
Friedrichstraße 191 • D-10117 Berlin
Telefon: +49 800 505 43 76-0

Goldegg Verlag GmbH, Österreich
Mommsengasse 4/2 • A-1040 Wien
Telefon: +43 1 505 43 76-0

E-Mail: office@goldegg-verlag.com
www.goldegg-verlag.com

Layout, Satz und Herstellung: Goldegg Verlag GmbH, Wien
Printed in the EU

Gewidmet Sandra, Xaver und Therese

Inhaltsverzeichnis

1. Schlauer werden

2. Wie die Bewegung in den Kopf kommt

3. Besser werden

4. Anhang

Vorwort zur 1. Auflage

Dieses faszinierende Buch von Frieder Beck erfüllt ein wirkliches Bedürfnis. Damit unsere Muskeln die Bewegungen so ausführen, wie wir das wollen, brauchen wir unser Gehirn. Wer weiß, wie es funktioniert, kann Bewegungen optimal erlernen und trainieren. Dieses Wissen ist der Schlüssel zur Verbesserung sportlicher Leistungen.

Die jüngste Gehirnforschung macht große Fortschritte, jedoch erscheint die Fülle der Befunde unüberschaubar, und die Zusammenhänge sind schwer erfassbar. Zudem waren Handlungsempfehlungen aus der Neurobiologie für das sportliche Training bisher von sehr hoher Allgemeinheit und boten kaum grundlegend Neues. Das ist hier anders: Frieder Beck schafft es, die mannigfaltigen Forschungsergebnisse der letzten Jahre zu einem einheitlichen Bild zusammenzuführen, um daraus konkrete Aussagen treffen zu können, wann und wie im Sport optimal gelernt wird.

Darüber hinaus zeigt Frieder Beck, was der Titel schon verspricht: wie Bewegung unsere geistigen Leistungen anschieben kann und was dabei im Gehirn passiert. Damit können wir Bewegung gezielt gegen unseren unfitten Geist, gegen Konzentrations- und Aufmerksamkeitsprobleme, gegen schlechte Schulnoten, gegen den alters- oder krankheitsbedingten geistigen Verfall oder gegen depressive Verstimmungen einsetzen. Auch schlägt sich ein Training exekutiver Funktionen in der sportlichen Spielleistung nieder, da der schlauere Fußballer nachweislich auch der bessere ist.

Thomas Tuchel
Fußballtrainer

Vorwort zur 1. Auflage

Das von Frieder Beck aufgegriffene Motto »Sport macht schlau« ist durch den römischen Mythos »vom gesunden Körper und dem gesunden Geist« tief in unseren Gedanken verwurzelt. Von keinem Geringeren als Johann Wolfgang von Goethe (1749–1832) stammt der Ausspruch »Was du dir abläufst auf dem Schuh, das fließt dir geistig doppelt zu«. Die Liste derartiger Zitate ließe sich beliebig verlängern. Mittlerweile gibt es über viele Anekdoten und Fallbeispiele hinaus eine Fülle von positiven empirischen Befunden zu den chronischen und akuten Wirkungen des Sporttreibens auf die kognitive Leistungsfähigkeit. Frieder Beck präsentiert sie in einem in dieser Form bisher einzigartigen Überblick, der sogar als Wegweiser für vielversprechende zukünftige Forschungsprogramme überzeugen kann.

»Schlau« steht im Buch von Frieder Beck nicht für die klassische Intelligenz, sondern für das Niveau der sogenannten exekutiven Funktionen, also unseren Fähigkeiten zur Konzentration, Selbstregulation und selektiver Wahrnehmung. Wie es Frieder Beck sportlich ausdrückt, schlagen die exekutiven Funktionen den Intelligenzquotienten bei der Vorhersage der schulischen Leistungen. Das ist eine gute Botschaft, denn die exekutiven Funktionen sind auch besser trainierbar als der Intelligenzquotient. Frieder Beck zeigt auf, wie der Sport Dopaminduschen auslösen und das Sprießen von Neuronen und Synapsen fördern kann. »Ideale Übungen sind diejenigen, die sowohl den Körper als auch den Geist einbeziehen und stärken!« (Mahatma Gandhi; 1869–1948). Und solche Aufgaben sind im Sport die Regel und nicht die Ausnahme.

Im zweiten und dritten Teil des Buchs geht Frieder Beck noch weiter ins Detail der neurologischen Vorgänge und führt sie mit den Erkenntnissen der Sportwissenschaften zusammen. Damit eröffnen sich dem Leser faszinierende neue

Perspektiven auf das Lernen von Bewegung und die richtige Ausgestaltung des Techniktrainings für Erwachsene oder Kinder.

Das Buch ist eine wahre Schatzkiste, nicht nur für alle Sportbegeisterten, sondern auch für Trainerinnen und Trainer, Eltern sowie Sportwissenschaftlerinnen und Sportwissenschaftler – und alle, für die Sport bisher keine große Bedeutung hatte.

Prof. Dr. Klaus Roth
Ehemaliger Leiter des Arbeitsbereichs »Bewegung und Training« des Instituts für Sport und Sportwissenschaft der Universität Heidelberg

Vorwort zur 2. Auflage

Der Physiker und Nobelpreisträger Erwin Schrödinger schrieb 1944 in seiner Einführung zu »Was ist Leben?«: »Wenn wir unser wahres Ziel nicht für immer aufgeben wollen, dann dürfte es nur einen Ausweg aus dem Dilemma geben, dass sich einige von uns an die Zusammenschau wagen, selbst auf die Gefahr hin, sich lächerlich zu machen.« Mir ist noch nicht klar, ob es mein Dilettantismus oder meine Selbstüberschätzung war, die mich in das Wagnis einer Zusammenschau der neurowissenschaftlichen Befunde zum Themenkomplex Sport trieben. Im Nachgang freue ich mich, dass diese Zusammenschau etwas Wellen schlagen konnte und jetzt in die zweite, überarbeitete Auflage geht. Das Buch ist dicker geworden. Ich habe viele Stellen aktualisiert und neue Themen eingebunden. Um die Lesbarkeit zu fördern, habe ich mich entschieden, bei den Befunden an den entsprechenden Stellen nur die Namen der jeweiligen Autorinnen und Autoren sowie oftmals auch das Jahr der Veröffentlichung anzugeben. Will man die Originalstudien einsehen, muss lediglich die angegebene Autorschaft und ggf. die Jahreszahl in eine Suchmaschine eingegeben werden.

Auenwald, im Sommer 2020 *Dr. Frieder Beck*

Teil 1

SCHLAUER WERDEN

1. Sport beflügelt unseren Geist

Sport macht gute Noten

Wenn wir Sport treiben, dann tun wir viel für unseren Körper. Beispielsweise bauen wir Muskeln auf und Körperfett ab. Bewegen wir uns regelmäßig, dann verbessern wir die Fließeigenschaften unseres Blutes, stärken unser Herz, unsere Knochen und unser Immunsystem. Regelmäßige sportliche Aktivität kann unsere Lebenszeit verlängern. Sie senkt das Risiko eines Herzinfarkts und mindert die Gefahr, an Bluthochdruck zu leiden. Ebenso positiv ist der Effekt bei rheumatischem Gelenkverschleiß, Osteoporose oder der Zuckerkrankheit (Typ-2-Diabetes). In den letzten Jahren wird im Bereich der Hirnforschung immer offensichtlicher, dass wir diesen Effekten noch einen weiteren hinzufügen können: Mit körperlicher Aktivität stärken wir unseren Geist – und zwar mit einer Breite im Wirkungsspektrum und einer Effektstärke, an die keine andere Tätigkeit und kein Medikament heranreichen.

Dies klingt zunächst seltsam, erscheint doch eher das Gegenteil plausibel. Wer regelmäßig intensiv Sport betreibt, muss hierfür einiges an Zeit aufwenden, die ihm für Schule, Ausbildung, Studium oder Beruf fehlt. Zudem gibt es sehr viele geniale Denker, die sich nichts aus Sport und Bewegung machen. Auch manches Fernsehinterview von Bundesligaprofis lässt uns daran zweifeln, dass Sport schlauer macht.

Um Sie vom positiven Effekt des Sports zu überzeugen, begeben wir uns zunächst in die Schule. Dort finden wir mit den Zensuren von Schülern eine leicht erfassbare und einigermaßen geeignete Maßeinheit für geistige Leistungsfähigkeit. Hat körperliche Aktivität tatsächlich einen positiven Effekt auf unser geistiges Vermögen, dann sollten Schüler, die sich viel bewegen, im Durchschnitt über den gesamten Fächerkanon hinweg die besseren Zensuren haben. Charles Hillman und Darla Castelli von der Universität Illinois prüften bei über 200 Dritt- und Fünftklässlern deren schulische Leistungen und körperliche Fitness. Sie stellten tatsächlich fest, dass der Body-Mass-Index (BMI) und die Leistung der aeroben Ausdauer mit guten schulischen Noten in Zusammenhang stehen. Der BMI stellt das Körpergewicht in Beziehung zur Größe. Die aerobe Ausdauer bestimmt unsere Leistung bei Belastungen zwischen zehn Minuten und einer Stunde und ist ein Maß für den Trainingszustand des Herz-Kreislauf-Systems. So waren die körperlich trainierten Schüler leistungsbezogen die besseren – über alle Fächer hinweg, nicht nur im Sportunterricht.

Vor einigen Jahren wurde in Florida unter Führung von Danielle Hollar von der University of Miami über 4.500 Grundschülern neben dem Schulunterricht und einem zweijährigen Gesundheitskurs über einen Zeitraum von mehr als einem Jahr ein altersgerechtes Fitnessprogramm angeboten. Die Kinder konnten auf verschiedene Bewegungsangebote zurückgreifen, wofür der Fachunterricht teilweise für 10 bis 15 Minuten unterbrochen wurde. Bei den Kindern der Fitnessgruppen beobachtete man im Vergleich zu den herkömmlich unterrichteten Grundschülern deutlich stärkere Zuwächse bei deren mathematischen und sprachlichen Fähigkeiten.

2013 analysierten Forscher der University of Strathclyde Glasgow und der University of Dundee die Daten einer Langzeiterhebung von fast 5.000 Kindern. Erfasst wurden der Umfang und die Intensität der täglichen Bewegungszeit im Alter von 11 Jahren. Diese Daten wurden mithilfe von Sensoren über mehrere Tage erhoben. Zusätzlich wurden ihre Schulleistungen in Englisch, Mathematik und den Naturwissenschaften im Alter von 11, 13 und 16 Jahren dokumentiert. Die Auswertung ergab, dass eine moderate bis kräftige sportliche Betätigung im Alter von 11 Jahren von besseren Leistungen in allen drei Altersstufen begleitet wurde. Wer sich mit 11 Jahren mehr und intensiver bewegte, war 5 Jahre später besser in Mathematik. Die Verbesserungen in der sprachlichen Leistung waren sowohl für Jungen als auch Mädchen nachweisbar. In den Naturwissenschaften stach bei den Mädchen die hohe Korrelation zwischen der Zeit, die für Sport aufgewandt wurde, und den Schulleistungen heraus. Bis zum Alter von 16 Jahren verbesserten sich die Schulnoten analog zur Steigerung der körperlichen Aktivität. Es stellte sich zudem heraus, dass die Leistungen besser waren, je früher mit Sport begonnen wurde. Bei Jungen zeigte sich, dass bereits eine Bewegungsdauer von 17 Minuten pro Tag ein signifikantes Resultat hervorbrachte, bei den Mädchen genügten sogar nur 12 Minuten.

Und es könnten noch mehr Beispiele aufgezählt werden: Im Jahre 2014 erschien ein Überblicksartikel, der die Ergebnisse von 20 wissenschaftlichen Studien aus den Jahren 1968 bis 2013 zum Thema »Bewegung und Schulleistung« zusammenfasst. Die Autoren kommen zu dem Schluss, dass Kinder mit einer besseren aeroben Ausdauer bessere akademische Leistungen aufweisen als unfittere Kinder.

Und wie sieht es im späteren Leben aus? Die Arbeitsgruppe um Maria Aberg wertete über 250.000 Datensätze des schwedischen Militärs von 18-jährigen Armeeanwärtern hinsichtlich körperlicher Fitness und geistigem Leistungsvermögen aus. In Einklang mit den Ergebnissen aus Illinois zeigte sich auch hier, dass der Trainingszustand des Herz-Kreislauf-Systems in einem positiven Zusammenhang mit der Höhe des akademischen Bildungsabschlusses im späteren Leben stand.

Mittlerweile können wir auf über 30 amerikanische, europäische und australische Studien mit Kindern und Jugendlichen zurückgreifen, die alle zeigen, dass Inaktivität und Fettleibigkeit in unserem westlichen Kulturkreis mit vergleichsweise schlechter schulischer Leistung und körperliche Fitness mit vergleichsweise guter schulischer Leistung einhergehen. Nicht nur das: Die Langzeiterhebungen belegen auch, dass körperlich fitte Menschen statistisch gesehen einen höheren Bildungsabschluss erreichen und größeren beruflichen Erfolg haben. Sie fühlen sich zudem insgesamt wohler als ihre bewegungsmüden Mitmenschen.

Aber scheint es nicht merkwürdig? Wenn wir als Kinder oder Jugendliche über den Fußballplatz gerannt sind, auf dem Schulhof Fangen gespielt oder auf der Leichtathletikbahn unsere Runden gezogen haben, machten wir uns in der Regel wenig Gedanken über Mathematik oder die Inhalte der letzten Physik- oder Deutschstunde. Und doch sollen wir uns in diesen Fächern dabei verbessert haben?

Die Ergebnisse der Arbeitsgruppe um die deutsche Sportwissenschaftlerin Claudia Voelcker-Rehage von der International University of Bremen bringen etwas Licht ins Dunkel. In ihrer Studie wurden über 100 Jugendliche zwischen 13 und 16 Jahren zufällig in eine von drei Gruppen eingeteilt. Die erste Gruppe absolvierte eine 10-minütige Koordinationsübung, die zweite nahm am Sportunterricht teil, und die Kontrollgruppe erlebte zur selben Zeit eine reguläre Unterrichtsstunde. Vor und nach der jeweiligen Einheit wurden die Konzentration und selektive Aufmerksamkeit gemessen. Die beiden Bewegungsgruppen verbesserten sich darin deutlich. Bei der Kontrollgruppe passierte nichts. Kann man also durch Bewegung im Unterricht die Konzentrationsfähigkeit von Jugendlichen steigern und bekommen sie dadurch in der Schule mehr mit?

Wenn wir uns Gedanken darüber machen, wie man in der Schule zu guten Noten kommt, dann stehen neben der Intelligenz oder einer Art mathematischer oder sprachlicher Begabung sicher auch der Fleiß und die Konzentrationsfähigkeit als Faktor ganz vorne. Gehen wir noch etwas ins Detail: Wenn wir an unsere Schulzeit zurückdenken, dann kam es darauf an, dass wir uns mit unseren Aufgaben beschäftigen oder dem Lehrer folgen konnten, auch wenn der Nachbar weitaus Interessanteres tuschelte; dass wir uns trotz vieler Ablenkungsfallen und Störungen auf eine Sache zu konzentrieren vermochten; dass wir regelmäßig unsere Hausaufgaben erledigten, obwohl uns das oft zum Halse heraushing; dass wir uns Dinge gut merken, diese im Gedächtnis behalten und mit neuen Ideen verknüpfen sowie Handlungsanweisungen und Lösungswege in Gedanken auf verschiedene Aufgabenstellungen anwenden konnten; dass wir es schafften, zu Hause eine Weile auf den Computer, den Fernseher und das Handy zu verzichten, um ohne Ablenkung Aufgaben für die Schule zu erledigen; dass wir in stressigen Situationen Ruhe zu bewahren und unsere Leistung abzurufen in der Lage waren; dass wir mit Freunden klarkamen und die Fähigkeit entwickelten, uns bei Auseinandersetzungen oder innerhalb eines Teams auch einmal zurückzunehmen.

Im Berufsleben sieht es nicht viel anders aus. Will man dort Erfolg haben, dann muss man unter Stress angemessen handeln, sich auf neue oder unerwartete Situationen schnell einstellen und kurzfristige Versuchungen hintanstellen können: Laufend klingelt das Handy, der Computer meldet wiederholt den Eingang von E-Mails, die Kolleginnen und Kollegen schauen immer wieder mal kurz im Büro zum Smalltalk vorbei. Man muss viele dieser Ablenkungen erfolgreich ausblenden und sich in die Abarbeitung des anstehenden Auftrags vertiefen. Nach dem Gespräch mit einer Kollegin oder einem Kollegen muss man geistig schnell umschalten und sich wieder den anderen anstehenden Aufgaben widmen können, ohne dass die Gedanken zu den Gesprächen zurückkehren oder zu anderen Themen abschweifen.

Die mentalen Vorgänge, die allen angeführten Beispielen zugrunde liegen, werden in unserem Gehirn überwiegend vom Stirnhirn, dem sogenannten präfrontalen Kortex (PFC), organisiert. Sie werden in der Neuropsychologie mit dem Begriff *exekutive Funktionen* erfasst.

Die exekutiven Funktionen entscheiden

Sich länger auf eine bestimmte Sache oder Tätigkeit zu konzentrieren, Ideen im Gedächtnis zu behalten und bearbeiten zu können, kurzfristigen Versuchungen zu widerstehen, um langfristige Ziele zu verfolgen, impulsives Verhalten zu unterdrücken, um situationsgerecht reagieren zu können, sind geistige Leistungen, die für den beruflichen und schulischen Erfolg maßgeblich sind. All diejenigen Gehirnfunktionen, die sich auf diese mentalen Prozesse beziehen, werden als exekutive Funktionen bezeichnet. Adele Diamond von der Universität von British Columbia war die Erste, die auf die Bedeutung der exekutiven Funktionen (EF) für die Lernleistung hingewiesen hat. Laut ihr werden drei Kern-EFs unterschieden: Arbeitsgedächtnis, Inhibition und kognitive Flexibilität.

Das *Arbeitsgedächtnis* befähigt dazu, Informationen kurzzeitig zu speichern und damit im Geiste zu arbeiten. Das Arbeitsgedächtnis unterscheidet sich somit vom oft angeführten Kurzzeitgedächtnis, da es bei Letzterem um die kurzzeitige Speicherung von Information geht. Das Arbeitsgedächtnis hingegen ist in seiner Speicherkapazität sehr begrenzt. Es umfasst etwa 5 bis 7 Elemente wie Wörter, Ziffern und Objekte über einen Zeitraum von nur wenigen Sekunden. Trotzdem ist es für unsere geistigen Leistungen von enormer Bedeutung. Müssen wir uns beispielsweise Zwischenergebnisse bei Berechnungen merken, längere Sätze verstehen, eine Abfolge von Anweisungen im Geiste in einen Handlungsplan umsetzen, Argumente oder plötzlich aufkommende Fragen in einem Gespräch noch kurz zurückhalten, bis der Gesprächspartner seine Sätze beendet hat, benötigen wir unser Arbeitsgedächtnis. Ein gut ausgebildetes Arbeitsgedächtnis hilft dabei, uns an eigene Handlungspläne und an Anweisungen anderer deutlicher zu erinnern, wodurch auch Handlungsalternativen und vielfältige Argumente besser berücksichtigt werden können.

Die *Inhibition* versetzt uns in die Lage, spontane Impulse zu unterdrücken, die Aufmerksamkeit willentlich zu lenken und Störreize auszublenden. Hier geht es darum, etwas, das man reflexartig tun will, nicht zu tun, beispielsweise sich nicht vom Gemurmel im Büro ablenken zu lassen und einen dringenden Auftrag konzentriert abzuarbeiten. Eine solche Inhibition von Ablenkungen ermöglicht eine gezielte selektive Aufmerksamkeit. Je stärker unsere selektive Aufmerksamkeit ist, desto stärker können wir uns in eine Aufgabe vertiefen. Eine gut ausgebildete Inhibition macht uns weniger beeinflussbar gegenüber den eigenen Emotionen, fest verankerten Verhaltensweisen und äußeren Bedingungen. So gelingt es uns eher, diejenigen Aktivitäten und Handlungen zu vermeiden, die einem angestrebten Ziel oder dem aktuellen Kontext entgegenstehen. Es fällt uns leichter, nicht im Internet zu surfen oder auf dem Smartphone zu spielen und stattdessen die aktuell anliegenden Aufgaben abzuarbeiten. Die Inhibition ist deshalb nützlich, weil die kurzzeitige Unterdrückung spontaner Impulse und die willentliche Lenkung unserer Aufmerksamkeit oft langfristig sinnvoll sind. Mit einer gut ausgebildeten Inhibition schaffen es Schüler beispielsweise, zuerst ihre Schulaufgaben zu erledigen, bevor sie mit Freunden via Handy oder Tablet kommunizieren. Menschen mit guter Inhibition gelingt es etwa leichter, in der Mensa oder Kantine nicht zur Currywurst zu greifen, sondern ein gesünderes Gericht zu wählen, um langfristig ihre Gesundheit zu erhalten. Sie können auch im Restaurant eher auf das Tiramisu verzichten, um ihre schlanke Linie zu bewahren.

Die *kognitive Flexibilität* umfasst die Fähigkeit, den Fokus der Aufmerksamkeit zu wechseln, sich schnell auf neue Situationen einstellen und andere Perspektiven einnehmen zu können. Die Deutsche Kammerphilharmonie Bremen zum Beispiel musste 2006 beim Bonner Beethovenfest kurzfristig auf ihren Dirigenten verzichten. Statt einen Ersatz zu suchen, spielte das Orchester ohne seinen Dirigenten und erntete Ovationen. Eine gut ausgebildete kognitive Flexibilität hilft uns dabei, uns schnell auf neue Lebenssituationen und Arbeitsanforderungen einzustellen. In der Schule gelingt Kindern mit einer guten kognitiven Flexibilität der Wechsel zwischen dem Toben in der großen Pause und dem Herausholen der Arbeitsmaterialien und der anschließenden Stillarbeit schneller und leichter als anderen. Im Beruf kann man sich mit einer guten kognitiven Flexibilität nach dem Gespräch mit dem Vorgesetzten schneller wieder auf die anstehenden Arbeiten konzentrieren.

Diese drei Kernkomponenten exekutiver Funktionen ergeben im Zusammenspiel die Fähigkeit zur *Selbstregulation* und damit die bewusste und gezielte Steuerung von Aufmerksamkeit, Verhalten und Emotionen. Eine hohe Selbstregulation benötigt beispielsweise der Raucher, der seit einem Monat erfolgreich abstinent ist und mit Freunden beim Italiener um die Ecke essen geht: Wenn er nach dem Essen reflexartig zur Zigarette greifen will, muss er sich über das Arbeitsgedächtnis seine Gesundheitsgefährdung aktiv vergegenwärtigen, seine Verhaltenstendenz, automatisch die Zigarettenpackung zu öffnen, aktiv hemmen und sich schnell auf die plötzliche Situation einstellen, dass alle seine Tischnachbarn aufgestanden sind, um vor der Tür eine Zigarette zu rauchen.

Die Fähigkeit zur Selbstregulation ist folglich die Grundlage für selbstverantwortliches, eigenaktives und selbstwirksames Lernen und Arbeiten. Bei Kindern und Jugendlichen besitzt sie höchste Bedeutung für die Entwicklung sozial-emotionaler Kompetenz und damit für ein friedliches Zusammenleben in der Gemeinschaft. Die Selbstregulation benötigen wir insbesondere in der sozialen Interaktion – beispielsweise mit Geschäftspartnern, Kolleginnen und Kollegen, Mitschülerinnen und Mitschülern sowie mit der Familie. Erfolg in Schule, Studium, Beruf und Alltagsleben basiert in hohem Maße auf dem Vermögen zur Selbstregulation.

Die exekutiven Funktionen unterstützen uns allesamt auch dort, wo die zentralen Gehirnfunktionen gefordert sind: Wenn wir Entscheidungen treffen; wenn wir planend, aber flexibel vorgehen; wenn wir das Ziel im Auge behalten und gleichzeitig auftretende Probleme bewältigen müssen; wenn wir das eigene Handeln reflektieren, um es gegebenenfalls zu korrigieren.

Es überrascht also nicht, dass die exekutiven Funktionen das Fundament schulischer Lernleistung bilden. Vor allem die Leistung des Arbeitsgedächtnisses und die Fähigkeit zur Inhibition korrelieren mit der Lernleistung in den Bereichen Mathematik, Sprache und Naturwissenschaften. Die exekutiven Funktionen schlagen sogar den Intelligenzquotienten! Wie Tracy und Ross Alloway 2010 zeigen konnten, sagt die Leistung des Arbeitsgedächtnisses im Vorschulalter im Vergleich zum Intelligenzquotienten die schulische Leistung im Alter von 11 Jahren in den Bereichen Sprache und Mathematik besser voraus. Weitere Studien belegen einen positiven Zusammenhang zwischen den Leistungen im visuell-räumlichen Arbeitsgedächtnis im Vorschulalter und den späteren Mathematikleistungen in der Grundschule.

Die Ergebnisse wurden in der Zwischenzeit von weiteren Arbeiten bestätigt: Das Arbeitsgedächtnis korreliert mit der Fähigkeit Fünf- bis Elfjähriger, komplexe Denkaufgaben zu lösen, wie eine Studie der University of Chicago 2018 zeigte. Auch bestimmt das Arbeitsgedächtnis den Erfolg, eine zweite Sprache zu erlernen, wie die US-amerikanischen Psychologen Jared Linck und Daniel Weiss beobachteten, sowie die Qualität und Geschwindigkeit des Lösens von Multitasking-Aufgaben, was Megan Pollard und Mary Courage von der Memorial University of Newfoundland 2017 belegen konnten.

Mit der Selbstregulation verhält es sich ähnlich: Individuelle Unterschiede in dieser Fähigkeit bei Vor- und Grundschulkindern sagen beispielsweise Fertigkeiten im Rechnen und Lesen voraus, wie Clancy Blair und Rachel Peters Razza zeigen konnten. Bei Jugendlichen wurden ähnliche Ergebnisse gefunden. Wie Angela Duckworth und Martin Seligman eindrucksvoll darlegen konnten, schlägt die Selbstregulation den Intelligenzquotienten in der Vorhersage des Zensurendurchschnitts und der täglichen Zeit, die den Hausaufgaben gewidmet wird. Weiterhin bestimmt die Selbstregulation von Kindern und Jugendlichen deutlich stärker als der Intelligenzquotient, wie wenig Zeit sie vor dem Fernseher sitzen und wie viele Tage sie unentschuldigt in der Schule fehlen. In den Niederlanden wurden über dreihundert Acht- bis Zwölfjährige von ihren Lehrerinnen und Lehrern hinsichtlich der Ausprägung ihrer Selbstregulation eingeschätzt. Es zeigte sich bei dieser Untersuchung, dass die Kinder, deren Selbstregulation höher eingeschätzt wurde, die besseren schulischen Leistungen zeigten.

In der Regel üben Kinder ab dem dritten Lebensjahr eine Art angestrengte Kontrolle ihrer Aufmerksamkeit aus. Das Kind konzentriert sich willentlich, ignoriert Ablenkungen und unterdrückt Impulse. Die exekutiven Funktionen treten in Erscheinung. Lernen die Kinder lesen oder rechnen, werden die exekutiven Funktionen zunehmend gefordert. Sie müssen die Konzentration auf einen bestimmten Sachverhalt richten und andere Geschehnisse ausblenden. Kinder lernen, einer Versuchung zu widerstehen. Beispielsweise können sie ab einem gewissen Alter auf den Nachtisch warten oder Spielsachen aufräumen und nicht damit spielen.

In diesem Zusammenhang ist die Studie von Walter Mischel an der Stanford University interessant, die in den 1970er-Jahren begann und als »Marshmallow-Test« berühmt wurde. Mischel brachte vierjährige Kinder in einen Raum, zeigte ihnen ein Marshmallow und bot ihnen folgenden Deal an: Er werde nun den Raum verlassen, und die Kinder können das Marshmallow essen. Wenn sie aber warten würden, bis er zurückkäme, versprach er ihnen ein zweites

Marshmallow zur Belohnung. Einige Kinder futterten los, sobald Walter Mischel den Raum verlassen hatte, andere zögerten eine Weile, bis sie zugriffen. Etwa ein Drittel der Kinder schaffte es, eine Viertelstunde der Versuchung zu widerstehen. Walter Mischel interessierten damals vor allem die Strategien, mit denen Kinder die Befriedigung eines Bedürfnisses aufschieben. Viele Jahre später aber machte er eine überraschende Entdeckung: Seine Töchter gingen auf dieselbe Schule, an der die Experimente stattgefunden hatten, und kamen so in Kontakt zu den ehemaligen Probanden. Nach den Berichten seiner Töchter schien es so, als seien diejenigen, die als Kinder bei diesem Experiment die Belohnung nicht aufschieben konnten, als Erwachsene weniger erfolgreich in der Gesellschaft. Um diesen Eindruck wissenschaftlich zu überprüfen, machte Mischel fast alle Teilnehmer der damaligen Studie ausfindig und erhob Daten zu deren Lebensbiografie. Seine Vermutung wurde bestätigt: Diejenigen, die im Alter von vier Jahren über eine gute Selbstregulation verfügten und der Versuchung widerstehen konnten, hatten im Vergleich zu den Kindern, die schlechter reguliert waren, in der Schule bessere Noten, schnitten beim Test für den Hochschulzugang durchschnittlich um fast zehn Prozent besser ab, waren beliebter bei den Klassenkameraden und Lehrern, hatten weniger Drogenprobleme, verdienten mehr Geld und wiesen einen besseren Body-Mass-Index auf.

Mischels Team konnte zudem zeigen, dass Schüler mit einer höheren Fähigkeit zur Selbstregulation nicht nur bessere Schulleistungen erzielten, sie konnten auch besser mit Stress und Frustration umgehen. Kinder mit guten Ergebnissen in einem Inhibitionstest können sowohl positive als auch negative Emotionen besser unterdrücken als Kinder mit schlechteren Testergebnissen. Andere Studienergebnisse zeigen, dass Kinder mit einer besseren inhibitorischen Verhaltenskontrolle ein besser entwickeltes Sozialverhalten und weniger Minderwertigkeitsgefühle, depressive Verstimmungen und Einsamkeitsgefühle haben als Kinder mit schlechten kognitiven Kontrollfunktionen.

Bemerkenswert erscheint in diesem Zusammenhang, dass Kinder mit besserer Selbstregulation, unabhängig von ihrem Intelligenzquotienten und der sozialen Schichtzugehörigkeit ihrer Eltern, als Erwachsene (etwa im Alter von 32 Jahren) in unserer westlichen Gesellschaft wohlhabender, gesünder und weniger häufig straffällig sind als Erwachsene, die in ihrer Kindheit über eine weniger gut ausgebildete Selbstregulationsfähigkeit verfügten. Dies ergab 2011 die Auswertung einer Langzeitstudie der Arbeitsgruppe um Terrie Moffitt, bei der mehr als 1.000 neuseeländische Kinder über 20 Jahre lang beobachtet und immer wieder verschiedenen Tests unterzogen wurden.

Im Leben kommt es also entscheidend auf die exekutiven Funktionen an. Sie bestimmen in erheblichem Maße, wie gut wir uns als Jugendliche oder Erwachsene fühlen, wie gut wir mit Stress umgehen können, wie beliebt wir sind, wie geschickt wir uns in Gemeinschaften zurechtfinden, wie schnell wir uns an ändernde Lebensumstände anpassen, wie leicht uns die Schule fällt, welchen Bildungsabschluss wir erreichen, wie viel Geld wir verdienen und wie weit unsere Karriere führt. Das klingt zunächst wie aus einer schlechten Werbebroschüre, konnte aber vielfach statistisch belegt werden.

Das Erfolgsversprechen, das darin liegt, hat zugleich einen großen Haken: Was ist, wenn wir von Natur aus mit schlechten exekutiven Funktionen ausgestattet sind? Bleiben wir dann zwangsweise irgendwann stecken auf dem Weg zu guten Noten und beruflichem Erfolg? Zum Glück lautet die Antwort: Nein. Denn die exekutiven Funktionen verhalten sich weit weniger statisch als der Intelligenzquotient. Sie sind trainierbar!

Die exekutiven Funktionen trainiert man schwitzend

Genauso wie unsere Muskeln und unsere Bewegungstechniken können wir die exekutiven Funktionen trainieren. Die Arbeitsgruppe um Adele Diamond konnte nachweisen, dass das Programm »Tools of the mind«, das Aspekte eines spezifischen Trainings des Arbeitsgedächtnisses und der Inhibition mit sprachlichen und mathematischen Inhalten kombiniert, im Vergleich zu einem Förderprogramm, das sich am herkömmlichen Bildungsplan von Kindergärten orientierte, deutlich größere Fortschritte in den exekutiven Funktionen der teilnehmenden Kinder erzielte. Dabei wurden die Aufgaben zur Messung der exekutiven Funktionen so gewählt, dass diese für die Kinder neu waren und vorher in den Programmen nicht geübt werden konnten.

Auch computerbasierte Trainingsprogramme können nachweislich die exekutiven Funktionen fördern. Dies gelang beispielsweise der Arbeitsgruppe um Michael Posner an der University of Oregon. Sie ließ Kinder von vier bis sechs Jahren fünf Tage lang ein Aufmerksamkeitstraining am Computer absolvieren, das jeweils etwa 40 Minuten dauerte. Die Kinder verbesserten sich in dieser Zeit. Entsprechend fand man auch Veränderungen in der Gehirnaktivierung, die auf Veränderungen in den Aktivierungen im präfrontalen Kortex hinwiesen. Allerdings war die Übertragung zwischen in Computer-Förderprogrammen erlernten Fähigkeiten auf andere geistige Leistungen sehr eingeschränkt. Beispielsweise führte ein Training des räumlichen Arbeitsgedächtnisses nur zu geringen Verbesserungen im visuellen Arbeitsgedächtnis.

In diesem Zusammenhang erscheint eine US-Studie aus dem Jahr 2017 interessant: 128 Studenten trainierten über zehn Wochen lang mit PC-basierten Gehirnjoggingprogrammen des damaligen US-Marktführers, der den Käufern eine Steigerung geistiger Leistung versprach. Die Studenten verbesserten sich zwar in den trainierten Aufgaben, es wurde aber kein Transfer auf andere kognitive Fähigkeiten beobachtet. Eine ähnliche Trainingsstudie mit Senioren kam zum gleichen Ergebnis.

Gehirnjogging geht also nach dem Stand der Forschung gar nicht über die trainierten Aufgaben hinaus. Wer viel Sudoku spielt, wird besser in Sudoku. Er kann sich deshalb weder besser neue Vokabeln merken noch länger konzentriert am Schreibtisch arbeiten, wenn die Steuererklärung ansteht.

Nun habe ich ja versprochen, dass Sie Ihre exekutiven Funktionen trainieren können. Wenn Gehirnjogging nicht hilft, gibt es dann überhaupt eine Trainingsmethode, die solche Transfereffekte möglich macht? Ja, überraschenderweise ist es der Sport! Körperliche Betätigung fördert die exekutiven Funktionen in besonderem Maße – kurz- und langfristig. Körperliche Aktivität und Fitness verbessern die Aufmerksamkeitssteuerung, die Inhibition und die Arbeitsgedächtnisleistung.

Gleich mehreren Forscherteams der Arbeitsgruppe um Charles Hillman von der University of Illinois sowie der Universität Ulm und des dort ansässigen Transferzentrums für Neurowissenschaften und Lernen um Sabine Kubesch, Sanna Stroth, Manfred Spitzer und Katrin Hille gelang der Nachweis, dass körperliche Fitness in einem positiven Zusammenhang mit den exekutiven Funktionen steht, sowohl bei jungen Erwachsenen als auch bei Jugendlichen und Kindern. 19- bis 24-jährige Versuchsteilnehmer zeigten nach zehn Minuten intensiver Ausdauerbelastung, die bei 50 Prozent der maximalen Sauerstoffaufnahme der Probanden lag, deutlich bessere Leistungen im sogenannten Stroop-Test, der als Maß für die Aufmerksamkeitsleistung und Inhibition gilt. Körperlich fitte Jugendliche zeigen im Vergleich zu weniger fitten Jugendlichen eine höhere Aufmerksamkeit und eine effektivere kognitive Kontrolle. Daraus lässt sich folgern, dass die Gehirne von körperlich leistungsfähigeren

Jugendlichen effizienter arbeiten als die von Kindern mit geringerer Fitness. Darüber hinaus konnte man beobachten, dass die körperliche Fitness von Neun- und Zehnjährigen Kindern mit der Leistung in den exekutiven Funktionen zum Messzeitpunkt und auch mit der Leistung ein Jahr später korreliert. Daran zeigt sich, dass die Wirkungen der körperlichen Fitness auf die exekutiven Funktionen nicht nur kurzfristig, sondern anhaltend nachweisbar sind.

In einem Versuch des Teams um Sabine Kubesch durften sich Schüler 30 Minuten lang in einem schwerpunktmäßig koordinativ- und ausdauerorientierten Sportunterricht austoben. Vor und nach der Belastung wurde ein Computertest durchgeführt. In diesem Test konnten die Schüler nach der Bewegungseinheit Störreize besser ausblenden als vorher. Dieser Effekt stellte sich nach einer nur fünfminütigen Bewegungspause im Klassenzimmer nicht ein. Darüber hinaus beobachtete man an Kindern, dass sich nach einer 20-minütigen mittleren Ausdauerbelastung (Walking) nicht nur die Fähigkeit, Störreize auszublenden, sondern auch das Abschneiden in Schulleistungstests verbesserte. Studien aus den 1990er-Jahren deuten bei Kindern und Jugendlichen auf einen positiven Zusammenhang zwischen der Intensität akuter körperlicher Belastung und der kognitiven Leistungsfähigkeit direkt im Anschluss hin.

Aber was passiert dabei im Gehirn? Bei bildgebenden Studien wird die Aktivität in verschiedenen Gehirnarealen sichtbar gemacht. Im Rahmen einer bildgebenden Studie der Forschergruppe der Universität Illinois um Laura Chaddock-Heyman, Charles Hillman und Arthur Kramer nahmen Acht- bis Neunjährige über einen Zeitraum von neun Monaten fünfmal wöchentlich an einem etwa 70-minütigen Fitnessprogramm teil, das nachmittags zwei Stunden nach Unterrichtsende durchgeführt wurde. Das Programm bestand aus motorischen Aufgaben sowie Kräftigungsübungen und zielte ohne Wettkampfcharakter in spielerischer Form auf eine Steigerung der aeroben Leistungsfähigkeit ab. Eine Kontrollgruppe verbrachte dieselbe Zeit in einem Aufenthaltsraum, wo sich die Kinder selbst beschäftigen konnten. In den neun Monaten, die die Studie dauerte, zeigten sich im Hirnscan der zwei Gruppen allmählich Unterschiede. Bei Aufgaben, die eine hohe kognitive Kontrolle erforderten, nahm die Hirnaktivität im rechten vorderen Stirnhirn bei den sportlich aktiven Kindern im Vergleich zur Kontrollgruppe ab. Die Gehirnaktivierung der Kinder aus der Sportgruppe glich sich damit der Aktivierung junger Erwachsener an. Die Leistungsfähigkeit und die Gehirnfunktionen sowie die Gehirnaktivität von jungen Erwachsenen gelten als Modell für ein optimal ausgereiftes und funktionierendes Gehirn. Bei der Kontrollgruppe war dagegen keine Veränderung der neuronalen Aktivität im Stirnhirn nachzuweisen. Unter neutralen Bedingungen, wenn also keine höheren Anforderungen an die kognitive Kontrolle gestellt wurden, unterschied sich die Gehirnaktivität der Kinder nicht von der Erwachsener – weder in der Interventions- noch in der Kontrollgruppe.

Die Ergebnisse sprechen für plastische Anpassungen im Gehirn – angeregt durch das mehrmonatige körperliche Training. Das vordere rechte Stirnhirn unterstützt die Fähigkeit, aufgabenrelevante Informationen über längere Zeit bereitzuhalten und ist damit eine bedeutsame Struktur für das Arbeitsgedächtnis. Die Autoren gehen davon aus, dass sich bei den Kindern durch das körperliche Training die Gehirnaktivität dahingehend angepasst hat, dass sich ihre kognitiven Kontrollstrategien denen von jungen Erwachsenen angleichen konnten: von einer schnellen, reaktiven Kontrolle hin zu einer flexibleren, anhaltend zielorientierten Kontrolle.

Wie auch die Folgestudien zeigten, treten bei körperlich fitteren und weniger fitten Kindern bei kognitiv einfachen Aufgaben ähnliche Aktivitätsmuster auf. Bei kognitiv anspruchsvollen Aufgaben gelingt es dagegen nur körperlich fitten Kindern, die Leistungsfähigkeit aufrecht zu halten und die dafür notwendigen neuronalen Anpassungen vorzunehmen.

Die genannten Transfereffekte des Sports auf die exekutiven Funktionen bewies sehr eindrücklich eine australische Studie an jungen Erwachsenen. 24 Studenten sollten ein zweimonatiges Sportprogramm absolvieren. Alle zwei Wochen wurden die Selbstregulation und Inhibition der Studenten erfasst. Zudem mussten die Studienteilnehmer ein Tagebuch führen. Wie zu erwarten, konnte eine deutliche Steigerung der Selbstregulation und Inhibition nachgewiesen werden. Aber nicht nur das: Laut den Tagebuchauswertungen rauchten die Studenten weniger, nahmen weniger Koffein und Alkohol zu sich, bevorzugten gesünderes Essen, reduzierten impulsive Käufe und verloren weniger oft die Beherrschung. Alles Verhaltensweisen, für die die exekutiven Funktionen maßgeblich sind.

Was für Kinder und junge Erwachsene gilt, gilt auch, wenn Mensch und Gehirn in die Jahre kommen: In einem 2017 erschienenen Überblicksartikel, der sich mit den Ergebnissen von 19 wissenschaftlichen Studien auseinandersetzte, kommen die Autoren zu dem Schluss, dass Bewegung eindeutig zu einer Steigerung der kognitiven Fähigkeiten bei älteren Menschen führt.

Zusammenfassend lässt sich sagen: Einerseits führt körperliche Aktivität zu akuten Effekten auf die exekutiven Funktionen, die sich unmittelbar nach oder möglicherweise schon während der körperlichen Belastung einstellen. Andererseits verbessern sich die exekutiven Funktionen auch langfristig, wenn ein regelmäßiges Training über mehrere Wochen oder Monate aufrechterhalten wird.

Vokabellernen auf dem Laufband?

Sie möchten eine neue Sprache lernen und den akuten Effekt von Bewegung auf Ihre geistigen Leistungen nutzen? Sollten Sie dann während des Erlernens neuer Vokabeln joggen? Für Polnisch-Vokabeln lautet die klare Antwort: Ja!

Am Max-Planck-Institut für Kognitions- und Neurowissenschaften in Leipzig sollten über 100 Erwachsene 80 Polnisch-Vokabeln lernen, die sie über Kopfhörer eine halbe Stunde lang vorgesagt bekamen. Die Probanden wurden zufällig einer von drei Gruppen zugeordnet. Die Relax-Gruppe durfte während der Lernphasen entspannt sitzen. Die zweite Gruppe radelte direkt vor der Lerneinheit eine halbe Stunde auf einem Hometrainer. Die Probanden der dritten Gruppe bekamen die Vokabeln präsentiert, während sie auf dem Hometrainer trainierten. In Einklang mit den dargestellten Zusammenhängen erzielten die beiden Bewegungsgruppen bessere Lerneffekte und konnten die Vokabeln besser behalten als die Entspannungsgruppe. Die Probanden, die während der Bewegung ihre Lerneinheiten absolvierten, schnitten am besten ab. Eine Folgestudie mit einem Laufbandergometer erzielte die gleichen Ergebnisse.

Wollen Sie eine Fremdsprache erlernen oder sich auf eine Prüfung vorbereiten, machen Sie sicher nichts falsch, wenn Sie während des Lernens auf einem Hometrainer sitzen, in einer Lernpause durch den Wald joggen oder ausgedehnte Spaziergänge machen und dabei Ihre Vokabel-Karteikarten durchgehen. Empfehlungen wie mit dem Fahrrad zur Schule, zur Uni oder ins Büro zu fahren oder vor Vorlesungen oder wichtigen Konferenzen noch eine halbe Stunde zum Walken, Joggen oder Schwimmen zu gehen, erscheinen nicht nur aus muskulärer Perspektive sinnvoll.

Lassen Sie Ihre Kinder ruhig vor den Hausaufgaben durch den Garten toben. Es wird Ihnen danach nicht nur leichter fallen, still am Schreibtisch zu sitzen, sie werden auch mehr vom Gelernten behalten.

Anzahl macht die Statistik

Sich körperlich zu betätigen, führt somit kurzfristig und langfristig zu einer Steigerung der exekutiven Funktionen, welche maßgeblich Ihre Lernleistung, Ihre Gesundheit und Ihr Wohlbefinden bestimmen. Ich hoffe, ich konnte Sie auf den letzten Seiten davon überzeugen.

Beim Gedanken an manches Fernsehinterview von Profifußballern mögen Sie daran zweifeln, dass deren Arbeitsgedächtnis besonders ausgeprägt ist. Immer wieder liest man von Sportlern unterschiedlichster Disziplinen, die ihre Karrieren mit folgenreichen Nachtclubeskapaden gefährden, was nicht gerade für deren Selbstregulation spricht.

Und begegnen uns nicht gerade im Sport oft Mitmenschen, deren kognitive Flexibilität sehr rudimentär erscheint? Ich möchte hier verdeutlichen, dass die angeführten Ergebnisse auf statistischen Werten basieren, die sich erst im Mittelwert größerer Stichproben offenbaren. Im Einzelfall werden sie durch die hohe natürliche Variabilität überlagert und dadurch versteckt. Trotzdem wäre möglicherweise manch genialer Denker noch genialer, wenn er sich mehr bewegen würde, und mancher Hitzkopf auf dem Fußballplatz womöglich noch hitziger, wenn er sich nicht auf dem Platz verausgaben würde.

Die Statistik kann einen Zusammenhang nur aufzeigen, begründen kann sie ihn nicht. Der Befund, dass Bewegung unseren Geist beflügelt, erklärt noch nicht, warum Bewegung unseren Geist beflügelt. Um nun in einem nächsten Schritt Handlungsstrategien abzuleiten, wie körperliche Aktivität genau aussehen muss, damit sie unseren Geist in Schwung bringt oder unsere Kinder für die Schule fit macht, müssen wir herausfinden, was Bewegung im Gehirn eigentlich auslöst.

2. Was richtet regelmäßige Bewegung in unserem Kopf an?

PFC, Hippocampus und Striatum – Schaltzentralen der exekutiven Funktionen

Wenn wir uns ein Bild davon machen, welche Effekte Bewegung auf unser Gehirn hat, dann erscheinen die positiven Wirkungen von Sport auf die geistige Leistung nicht mehr allzu überraschend.

Die zentralen Schaltstellen im Gehirn, die mit den exekutiven Funktionen assoziiert sind, heißen Stirnhirn (*präfrontaler Kortex*, kurz PFC), *Striatum* und *Hippocampus*.

Das menschliche Gehirn unterscheidet sich im grundlegenden Aufbau nicht sehr von den Gehirnen von Affen, Hunden oder Ratten. Der gravierende Unterschied zu den Gehirnen anderer Säuger ist das extreme Verhältnis der Größe des PFCs zur Größe anderer Gehirnbereiche. Relativ betrachtet ist der menschliche PFC mehr als doppelt so groß wie der eines Schimpansengehirns. Der PFC gilt als oberstes Kontrollzentrum im Gehirn. Er ist Teil der Großhirnrinde (*Kortex*) und sitzt direkt hinter der Stirn. Die Großhirnrinde ist nur wenige Millimeter dick, enthält aber ein Drittel aller Nervenzellen des menschlichen Gehirns. Sie ist stark gefaltet. Die Furchen sind von Person zu Person sehr ähnlich und mit funktionalen Eigenschaften belegt. Der Kortex ist der Ort, an dem die höchste Ebene der neuronalen Verarbeitung stattfindet, wie Sprache, Kognition und Gedächtnis. Der Kortex wird grob in Frontal-, Parietal-, Temporal- und Okzipitallappen unterteilt. Der PFC sitzt im Frontallappen und ist in unserem Gehirn Manager und Pförtner zugleich. Er plant Handlungen im Voraus und wägt Entscheidungen ab. Er regelt, welche Information Eingang in eine tiefere Verarbeitung findet. Die Regulierung der Handlungssteuerung erfolgt aufgrund sensorischer Signale, die im PFC mit emotionalen Bewertungen kombiniert werden. Der PFC detektiert darüber hinaus »Neuheit« und ist der Sitz des Arbeitsgedächtnisses, er vermittelt unsere Selbstkontrolle und Aufmerksamkeit. Menschen mit Schädigungen am PFC sind oft taktlos, impulsiv und gleichgültig gegenüber den Folgen ihres Handelns. Eine Analyse der Wayne State University Detroit von über 40 bildgebenden Studien zeigte, dass die Dichte und Volumina der präfrontalen Kortizes gesunder Menschen die Leistung in den exekutiven Funktionen bestimmen.

Alkoholeinfluss beispielsweise beeinträchtigt die Funktionen des PFCs, sodass die Fähigkeit leidet, die eigenen Handlungen situationsangerecht zu steuern und Impulse zu hemmen. Dies ist vermutlich der Grund, warum manche Menschen im Rausch aggressiv sind und gewalttätig werden, wenn sie sich provoziert fühlen. Die verminderte Planungsfähigkeit durch einen in seiner Funktion beeinträchtigten PFC lässt Zukunftssorgen vergessen. Das könnte die Beliebtheit von Alkohol erklären. Unter Alkoholeinfluss ist auch die präfrontal vermittelte emotionale Bewertung gestört, weswegen Menschen im Rausch Gefahren nicht angemessen wahrnehmen und die Emotionen des Gegenübers weniger gut deuten können.

Der Ort des Arbeitsgedächtnisses ist ein bestimmter Teil des präfrontalen Kortex. Hier sitzen Nervenzellen, die ständig aktiv sind, wenn wir einen Sachverhalt im Geiste bearbeiten, wie beispielsweise das jeweilige Behalten von Zwischensummen beim Berechnen des zu zahlenden Betrags im Restaurant.

Die sogenannten Basalganglien sind eine Ansammlung von Neuronenkernen, die tief im Gehirn liegen. Die großen Kerne Putamen, Caudatkern, Nucleus accumbens und Globus pallidus liegen in den Gehirnhälften, der Nucleus subthalamicus im Zwischenhirn und die Substantia nigra im Mittelhirn. Alle Kerne sind über Schaltkreise miteinander stark vernetzt. Caudatkern, Putamen und Nucleus accumbens werden zusammen als Striatum bezeichnet. Das Striatum bildet so etwas wie den Hauptbahnhof unseres Gehirns. Hier kommen aus allen Bereichen Informationen zusammen. Es ist mit der gesamten Großhirnrinde (*Kortex*) über schleifenartige Verbindungen in Kontakt. Im Striatum wird entschieden, welche Handlungen ausgeführt werden. Es ist insbesondere in Motivation, Bewegungslernen und Bewegungsvollzug eingebunden – dazu später mehr.

Unsere beiden Hippocampi spielen die zentralen Rollen bei der Überschreibung von Inhalten des Kurzzeitgedächtnisses in das Langzeitgedächtnis. Die Hippocampi sind zwei komplexe Schichtstrukturen aus kortikalem Gewebe, die im Temporallappen liegen. Ihren Namen verdanken sie dem Umstand, dass sie ähnlich aussehen wie Seepferdchen. Die Hippocampi stellen so etwas wie Transportaufzüge für Gedächtnisinhalte dar. Wenn wir etwas wissen oder können, dann sitzt die Repräsentation dieses Inhalts im Kortex. Der Weg dorthin führt entweder über das Striatum oder den Hippocampus. Jonglieren wir im Geiste beim Rechnen mit Zahlen oder ordnen in Gedanken Wörter zu Sätzen, dann geschieht dies überwiegend in der Kommunikation zwischen Hippocampus und PFC. Die Hippocampi sind wichtig für Lernvorgänge und sind somit in viele höhere kognitive Leistungen involviert. Wird die Region beidseitig zerstört, kann ein Patient ab diesem Zeitpunkt keine neuen Erinnerungen mehr bilden.

Die Leistung unserer exekutiven Funktionen beruht insbesondere auf der Leistungsfähigkeit des PFCs, aber auch das Zusammenspiel des PFCs, des Hippocampus und des Striatums ist wichtig. Erst das Zusammenspiel dieser drei Gehirnbereiche lässt uns Sachverhalte, Zahlen und Wörter im Geiste bearbeiten, aufkommende Handlungsimpulse hemmen und langfristige Ziele verfolgen, ermöglicht uns selbstreguliertes Verhalten und erlaubt uns, angemessen auf Veränderungen in unserer Umgebung zu reagieren. Sport macht uns in diesen Disziplinen fit, weil Sport diese Gehirnbereiche fit macht.

Bewegung lässt Neurone und Synapsen sprießen

Die Arbeit im Gehirn machen die *Neurone*, unsere Nervenzellen. Das erwachsene Gehirn besteht aus schätzungsweise 100 Milliarden Nervenzellen. Sogenannte *Synapsen*, die am Ende der langen, faserartigen Fortsätze der Neurone liegen, stellen den Kontakt zwischen den Neuronen her. Dabei ist jedes Neuron über die Synapsen mit Tausenden anderer Neuronen in Verbindung.

Wie wir später sehen werden, findet das Lernen vor allem in unseren Synapsen statt. Synapsen können sich in ihren Übertragungseigenschaften und in ihrer Struktur verändern, was mit Lernen gleichzusetzen ist und als *synaptische Plastizität* bezeichnet wird.

Kanadische und kalifornische Forschungsgruppen konnten jüngst an Ratten zeigen, dass körperliche Aktivität solche synaptischen Veränderungen im Hippocampus und im Striatum fördert. Die Arbeitsgruppen um Arthur Kramer von der University of Illinois in Urbana-Champaign, denen wir in diesem Buch schon einmal begegnet sind, konnten in Bildgebungsstudien an Menschen nachweisen, dass aerobes Training zu einer Volumenzunahme des Striatums und des Hippocampus führt. Die Volumenzunahme wird auf eine Vergrößerung der Synapsen, eine Erhöhung der Synapsenanzahl und eine Zunahme der Zellfortsätze, auf denen die Synapsen sitzen, zurückgeführt. Ein weiterer Grund ist vermutlich, dass die Fettschicht an den Verbindungsleitungen der Nervenzellen verstärkt wird, was sich positiv auf die Übertragungsgeschwindigkeit der Nervensignale auswirkt.

Im Experiment war die nachgewiesene Volumenzunahme auch auf der Verhaltensebene wirksam: Das Ausdauertraining führte tatsächlich zu verbesserten Lern- und Gedächtnisleistungen. Es konnte ein Zusammenhang zwischen der körperlichen Aktivität, dem Volumen grauer Gehirnsubstanz und den exekutiven Funktionen gemessen werden.

In der Hirnforschung galt es bis vor ein paar Jahren als sicher, dass nach der Geburt keine neuen Nervenzellen mehr entstehen können. Nun gilt es als erwiesen, dass in einem Gehirnbereich, der für das Riechen zuständig ist, und im Hippocampus neue Nervenzellen entstehen können, was man *Neurogenese* nennt. Als das Startsignal für die Vermehrung von Neuronen im Hippocampus gilt Bewegung. Damit die Neurone dann weiter überleben, müssen in der Folgezeit neuartige Anforderungen und geistige Herausforderungen bestehen.

Bahnbrechende Einsichten in diese Vorgänge lieferte die Neurobiologin Henriette van Praag. Die Niederländerin setzte eine Gruppe von Käfigmäusen in ein Gehege mit Laufrad, auf dem die Tiere mehrere Kilometer am Tag zurücklegten. Der Kontrollgruppe wurde diese Bewegungsmöglichkeit verwehrt. Nach über einem Monat untersuchte van Praag die Lernleistung der Mäuse in einem Wasserirrgarten. Die körperlich aktive Gruppe lernte nicht nur deutlich schneller, im Irrgarten zurechtzukommen, es hatten sich auch im Gehirn wesentlich mehr neue funktionstüchtige Neurone gebildet.

Bei vielen nachfolgenden Experimenten wurde eines deutlich: Für die Neurogenese ist entscheidend, dass die Bewegung freiwillig erfolgt. In Testreihen mit Nagetieren und Vögeln entstanden nur dann neue Neurone, wenn sich die Tiere viel bewegen konnten, sich gleichzeitig in einer sicheren und anregenden Umgebung aufhielten und Material zum Spielen vorfanden. Wurden die Tiere zum Laufen gezwungen, dann verminderte sich die Zahl der Zellen. Dies passt zu den Beobachtungen der Arbeitsgruppe um die deutsche Sportwissenschaftlerin Claudia Voelcker-Rehage, die die Konzentration und selektive Aufmerksamkeit bei Studenten vor und nach sportlicher Belastung erfasste. Die Studenten beanspruchten sich bis zur maximalen Herzfrequenz, eine Kontrollgruppe ruhte währenddessen aus. Wie laut den Studien mit Jugendlichen in den vorherigen Kapiteln zu erwarten war, verbesserten sich die Studenten nach der Bewegungseinheit in ihrer Konzentration und selektiven Aufmerksamkeit – allerdings nur diejenigen Studenten, die sich auch in ihrer Freizeit regelmäßig körperlich betätigten. Bei Bewegungsfaulen traten keine Verbesserungen auf. Vielleicht lag dies an der unterschiedlichen Beurteilung des Bewegungsprogramms. Diejenigen Studenten, die in ihrer Freizeit selten oder nie Sport trieben, sahen die Bewegungseinheiten eher als Zwang und Quälerei an. Ihr Gehirn reagierte demnach genauso wie das der Tiere in den Studien mit Vögeln und Nagern.

Körperliches Training, Bewegung und Spiel aus eigenem Antrieb lassen also die Synapsen und Neurone in denjenigen Bereichen wachsen, die für die Leistung unserer exekutiven Funktionen zuständig sind. Wie wir im vorhergehenden Kapitel gesehen haben, wirkt sich die Leistung unserer exekutiven Funktionen wiederum auf unser Wohlbefinden sowie den Erfolg in Schule und Beruf aus. Damit scheint der positive Einfluss von Sport und Bewegung auf diese Lebensbereiche plausibel.

Möglicherweise entstand der Zusammenhang aus einer evolutionären Anpassung auf die vorzivilisatorischen Lebensumstände unserer Vorfahren. In der Vorzeit war eine gesteigerte Merkfähigkeit während körperlicher Aktivität von Vorteil für die Weitergabe der eigenen Gene. Wenn sich unsere Vorfahren bewegten, dann ging es sicherlich meistens um das Finden, Beschaffen und Lagern von Nahrung. Sie mussten sich die Wege dorthin merken oder markieren und ständig die Orientierung behalten. Unsere Vorfahren mussten lernen, ihre Impulse zu unterdrücken, zum Beispiel sich bei der Jagd leise anzuschleichen und zu verstecken. Gleichzeitig mussten sie in der freien Wildnis ständig auf der Hut vor Feinden sein. Kurz gesagt: Die exekutiven Funktionen waren außerhalb des sicheren Unterschlupfes entscheidend. Laut dem deutschen Mediziner Gerd Kempermann liegt darin wohl der Schlüssel zu den beobachteten Effekten von Bewegung auf unsere geistige Leistungsfähigkeit: Wie alle Tiere bewegten sich auch die frühen Menschen, weil sie Nahrung, Partner und Schutz suchen, gewinnen und verteidigen mussten. Für ein Lebewesen bedeutet jedes Mehr an Bewegung in seiner Umwelt auch eine erhöhte Wahrscheinlichkeit, auf kognitive Herausforderung zu stoßen. Die Rückmeldung von Bewegung an das Gehirn war also ein einfaches, aber sehr wirkungsvolles Signal, wachsam und geistig vorbereitet zu sein.

Auf Basis von Tierstudien und ersten statistischen Hinweisen geht man mittlerweile davon aus, dass Bewegung sogar Effekte auf das fetale Gehirn hat. Körperlich aktive Mütter erhöhen durch Bewegung während der Schwangerschaft die Plastizität des kindlichen Gehirns und senken das Risiko der Kinder, sich im Alter eine neurologische oder psychiatrische Erkrankung einzuhandeln.

Es gibt noch eine weitere Maßnahme, die hinsichtlich der positiven Effekte auf die neuronalen Strukturen an körperliche Aktivität heranreicht, wobei diese auch mit Bewegung und Schwitzen zu tun hat: Sex.

Anhand von Ratten konnten mexikanische Wissenschaftler zeigen, dass häufiger Sex die Neuentstehung von Neuronen im Hippocampus und deren Überleben fördert und die Synapsendichte in den Tiergehirnen erhöht – im Vergleich zur bemitleidenswerten Kontrollgruppe, die aus unfreiwillig enthaltsamen Tieren bestand. Kontrollierte Humanstudien über die Kombination von Sport und sexuellem Verhalten stehen zwar noch aus, aber es besteht Grund zur Annahme, dass es Ihnen Ihr Hippocampus dankt, wenn Sie nicht alleine in den Wanderurlaub fahren.

BDNF und Dopamin – Dünger fürs Gehirn

Nach dem derzeitigen Stand der Forschung ist es auf einen besonderen Stoff zurückzuführen, dass die Synapsen durch Bewegung wachsen: den BDNF (*brain derived neurotrophic factor*). Die Forschergruppe um Carl Cotman, heute Direktor des Institute for Brain Aging and Dementia an der University of California in Irvine, beobachtete an Ratten, dass körperliche Aktivität die Menge an BDNF übermäßig ansteigen lässt. Cotman konnte zeigen, dass Freiwilligkeit bei der körperlichen Betätigung eine zentrale Voraussetzung für die BDNF-Explosion ist. Etwa zeitgleich wurde in den neurobiologischen Laboren dreierlei immer augenscheinlicher: 1. BDNF kurbelt die synaptische Plastizität an. 2. Ohne BDNF können keine Veränderungen an den Synapsen stattfinden. 3. Ohne BDNF erfolgt das Lernen nur sehr langsam und eingeschränkt.

Auch die Polnisch lernenden Probanden auf dem Hometrainer in der auf den vorigen Seiten beschriebenen Studie des Max-Planck-Instituts Leipzig lernten nicht nur schneller, sondern wiesen auch einen höheren BDNF-Spiegel auf als die Vergleichsgruppen. BDNF wird im Gehirn, aber auch in unseren Muskeln gebildet. Wenn wir unsere Muskeln bewegen und das Herz-Kreislauf-System in Schwung kommt, dann wird BDNF ausgeschüttet. BDNF ist ein regelrechter »Dünger« für das Gehirn. Heute weiß man, dass BDNF im PFC, im Striatum und insbesondere im Hippocampus neue Synapsen wachsen lässt. Mittlerweile gibt es eine große Anzahl von Studien, die den Zusammenhang zwischen BDNF, synaptischen Plastizitätsvorgängen und erhöhten Lernleistungen herausstellen.

Die Forschergruppe um Andrew Whiteman von der Boston University School of Medicine beispielsweise konnte 2014 in einer Querschnittsstudie nachweisen, dass ein wechselseitiger Zusammenhang zwischen dem Erinnerungsvermögen, dem BDNF-Spiegel und der aeroben Fitness bei jungen Erwachsenen besteht.

Dabei helfen dem BDNF noch andere Stoffe, wie beispielsweise der IGF-1 (insulinähnlicher Wachstumsfaktor), der VEGF (vaskulärer endothelialer Wachstumsfaktor) und der FGF-2 (Fibroblasten-Wachstumsfaktor-2). Diese Hormone werden ebenfalls bei körperlicher Bewegung ausgeschüttet, können über das Blut ins Gehirn gelangen, und wie die Namen schon verraten, unterstützen sie im Zusammenspiel mit BDNF das Wachstum von Gehirngewebe und fördern Neuroplastizität.

Diese Stoffe sind möglicherweise auch dafür verantwortlich, dass US-Forscher bei Laufradmäusen mehr lichtempfindliche Sinneszellen beobachteten als bei den inaktiven Artgenossen. Diese Zellen, die das scharfe Sehen vermitteln, sterben bei der sogenannten altersbedingten Makuladegeneration ab. Das durch Bewegung ausgeschüttete BDNF sorgt also möglicherweise sogar für eine Verlangsamung dieser degenerativen Vorgänge.

Die Bildung von Gedächtnis läuft im Gehirn in zwei Stufen, der initialen Ausbildung von Gedächtnisinhalten und der Gedächtniskonsolidierung, das heißt der verzögert auftretenden, langfristigen Einspeicherung. BDNF vermittelt nach jüngsten Studien offensichtlich die Konsolidierung, was zur eingangs beschriebenen Wirkung auf unsere Lernleistung führt. Für die initiale Ausbildung von Gedächtnisinhalten ist der Botenstoff Dopamin zuständig.

Eine große Ansammlung von Dopaminneuronen – die

Nervenzellen, die bei Erregung an ihren Synapsen den Botenstoff Dopamin ausschütten – findet man im sogenannten *Mittelhirn*. Wenn Sie in Gedanken über Ihre Wirbelsäule in den Kopf hineinwandern, landen Sie zunächst im Nach- und dann im Mittelhirn. Das Mittelhirn ist Teil des Hirnstamms, der stammesgeschichtlich älteste und am tiefsten liegende Teil des menschlichen Gehirns. Die Dopaminneurone im Mittelhirn schicken ihre Leitungsbahnen in viele unterschiedliche Bereiche des Gehirns. Werden sie aktiv, dann wird in diesen Zielbereichen der Leitungsbahnen der Botenstoff Dopamin ausgeschüttet und kann die dort befindlichen Nervenzellen aktivieren.

Obwohl das Dopaminsystem vergleichsweise wenige Neurone umfasst, ist es durch seine starke Ausbreitung in vielfältige Geschehnisse im Gehirn eingebunden. Wie wir später sehen werden, ist Dopamin generell der Lern- und Motivationsstoff im Gehirn. Außerdem funktioniert Dopamin als Türöffner für neue Gedächtnisinhalte am Hippocampus und am Striatum, über die diese ins Langzeitgedächtnis im Kortex gelangen. Im PFC reguliert Dopamin die exekutiven Funktionen und fördert damit unsere Selbstregulation.

Studien der Arbeitsgruppe um den deutschen Sportmediziner Wildor Hollmann konnten schon vor über 30 Jahren feststellen, dass körperliche Aktivität zu einem schlagartigen Anstieg des Basisspiegels dieses Botenstoffs führt. Wie wir später sehen werden, gibt es gute Gründe anzunehmen, dass Bewegungserfolge, wie sie in Sportspielen oder in technisch orientierten Sportarten häufig vorkommen, sehr starke sogenannte *phasische Dopaminaktivierungen* auslösen. Sport und Spiel sollte demnach einen erhöhten Dopaminspiegel provozieren und kurzzeitig unsere Lernleistung und die exekutiven Funktionen fördern. Weil Dopamin wiederum die Expression von BDNF fördert, sollten damit auch langfristige Lernerfolge ausgelöst werden. Betätigen wir uns regelmäßig freiwillig körperlich, dann werden wir unseren BDNF- und Dopaminspiegel in die Höhe kurbeln, Neuroplastizität fördern, unsere Synapsen und hippocampalen Neurone vermehren. Es überrascht also nicht, dass Bewegung unsere geistige Leistungsfähigkeit kurz- und langfristig steigert.

Die Giraffe am Wasserloch

Wie viele unserer Gehirnzellen und Synapsen sich mit einem Sachverhalt beschäftigen, hängt unter anderem von der Verarbeitungstiefe ab, was mit einer Art von geistiger Betroffenheit umschrieben werden kann. Studien über das Erlernen von sinnlosen Wortreihen ergaben, dass der Erfolg, sich später an diese Wortreihen zu erinnern, davon abhängt, was der Geist zuvor mit diesen Wortpaaren angestellt hatte. Der deutsche Hirnforscher und Leiter des Ulmer Zentrums für Neurowissenschaften und Lernen Manfred Spitzer geht davon aus, eine größere Verarbeitungstiefe führe zu einer intensiveren Aktivierung und dadurch zu einer Erhöhung der Nervenimpulse, die Veränderungen an den Synapsen auslösen. Wenn wir uns mit einem Sachverhalt eingehender beschäftigen, also mehrere seiner Aspekte und Eigenschaften durchleuchten und erfühlen, dann werden auch mehr verschiedene Gehirnareale aktiviert. Diese intensivere Bearbeitung bewirke nach Spitzer die Veränderung sehr vieler Synapsen und damit eine bessere Speicherung des betreffenden Inhalts.

Verblüffenderweise reicht es schon, dass Wörter kaum lesbar sind, um die Verarbeitungstiefe zu erhöhen! 40 Studenten wurden an der Princeton Universität einem kognitiven Leistungstest unterzogen. Die Hälfte von ihnen bekam die Denkaufgaben in einer kleinen Schrift mit ausgewaschenem Druckbild präsentiert. 90 Prozent der Studenten, die die Testaufgaben in normaler Schrift sahen, machten mindestens einen Fehler. Bei der Gruppe der Studenten, deren Aufgaben kaum lesbar waren, lag der Anteil der Studenten bei 35 Prozent. Die mentale Auseinandersetzung mit der schlecht lesbaren Schrift erzeugte eine höhere geistige Betroffenheit, die sich offensichtlich akut auf die insgesamten kognitiven Leistungen niederschlug.

Viele Sportarten und Bewegungsspiele fordern eine hohe Verarbeitungstiefe ein. Das Erlernen einer Felgrolle, eines Ollie-Kickflips mit dem Skateboard, des Cork10 mit den Skiern, eines doppelten Rittbergers auf dem Eis oder des Akka3000 mit dem Fußball erfordern neben häufigen Übungswiederholungen auch eine starke Verarbeitungstiefe, in unserem Sinne also eine große geistige Betroffenheit. Beim Erlernen einer Bewegungssequenz im Hip-Hop müssen einzelne Bewegungskomponenten und Schrittfolgen im Geiste behalten und in die geforderte Reihenfolge gesetzt werden. Weiterhin müssen die Bewegungen dem Rhythmus der Musik angeglichen werden, und der Lernende muss gleichzeitig den Bewegungen seiner Trainerin oder seines Trainers folgen. Dies alles erfordert eine hohe Konzentration, eine Art von Eintauchen in die Bewegungssituation – eine hohe Verarbeitungstiefe.

Beim Handball, Volleyball oder Basketball müssen die Spieler das Spielgerät sowie Mit- und Gegenspieler dauernd im Auge behalten, Spielsituationen erkennen und Laufwege abrufen. Konzentrationsschwächen werden im Spiel generell schnell bestraft.

Möglicherweise ist es gerade auch diese häufig geforderte Verarbeitungstiefe im Sport, die im Stirnhirn zu einer vermehrten Neuronenaktivität führt und die damit einhergehenden synaptischen Veränderungen zu einer höheren generellen geistigen Leistung befähigen.

Aus der Schule wissen wir, dass es anfangs oft mit einer Anstrengung verbunden ist, diese Verarbeitungstiefe zu erreichen. Man muss sich in eine Matheaufgabe »reinknien«, die Lösung selber finden, wenn man effektiv lernen will. Das bloße Lesen des Lösungswegs hat in der Regel kaum einen Effekt und ist schon bald wieder vergessen. Erreicht man diese Verarbeitungstiefe, verschwindet das Gefühl, die Selbstdisziplin willentlich aufrechterhalten zu müssen. Es wird gelernt.

Vielleicht ist es evolutionär bedingt, dass es uns anstrengt, eine gewisse Verarbeitungstiefe zu erreichen. Wenn ein Löwe ein Wasserloch erreicht, läuft er zielstrebig darauf zu, trinkt und geht weiter. Eine Giraffe hingegen schaut sich einige Male um, umkreist das Loch und beugt sich erst zum Trinken hinunter, wenn sie sicher ist, dass keine Gefahr lauert. Sie wägt ab zwischen ihrem Durst und der Gefahr, in schutzloser Haltung angegriffen zu werden. Unseren urzeitlichen Vorfahren ging es in gewisser Weise ähnlich. Wenn wir uns auf eine Sache besonders konzentrieren, müssen wir die Umgebung ausblenden, Störreize ausfiltern. Für unsere Urahnen war das aber nicht ohne Risiko. Wenn sie sich in eine Sache vertieften, liefen sie Gefahr, von einem Raubtier überrascht oder von den Kriegern eines verfeindeten Stammes überrumpelt zu werden. Die gefühlte Anstrengung bei Aufgaben, die hohe Konzentration erfordern, ist vielleicht entstanden, um den optimalen Punkt zwischen den zwei widerstrebenden Zielen der kognitiven Aufgabe und der Gefahrenabwehr auszuloten. Je größer also unser Durst ist, Neues zu lernen, desto größer ist die Bereitschaft, darin einzutauchen.

3. Sport – Beschützer, Stimmungsaufheller und Antreiber

Anti-Aging – Sport schützt unseren Geist

Auf unseren Geist warten im Laufe der Jahre vielfältige Nackenschläge: Uns gehen im Alter durchschnittlich etwa 15 bis 20 Prozent der Nervenzellen verloren. Weiterhin erhöht sich im Alter das Risiko für Gehirnerkrankungen. Mit jedem Jahr Lebenszeit wächst statistisch gesehen das Risiko, an Alzheimer oder Parkinson zu erkranken. Mit Medikamenten ist dem Gehirnschwund momentan nur schlecht beizukommen. Aber es gibt Hoffnung – Sie ahnen es schon – in Form von Sport und Bewegung.

Jennifer Weuve von der Harvard University konnte auf Daten von fast 20.000 Krankenschwestern über ihre gesundheitlichen Gewohnheiten aus den 1970er-Jahren zurückgreifen. Sie analysierte die Beziehung zwischen dem Ausmaß regelmäßiger körperlicher Aktivität während deren Lebenszeit und dem aktuellen Niveau der geistigen Fähigkeiten der über Siebzigjährigen. Die Daten ergaben, dass Frauen, die sich in ihrem Leben überdurchschnittlich viel bewegt hatten, ein um 20 Prozent niedrigeres Risiko als ihre Mitmenschen hatten, eine geistige Beeinträchtigung im Alter zu erleiden.

Am Universitätsklinikum in Hamburg-Eppendorf wurden Probanden im Alter von 50 bis 67 Jahren, die bis zu diesem Zeitpunkt noch nicht jongliert hatten, zum Erlernen des Jonglierens mit Bällen motiviert. Ihre Gehirne wurden vor und nach dem Absolvieren eines dreimonatigen Jongliertrainings gescannt. Es zeigte sich nach dem Training eine Vergrößerung des Hippocampus und einiger anderer Gehirnregionen, die für die Koordination von Bewegungen im Raum zuständig sind – also ganz ähnliche plastische Anpassungen wie bei jüngeren Menschen, beispielsweise bei den Kindern in der Studie von Laura Chaddock-Heyman mit dem neunmonatigem Fitnessprogramm.

In einer Langzeitstudie der Arbeitsgruppe um Arthur Kramer und Kirk Erickson von der University of Illinois in Urbana-Champaign führten 183 Menschen, die zu Beginn der Studie im Durchschnitt 78 Jahre alt waren, über neun Jahre ein Bewegungstagebuch. Vor Beginn der Studie wurden die kognitiven Fähigkeiten getestet und über Magnetresonanztomographie die Gehirnvolumina erfasst. Die Datenauswertung ergab, dass diejenigen, die sich in den neun Jahren viel bewegten, ihre kognitiven Fähigkeiten vollständig erhalten hatten und nur geringe Verluste an Hirnsubstanz zeigten, während diejenigen, die sich weniger bewegten, einen Verlust ihrer kognitiven Fähigkeiten und eine deutliche Verminderung des Gehirnvolumens hinnehmen mussten. Nebenbei bemerkt hatten die bewegten Senioren fast keine Probleme mit Bluthochdruck und Typ-2-Diabetes.

Der altersbedingte Gehirnschwund lässt sich nicht nur bremsen, sondern sogar umkehren: Erickson und seine Kollegen verschrieben in einer Folgestudie gesunden älteren, inaktiven Männern jeweils an drei Tagen der Woche ein sanftes, einstündiges Ausdauertraining. Die Kontrollgruppe traf sich ebenfalls in der Sporthalle, machte aber nur Dehnübungen. Alle Versuchsteilnehmer legte man vor und nach der einjährigen Intervention in den Scanner. Das Gehirngewebe der Sportgruppenmitglieder vergrößerte sich. In der Kontrollgruppe wurde keine Veränderung festgestellt.

Bei Mäusen und Ratten gibt es Teilpopulationen, die sich auffällig viel bewegen, und solche, die sich besonders wenig bewegen. Carl Cotman, unser bereits erwähnter Experte für den Wunderdünger BDNF, hat sich dem Kampf gegen den geistigen Verfall verschrieben, insbesondere gegen die Alzheimer-Demenz. Laut Cotmans Untersuchungen finden sich in Gehirnen solcher stark aktiven Mäuse im Unterschied zu ihren faulen Artgenossen weniger sogenannter Beta-Amyloid-Plaques. Diese schädlichen Moleküle finden sich vermehrt in den Gehirnen dementer Tiere.

Chinesische und japanische Studien zeichnen ein ähnliches Bild auch für den Menschen: Wer sich bewegt, verringert sein Risiko, an Alzheimer zu erkranken. Und es gilt: je mehr, desto besser. Ältere Männer, die jeden Tag durchschnittlich etwa drei Kilometer zu Fuß unterwegs waren, halbierten ihr Erkrankungsrisiko. Ältere Menschen, die sich zusätzlich regelmäßig mindestens zweimal pro Woche körperlich betätigten, senkten es um 60 Prozentpunkte.

Interessant erscheint in diesem Zusammenhang, dass bei einem Vergleich der Aktivitäten von Alzheimer-Patienten vor Ausbruch ihrer Krankheit mit den Aktivitäten einer Kontrollgruppe auffiel, dass die Alzheimererkrankten weitaus mehr Zeit vor dem Fernseher verbracht hatten als die Gesunden. Dabei können wir davon ausgehen, dass dieser Zusammenhang nicht auf ein grauenhaftes Fernsehprogramm zurückzuführen ist, sondern auf den bewegungsärmeren Alltag der Fernsehglotzer.

Diese vielfältigen Ergebnisse motivierten Miia Kivipelto und Krister Hakansson vom Karolinska-Institut in Stockholm, eine zweijährige Interventionsstudie durchzuführen. Sie erfassten bei 1200 Senioren mit leicht erhöhtem Demenzrisiko die kognitiven Leistungen und bildeten aus ihnen zwei Gruppen. Die Interventionsgruppe musste über zwei Jahre intensives körperliches Training absolvieren und regelmäßig Denksportaufgaben lösen. Ihr körperliches Training umfasste moderates Krafttraining, aerobe Ausdauereinheiten und Koordinationstraining, das kognitive Training zielte unter anderem auf eine Förderung der exekutiven Funktionen. Zudem bekamen sie eine ausführliche Ernährungsberatung. Die Kontrollgruppe erhielt über die zwei Jahre mehrere gesundheitliche Beratungen und wurde medizinisch nach Standard behandelt. Fast alle Studienteilnehmer hielten die zwei Jahre durch. Überraschenderweise haben sich beide Gruppen in ihren kognitiven Fähigkeiten verbessert, die Interventionsgruppe jedoch um 25 Prozent stärker als die Kontrollpersonen. Bei den exekutiven Funktionen lag der Unterschied bei 83 Prozent! Das Risiko, geistig abzubauen, lag in der Interventionsgruppe um 30 Prozent niedriger. Die Studie wurde nun um einige Jahre verlängert. Ich bin gespannt auf die weiteren Ergebnisse.

Ohne Denksportaufgaben funktioniert es auch. Zu diesem Ergebnis kommen australische Forscher, die Senioren mit leichten kognitiven Defiziten dazu veranlassten, über sechs Monate zweimal in der Woche Gewichte mit einer Belastung von 80 Prozent der maximalen Leistung zu heben. Bei den Senioren kam es nicht nur zu einer Steigerung der Muskelkraft, sondern auch zu einer Verminderung der kognitiven Defizite und einem Zuwachs an Gehirnstruktur.

Und auch schon geringe körperliche Aktivität zeigt Wirkung. Bei Demenzpatienten führte ein täglicher Spaziergang von einer Stunde schon nach drei Monaten im Vergleich zu den Patienten, die sich normal im Klinikalltag bewegten, zu einer deutlichen Verbesserung der neuropsychologischen Symptome, wie Massimo Venturelli und seine Mitarbeiter von der Universität Genua beobachteten.

Der positive Effekt regelmäßiger körperlicher Aktivität auf die kognitiven Leistungen bei Alzheimer-Demenz könnte durch ein bestimmtes Hormon vermittelt sein: Irisin. Bei intensiver körperlicher Betätigung wird dieses Hormon in den Muskeln gebildet und gelangt durch den Blutkreislauf auch ins Gehirn. Ein Team von Wissenschaftlern um Ottavio Arancio von der Columbia University verordnete Mäusen mit einer Nager-Alzheimervariante ein intensives Bewegungsprogramm. Dabei verbesserten sich die kleinen Alzheimerpatienten nicht nur in den anschließenden Gedächtnistests, auch die für Alzheimer-Demenz typischen toxischen Eiweißablagerungen in den Gehirnen der Tiere verminderten sich. Wurde Irisin geblockt, traten solche Verbesserungen nach dem Mäusesport nicht auf.

Die Alzheimerkrankheit ist nicht die einzige, die zur fiesen Begleiterin im Alter werden kann. Mit zunehmendem Alter steigt auch das Risiko, Morbus Parkinson zu entwickeln. Bei der Parkinson'schen Erkrankung stellen Dopaminneurone, also Nervenzellen, die bei Aktivität Dopamin freisetzen, zunehmend ihre Tätigkeit ein. Da Dopamin über das Striatum Bewegung, Lernen und Motivation reguliert und auch geistige Fähigkeiten beeinflusst, treten in diesen Bereichen Störungen auf. An Ratten, bei denen der für die Parkinson'sche Erkrankung typische Verlust von Dopaminneuronen provoziert wurde, konnte gezeigt werden, dass Bewegung eine bessere Neuroplastizität und dichtere Verknüpfungen im Striatum beschert, die sich positiv auf den Krankheitsverlauf auswirken. Nicht nur das: Intensives Laufradtraining stoppte bei Ratten, an denen die Parkinson'schen Schädigungen im Dopaminsystem induziert wurden, den Verlust der Dopaminneuronen, wie brasilianische Forscher 2017 zeigen konnten.

Dopaminmangel führt zu Interessen- und Lustlosigkeit sowie sozialem Rückzug. Eine Dopaminfreisetzung ist mit Bewegung, motorischem Lernen und Handlungsinitiierung assoziiert. Nun verändert sich das Dopaminsystem im Laufe des Lebens. Kinder besitzen deutlich mehr Rezeptoren für diesen Botenstoff als Erwachsene. Die Ausschüttung von Dopamin geht im Alter mehr und mehr zurück. Das ist mit zunehmender Bewegungsarmut und der abnehmenden Begeisterungsfähigkeit assoziiert. Bewegung besitzt einen schützenden Effekt auf die Dopaminneurone und fördert damit einen aktiven Lebensstil im Alter.

Zusammenfassend kann daraus geschlossen werden, dass körperliche Aktivität den altersbedingten Verfall der geistigen Leistung und der Gehirnstrukturen bremst oder sogar verhindert. Mit hoher Wahrscheinlichkeit werden Sie im Alter ein paar Jahre länger geistig fit bleiben, wenn Sie sich viel bewegen – insbesondere, wenn die gewählten Aktivitäten herausfordernd sind.

Berücksichtigt man die erhöhte Verletzungsgefahr im fortgeschrittenen Alter, dann bieten sich für den Erhalt geistiger Leistung insbesondere Sportarten ohne Gegnerkontakt an, mit niederen Belastungsspitzen, nicht allzu geringer körperlicher Beanspruchung und entsprechenden Anforderungen an die Bewegungstechnik. Geeignet scheinen somit beispielsweise verschiedene Formen des Tanzens, Rückschlagspiele, bei denen man sich einen Ball gegenseitig zuspielt, wie etwa Tennis oder Badminton, sowie sanft betriebene Tae-Bo-Fitness. Grundformen des Jonglierens mit Tüchern oder leichten Bällen bieten sich ebenfalls an. Spielerische Bewegung mit diversen Kleingeräten wie Gymnastikbällen oder Therabändern sind eine Alternative, wenn die Mobilität und die Gleichgewichtsfähigkeit vermindert sind. Hierbei sollten die Bewegungseinheiten immer von ausgebildeten Fachkräften begleitet werden.

Hypo- oder Hyperfrontalität?

Im Rahmen der Weltraumforschung verordnete die US-amerikanische Weltraumbehörde NASA in den 1960er-Jahren fünf jungen Männern drei Wochen lang Bettruhe. Damit sie nicht zunahmen, bekamen sie Magerkost. Am Ende der dreiwöchigen Untätigkeit verloren die Probanden nicht nur über ein Viertel ihrer maximalen Sauerstoffaufnahme, was ein häufig verwendetes Maß in der Sportmedizin für die Kapazität des Herz-Kreislauf-Systems ist, sie waren auch ängstlicher, missmutiger und feindseliger. Warum schlug ihnen die fehlende Bewegung so auf die Stimmung?

Wenn Sie sich regelmäßig ausdauernd bewegen, kennen Sie sicherlich die gute Laune danach: Der Körper ist ermüdet, aber man spürt ein Wohlgefühl. Dieser Zustand hält meistens für einige Stunden an. Die Ursachen dafür sind bisher ungeklärt.

Die populäre Endorphin-Hypothese geht davon aus, dass Sport zur Freisetzung körpereigener Opioide führt, sogenannte Endorphine, die Wohlbefinden und Glückszustände hervorbringen. Die Ausschüttung von Endorphinen (das »runner's high«) wurde allerdings erst bei so hohen körperlichen Belastungen nachgewiesen, wie sie ein Hobbyläufer normalerweise nicht erreicht. Euphorische Zustände konnten bei Läufern erst nach 40 bis 60 Minuten höchster Verausgabung registriert werden. Sie treten in der Regel selbst bei trainierten Marathonläufern nicht jedes Mal auf. Die Endorphintheorie greift bei Gelegenheitsläufern und -radfahrern also nur bedingt.

Es gibt mittlerweile zwei Kandidaten, die das Phänomen des Wohlbefindens nach einer ausdauernden körperlichen Belastung besser erklären können: die Endocannabinoid-Hypothese und Arne Dietrichs Transiente Hypofrontalitätstheorie.

Der als THC (Tetrahydrocannabinol) bekannte Wirkstoff in Marihuana dockt im Gehirn an den Endocannabinoid-Rezeptoren an, wodurch die Droge im Gehirn ihre euphorische Wirkung entfaltet. Es konnten inzwischen gehirneigene Stoffe gefunden werden, welche dieselben Rezeptoren belegen. Diese Botenstoffe werden beispielsweise durch Schokolade und körperliche Betätigung aktiviert. Sie wirken zudem schmerzlindernd, Angst hemmend und führen zu der Empfindung, Zeit und Raum zu vergessen. Zum internationalen Durchbruch der Endocannabinoid-Hypothese verhalf 2003 die Arbeitsgruppe um den Psychologen Philip Sparling von der Georgia Tech University. An Collegestudenten, die sich über 50 Minuten bei 70 bis 80 Prozent ihrer maximalen Herzfrequenz ausdauernd belasteten, konnte man eine Verdopplung des Levels dieser Stoffe nachweisen.

In die gleiche Richtung weisen die Experimente mit Mäusen, die 2016 am Universitätsklinikum Eppendorf durchgeführt wurden. Die Tiere mussten sich fünf Stunden lang im Laufrad abstrampeln. Danach zeigten die Tiere eine verminderte Schmerzempfindlichkeit und waren weniger ängstlich. Blockten die Wissenschaftler medikamentös die Endocannabinoid-Rezeptoren, blieben die Effekte aus.

Die Expression schmerzlindernder Stoffe bei körperlicher Beanspruchung ist möglicherweise die Folge des evolutionären Selektionsdrucks. Sie half unseren Vorfahren, die Schmerzen der Übersäuerung der Muskulatur und der Gelenkbelastung bei der Jagd oder auf der Flucht vor Tieren besser auszuhalten und die körperliche Leistung hochzuhalten.

Allerdings sind sie vermutlich nicht allein für das Wohlbefinden während und nach längerer körperlicher Aktivität verantwortlich, da die bisher gemessenen Zeitspannen einer psychischen Wirkung der körpereigenen Aktivierung von Endocannabinoid-Rezeptoren im Minutenbereich liegen – und das Wohlgefühl nach sportlicher Betätigung deutlich länger anhalten kann.

Arne Dietrich bietet hierzu ein ergänzendes Modell an: die Transiente Hypofrontalitätstheorie – so der komplizierte Name. Ausgangspunkt dieses Modells ist die Tatsache, dass sportliche Aktivität zu einer sehr starken Aktivierung großer Gehirnbereiche führt. In der Annahme, dass das Gehirn nur über einen begrenzten metabolischen Haushalt verfügt, verschiebt das Gehirn bei ausdauernden Belastungen seine Energieressourcen weg von den frontalen Hirnbereichen, die maßgeblich für höhere kognitive Leistungen zuständig sind, hin zu den motorischen, sensorischen und autonomen Hirnarealen. Elegant an diesem Modell erscheint, dass die klinisch beobachteten Phänomene einer verminderten präfrontalen Aktivität den Wahrnehmungen von Ausdauersportlern sehr ähneln: Schmerzlinderung, Enthemmung und der Verlust der Wahrnehmung von Zeit und Raum. Allerdings nimmt Arne Dietrich an, dass diese Phänomene auf einer Herunterregulierung präfrontaler Aktivität basieren. Aber alles, was Sie bis hierhin gelesen haben, spricht dafür, dass Bewegung den präfrontalen Kortex (PFC) hochreguliert.

Mittels der Methode der Nahinfrarotspektroskopie, welche eine Analyse des Sauerstoffgehalts von Gehirnregionen ermöglicht, während der Proband sich bewegt, konnten Rémi Radel und sein Team der Universität von Nizza in einer Reihe von Untersuchungen einige Erkenntnisse über die Gehirnaktivität während ausdauernder Bewegung gewinnen, die der Hypofrontalitätstheorie widersprechen. Während Probanden im aeroben Bereich auf dem Fahrradergometer radelten, beobachteten die Forscher aus Nizza mit fortschreitender Bewegungszeit eine zunehmende Aktivitätssteigerung im medialen Teil des PFCs und der Hippocampi, während nur der dorsolaterale Teil des PFCs herabreguliert wurde. Dabei wurden im Vergleich zur Ruhebedingung eine verbesserte Aufmerksamkeit und eine gesteigerte Kreativität gemessen. Bei fast maximaler körperlicher Beanspruchung wurde eine Aktivitätssteigerung im gesamten präfrontalen Kortex beobachtet, die im Vergleich zur moderaten Belastung mit einer Verschlechterung der Arbeitsgedächtnisleistung einherging. Dabei wurde im Vergleich zur moderaten Beanspruchung keine Aktivitätssteigerung in den motorischen Kortexbereichen gemessen, was ebenfalls im Widerspruch zur Hypofrontalitätstheorie steht. Auch hier zeigt sich, dass optimale geistige Funktionen eine submaximale körperliche Ausbelastung erfordern. Wollen Sie Ihre exekutiven Funktionen durch Radfahren, Walken oder Joggen langfristig steigern, bleiben Sie möglichst viel im aeroben Bereich und verausgaben Sie sich nicht völlig. Natürlich werden Sie bei Ansteigen manchmal den aeroben Bereich verlassen, also sich jenseits der maximalen Sauerstoffaufnahme bewegen, aber das Arbeitsgedächtnis dankt es Ihnen, wenn Sie danach wieder den Puls unter 150 Schläge pro Minute bekommen.

Der Hypofrontalitätstheorie stehen auch meine persönlichen Erfahrungen entgegen. Wenn ich mich ausdauernd belaste, nehme ich, konform mit den neuropsychologischen Vermutungen, in der Regel nach etwa einer Viertelstunde Laufen Zeit und Raum vermindert wahr. Jedoch fühlt sich gleichzeitig mein Geist extrem fokussiert an, was gegen die Hypothese von Arne Dietrich spricht. Während des Laufens kann ich ganze Vorträge im Geiste skizzieren und Probleme besser relativieren und lösen als beispielsweise zu Hause oder im Büro. Weite Teile dieses Buchs sind beim Joggen und Radfahren im Schwäbisch-Fränkischen Wald entstanden. Wenn ich mich mit anderen Läufern austausche, berichten sie mir ähnliche Erlebnisse. Möglicherweise haben Sie ja diese Erfahrung auch schon gemacht. Voraussetzung ist meiner Ansicht nach, dass man es gewöhnt ist, sich regelmäßig ausdauernd zu betätigen. Ich möchte im Folgenden kurz meine persönliche neurobiologische Erklärung für dieses Phänomen skizzieren.

Die Neurone, die Dopamin ausschütten, sitzen im Mittelhirn und schicken ihre Nervenfasern in weite Teile des Gehirns, insbesondere in den PFC, den Hippocampus und das Striatum, unseren Hauptbahnhof im Gehirn. Der ventrale, also bauchseitige Teil des Striatums vermittelt Belohnungsvorgänge und Anreizzuordnungen. Der dorsale, also rückenseitige Teil verlinkt die Signale für Bewegung. Beide striatalen Bereiche regeln im Zusammenspiel Motivation und Anstrengungsbereitschaft. Werden die Dopaminneurone im Mittelhirn aktiv, kommt es zu einem Anstieg der Dopaminspiegel in diesen Zielbereichen, was eine gesteigerte Motivation, Neugierde und Aufgewecktheit nach sich zieht. Im PFC reguliert Dopamin die Aufmerksamkeit und Konzentration.

Bewegung steigert die Aktivität der Dopaminneurone. Wenn wir nun mit einem tendenziell niedrigen Dopaminspiegel anfangen zu joggen, regulieren sich unsere Aufmerksamkeit und kognitive Flexibilität hoch. Wenn wir allein joggen, ist in der Regel unsere Umgebung für unser Aufmerksamkeitssystem nicht allzu interessant. Wald, Wiesen, Büsche, Bäume, Schotterweg. So nehmen die auf unserer Joggingstrecke auftretenden Ereignisse in der Regel unsere Aufmerksamkeit sehr wenig in Beschlag. Wir müssen keine Reize aktiv ausblenden, unsere Selbstregulation wird nicht sonderlich gefordert. Das empfinden wir als wohltuende innere Ruhe. Aber was macht unsere hochregulierte Aufmerksamkeit, Konzentration und kognitive Flexibilität, wenn da nur der Waldweg ist? Der Geist fängt an, sich mit sich selbst zu beschäftigen: Neue Ideen werden geboren oder bereits bestehende im Geiste weiterentwickelt. Wir gehen mit neuen Lösungswegen an alte Probleme heran und spielen verschiedene Perspektiven durch. Ich persönlich empfinde dabei meine Gedanken als sehr präzise. Den Weg, den Wald, die Wiesen nehme ich für einige Zeit kaum noch wahr.

Allerdings wird dieses Phänomen nur auftreten, wenn man schon ein wenig geübt im Laufen ist und das Tempo nicht an die maximale Grenze fährt, da wir hierfür sonst ein gewisses Maß an Selbstregulation einfordern müssten, das den Geist in Anspruch nähme.

Nehmen wir einmal an, die Verschiebung der Wahrnehmung nach innen sei tatsächlich eine universelle Erfahrung, die alle Ausdauersportler in ähnlicher Weise machen. Ist sie dann vielleicht eine evolutionäre Anpassung, die uns in vorzivilisatorischen Zeiten einen Vorteil verschaffte? Für die urzeitlichen Menschen bedeutete ausdauernde Bewegung längeres Marschieren. Größere Strecken überwanden sie vermutlich hauptsächlich, um weiter entfernte Jagdreviere zu erreichen, in den Kampf gegen einen rivalisierenden Stamm zu ziehen oder, bei nomadischer Lebensweise, um sich einen neuen Standort für die Sippe zu suchen. Diese Situationen haben gemeinsam, dass sie relativ ereignislose Zwischenzeiten sind, die vor einer kognitiv fordernden, neuen Situation liegen. Wenn nun die Umgebung reizarm ist – man also einfach nur geht oder läuft –, dann ist diese Zeit der optimale Moment, die zukünftigen Handlungen zu planen: Wie sieht es im Jagdrevier aus? Wo müssen wir uns positionieren? Oder: Was benötigen wir am neuen Standort? Wo können wir Wasser finden? Wie schützen wir uns vor Tieren? Während solcher Planungen wiederum traten sicherlich die abstraktesten Fragen auf, denen sich unsere Vorfahren stellen mussten. Je mehr sie also die lange monotone Bewegung ins abstrakte Denken abdriften ließen, desto besser waren sie auf die folgende Situation vorbereitet.

Stress liebt Sport

Das Wohlgefühl nach Sport könnte auch der Herabregulation unseres Stresssystems geschuldet sein. Unser modernes Leben ist für die meisten von uns im Hinblick auf Bewegung sehr monoton: Wir sitzen viel am Schreibtisch oder stehen an Maschinen, an Verkaufstheken oder am Lehrerpult oder gehen in Produktionshallen umher. Kognitiv hingegen ist es in vielen Fällen sehr anstrengend. Wir müssen eine ganze Reihe komplexer Sachverhalte bearbeiten und durchdenken. Dafür müssen wir uns konzentrieren. Gleichzeitig aber wird unsere Aufmerksamkeit im Geschäfts- oder Schulalltag von vielen Dingen oder Geschehnissen reflexartig eingenommen. Wir haben oft keine Wahl. Wenn im Geflüster der Mitarbeiter unser Name fällt, dann richtet sich unsere Aufmerksamkeit darauf – egal, wie angestrengt wir es auch versuchen, uns auf etwas anderes zu konzentrieren. Manchmal schafft es unsere Selbstregulation, dass wir diese Ablenkungen ausblenden können. Dafür sind unsere exekutiven Funktionen gefordert, wir erbringen eine kognitive Anstrengung. Dauern solche Phasen an, dann nimmt unsere Reizbarkeit zu, und wir lassen uns ablenken. Dies gibt uns zu verstehen, dass unsere Selbstregulation ermüdet. Antrieb und Motivation nehmen ab, ungehaltenes Benehmen nimmt zu.

Nimmt unser Organismus eine vermeintliche Bedrohung wahr, wird Cortisol sowie Adrenalin und Noradrenalin ausgeschüttet. Ein hoher Cortisolspiegel macht uns bereit für Kampf, Flucht, Verstecken oder Totstellen. Zusammen mit Adrenalin und Noradrenalin sorgt Cortisol dafür, dass wir sofort maximale körperliche Leistung abrufen können. Der Blutdruck und die Atemfrequenz werden erhöht, der Herzschlag wird verstärkt, die Skelettmuskulatur wird stärker durchblutet, während die Muskulatur im Verdauungstrakt stillgelegt wird, Zuckerreserven aus Leber und körpereigenem Eiweiß werden verfügbar gemacht, das Immunsystem wird herabreguliert, die Gerinnungsfähigkeit des Blutes wird gesteigert, und die Blutgefäße verengen sich, die Schmerzwahrnehmung wird vermindert, die Keimdrüsen gebremst und der präfrontale Kortex herabreguliert. Cortisol fordert kurzzeitig die Gedächtnisbildung und mindert andererseits den Gedächtnisabruf. Die Wirkungen von Adrenalin und Noradrenalin laufen innerhalb von Sekunden ab und sind Teil dessen, was man die »Fight or flight«-Reaktion nennt. Die Produktion und Ausschüttung von Cortisol geschieht langsamer und erreicht erst nach fast einer halben Stunde ihr Maximum. Dieses über Jahrmillionen erprobte Stresssystem sicherte unseren Vorfahren in lebensbedrohlichen Situationen das Überleben. Für den heutigen Menschen sind kurzzeitig lebensbedrohliche Situationen selten geworden. Als Bedrohung erscheinen uns heute beispielsweise Situationen im Büro- oder Schulalltag, wenn ein Vorgesetzter oder ein Kollege uns in einer aggressiven Weise gegenübertritt, eine Abteilungsüberprüfung unmittelbar bevorsteht, eine drohende Ermahnung durch die Lehrerin geschieht oder ein Prüfungstermin ansteht. Die kurzzeitigen körperlichen Veränderungen begründen auch die typischen Beschwerden, mit denen sich Menschen oft auseinandersetzen müssen, wenn unmittelbar ein wichtiger sportlicher Wettkampf oder ein Vortrag vor Publikum ansteht: Übelkeit durch verminderte Durchblutung des Verdauungssystems, Mundtrockenheit durch Herabregulation der Keimdrüsen, Herzrasen durch Steigerung von Herzschlagfrequenz und -volumen sowie eine verminderte Schlagfertigkeit aufgrund der Herabregulation des präfrontalen Kortex. Problematisch für den Geist und Körper des Neuzeitmenschen wird es, wenn diverse Situationen kontinuierlich auf den Menschen einprasseln und sich zunehmend ein Gefühl der Überforderung einstellt. Und dies betrifft nicht nur den Manager, der die Firma durch schwierige wirtschaftliche Situationen führen muss. Nach Studien der Gesundheitsforschung führen pflegende Angehörige die Rangliste permanenter Überforderung an. Sind die Kinder oder die Eltern pflegebedürftig, erfordert dies von den Angehörigen oft, permanent in Bereitschaft zu sein, und das in Kombination mit ständiger Sorge. Das Stresssystem wird dauerhaft aktiviert. Wenn eine Mutter alleine einen Säugling und gleichzeitig ihre zwei älteren Kinder versorgen muss, und es immer wieder zu Streit innerhalb der Familie kommt wenn ein Angestellter dauerhaft Überstunden machen muss, da er der Menge an abzuarbeitenden Aufgaben nicht gewachsen ist, wenn eine Weltcup-Skifahrerin vor den letzten beiden entscheidenden Rennen die nötigen Ergebnisse für eine Olympiaqualifikation noch nicht geholt hat und während der beiden letzten Trainingswochen ihre Leistung nicht abrufen kann, kann dies zu einer dauerhaften Aktivierung des Stresssystems führen. Über Stunden und Tage erhöhte Cortisolspiegel setzen die Aktivität im präfrontalen

Kortex dauerhaft herab und vermindern dadurch die Leistung der exekutiven Funktionen. Unter chronischem Stress verlieren wir an kognitiver Flexibilität, unser strategisches Denken leidet, wir werden weniger schlagfertig und kreativ, wir sind ungehemmter und »fahren schneller aus der Haut«, die verminderte Selbstregulation macht es schwer, an einer Sache dranzubleiben, und das gebremste Arbeitsgedächtnis dämpft unsere Auffassungsgabe. Chronischer Stress verschlechtert zudem die Gedächtnisleistung. Werden junge Ratten durch Trennung von ihrer Mutter unter Stress gesetzt, dann reduzieren sich die BDNF-Spiegel und die Anzahl der Cortisolrezeptoren. Letzteres steht im Verdacht, bei Betroffenen das Auftreten von Ängsten und Depression zu begünstigen. Ist das Stresserleben sehr heftig, lässt es sogar den Hippocampus schrumpfen, wie Tier- und Humanstudien der letzten Jahre zeigen. Im Büroalltag können wir natürlich weder unsere Kampfbereitschaft noch unseren Fluchtinstinkt ausleben. Bedrohliche Szenarien im Berufs-, Ausbildungs- oder Schulalltag belasten also noch zusätzlich unsere verminderten exekutiven Funktionen – ein Teufelskreis! Die durch dauerhaften Stress entstehenden Krankheitsbilder betreffen die durch Cortisol bei Bedrohung akut regulierten Teilsysteme des Körpers: z. B. Bluthochdruck, koronare Herzerkrankung, Arteriosklerose, Magen-Darm-Geschwüre, Diabetes, Schmerzen in der Nacken- und Rückenmuskulatur, häufige Infekte, erhöhtes Schmerzerleben, Impotenz und Unfruchtbarkeit.

Stress führt im präfrontalen Kortex kurzfristig auch zu einer gesteigerten Aktivierung von Dopaminrezeptoren, jedoch nur für einen Rezeptorentyp, der die Leistungsfähigkeit der exekutiven Funktionen nicht wesentlich beeinflusst. Bei den anderen Rezeptorentypen führt anhaltender Stress zu einer verminderten Aktivierung.

Und nun die guten Nachrichten: Beim Sport, insbesondere, wenn er ausdauerorientiert betrieben wird, baut der Körper vermehrt Cortisol ab. Die verminderte Anzahl der Cortisol-Rezeptoren im Hippocampus der gestressten Ratten sowie deren BDNF-Spiegel steigen wieder, sobald sich die Tiere intensiv bewegen. Das hochgefahrene Stresssystem bekommt mit Bewegung genau das, was es erwartet und ständig vorbereitet hat. Des Weiteren aktiviert Bewegung das Dopaminsystem, wie wir oben gesehen haben. Nach einem langen und harten Tag im Büro, in der Schule oder an der Uni ist es deshalb sehr geschickt, für den Stressabbau eine Runde durch den Park zu joggen. Die erhöhten Cortisolspiegel werden vermindert. Die verminderte Aktivität des präfrontalen Dopaminsystems steigt wieder an. Auch aus psychologischer Perspektive wird Bewegung dem Stress entgegenwirken: Chronischer Stress geht mit dem Erleben einher, Umständen und negativen Umgebungen ausgeliefert zu sein und keine Kontrolle über das eigene Schicksal zu haben, das Leben nicht im Griff zu haben. Sport und Bewegung sind ein ideales Handlungsfeld, um einen Menschen wieder erleben zu lassen, dass das eigene Tun selbstbestimmt ist, Veränderungen in der Umgebung vorherbestimmbar und veränderbar sind und man dem Geschehen nicht ohnmächtig ausgeliefert ist.

Die Stressreaktion des Körpers ist ein Geschenk der Evolution. Der Überlebenstrieb aktiviert Körper und Geist, um uns auf eine Kampf- oder Fluchtreaktion vorzubereiten. Wenn wir uns als Folge von Stress körperlich austoben, entsprechen wir genau dem, was die Evolution für uns vorgesehen hat. Aus dieser Perspektive erklären sich auch die positiven Effekte regelmäßiger körperlicher Betätigung auf die oben angeführten stressinduzierten Krankheitsbilder. Ausdauersport und moderater Kraftsport schützen vor Herzinfarkt, Arteriosklerose, Diabetes, Bluthochdruck, Magengeschwüren und Impotenz. Fühlen Sie sich im Büro zunehmend überfordert und können Sie sich nicht mehr auf Ihre Aufgaben konzentrieren, suchen Sie nicht die Erholung in einer kurzen Kaffeepause, sondern drehen Sie eine kleine Runde auf dem Fahrradergometer vor dem geöffneten Bürofenster – am besten mit Blick ins Grüne, wie Sie später sehen werden. Dies wird Sie vor den stressverursachten Gesundheitsproblemen schützen, Ihr Wohlbefinden steigern und Ihr Leben verlängern. Weiterhin können Sie davon ausgehen, dass Sie die für die Bewegung aufgebrachte Zeit in der direkt folgenden Arbeitsphase wieder aufholen, da Sie nach den oben angeführten Studienergebnissen auf deutlich verbesserte exekutive Funktionen zurückgreifen können.

Bewegung als Antidepressivum und Kreativum

Regelmäßige Ausdauerbelastungen können selbst zum Anreizobjekt werden. Die Forschergruppe um Stefan Brené vom Karolinska Universitätskrankenhaus in Stockholm konnte im Tierversuch zeigen, dass ausdauerndes Laufen nicht nur zu einer Dopaminfreisetzung im Gehirn führt, sondern dadurch auch das Belohnungssystem im Gehirn stark aktiviert wird. Das bedeutet, regelmäßiger Ausdauersport kann von unserem Organismus als belohnend eingestuft werden; die Betätigung selbst wird als Anreiz angesehen, ein gutes Gefühl stellt sich ein.

Das akute Wohlbefinden nach dem Sport verlässt uns zwar nach einiger Zeit wieder, aber es hat offensichtlich einen überdauernden Effekt auf unsere Stimmung. Befragungen zeigten, wer regelmäßig Sport treibt, fühlt sich besser, hat mehr Selbstvertrauen, weniger Angst und ist seltener niedergeschlagen.

Schon aus diesen Gründen wäre Ausdauertraining ein potenzielles Mittel gegen Depression. Bereits Ende der 1990er-Jahre belegte eine Forschungsgruppe um James Blumenthal von der Duke Universität, dass ausdauernde körperliche Aktivität bei der Behandlung von Depression besser wirkt als das damals gängige Medikament. Dabei joggte die Interventionsgruppe über zehn Monate dreimal in der Woche eine halbe Stunde lang. Sechs Monate nach dem Ende der Intervention wies die Sportgruppe deutlich weniger Rückfälle auf als jene, die die Stimmungsaufheller schluckten. Und dabei können wir davon ausgehen, dass die Nebenwirkungen von körperlicher Aktivität weitaus angenehmer sind als die von Medikamenten.

Eine aktuelle Metaanalyse des Center of Disease Control der USA, die über hundert Studien zur Wirkung von Sport und Bewegung auf Depression sichtete, kommt zu dem Schluss, dass Bewegung unabhängig von Intensitätsgrad und Form der körperlichen Aktivität eine antidepressive Wirkung hat. Und dabei konnte ausgeschlossen werden, dass es lediglich das soziale Miteinander beim Sport ist, das diese Effekte provoziert.

Eine 2018 veröffentlichte Metastudie, in der Daten von 266.939 Personen einbezogen wurden, kommt zu einem ähnlichen Schluss: Wer sich körperlich fit hält, hat ein geringeres Risiko, eine Depression zu entwickeln. Dieser Zusammenhang zeigte sich dabei unabhängig von Alter und regionaler Herkunft der Personen.

Diese Arbeitsgruppe konnte anhand detaillierter Daten von über 30.000 Personen aus der norwegischen Bevölkerung sogar quantitative Aussagen gewinnen. Hiernach ließe sich etwa jede achte Depression vermeiden, wenn jeder Erwachsene etwa eine Stunde in der Woche Sport treiben würde.

Wie wir schon gesehen haben, führt körperliche Aktivität in den Muskeln und im Gehirn zur Ausschüttung von BDNF. Interessant wird dieser Sachverhalt im Zusammenhang mit der Depressionserkrankung. Denn bei klinischer Depression werden sehr niedrige BDNF-Spiegel beobachtet. Eine BDNF-Spritze durch Sport ist bei Depression also sicherlich willkommen. Zudem leide der depressive Patient nach der viel diskutierten Monoamin-Hypothese an einem Defizit an Noradrenalin, Serotonin und Dopamin. Wie wir gesehen haben, steigert Bewegung die Dopaminspiegel. Auch die Serotonin- und Noradrenalinlevel reagieren positiv auf Bewegung.

Wollen Sie schnell mal Ihre Stimmung heben, reicht es schon, dass Sie sich 10 Minuten intensiv bewegen. Neurowissenschaftler um John Chan von der chinesischen Shenzhen University analysierten 2018 die Ergebnisse früherer Studien, in denen das psychische Befinden vor und nach dem Sport gemessen wurde. Es zeigte sich, dass kurze, intensive Beanspruchungen zwischen 10 und 30 Minuten zuverlässig die Stimmung heben. Moderate, länger andauernde Belastungen scheinen sich nach dieser Analyse nicht so zuverlässig auf die Stimmung auszuwirken.

Einen weiteren stimmungsaufhellenden Effekt können Sie beim Sport erzielen, wenn Sie sich an der frischen Luft, im Grünen bewegen: Einer Gruppe von 36 Freiwilligen verordnete 2018 ein Team um die Wissenschaftlerin Mary Carol Hunter von der Universität Michigan regelmäßige Spaziergänge in der Natur. Die Probanden mussten dreimal in der Woche mindestens 10 Minuten oder mehr in der Natur spazieren gehen und durften dabei das Handy nicht mitnehmen, sich nicht unterhalten und keine sportlichen Übungen machen – um die förderlichen Effekte von Bewegung auf die Stresshormone auszuschließen. Vor, während und nach dem Experiment wurden durch Analyse der Speichelproben die Cortisolwerte bestimmt. Die Auswertung ergab, dass bereits 20 Minuten Naturerlebnis reichen, um die Spiegel des Stresshormons deutlich zu senken. Schon 2015 hat der US-Psychologe Marc Berman belegen können, dass die Anzahl von Bäumen in einer Wohngegend die Gesundheit der Bewohner beeinflusst. Menschen, die im Grünen lebten, waren gesünder.

Ähnliches gilt für die Luftqualität. Atif Kahn und Andrey

Rzhetsky von der University of Chicago werteten 2019 Gesundheits- und Umweltdaten aus den USA und Dänemark aus. In Regionen mit besonders schlechter Luftqualität erhöhten sich die Fallzahlen für schwere Depression. Auch andere psychische und neurologische Erkrankungen, wie Morbus Parkinson, Schizophrenie und bipolare Störung, traten gehäuft in Umgebungen mit schlechter Luftqualität auf. Eine US-amerikanische Studie fand 2014, dass der Anteil des Baumbestands in Wohngegenden die seelische Gesundheit der Bewohner bestimmt: je mehr Bäume, desto seelisch gesünder. Eine deutsche Studie aus demselben Jahr zeigte, dass der Grünanteil in Münchener Wohngegenden den Blutdruck der Kinder, die dort leben, beeinflusst.

Bewegen Sie sich in der Natur, können Sie noch einen weiteren beachtenswerten Effekt mitnehmen: Sie werden kreativer. 24 Probanden mussten vor und – um Lerneffekte auszuschließen – 32 andere Probanden erst nach einer viertägigen Wanderung einen Test absolvieren, der die Kreativität erfasste. Die Gruppe, die den Test nach der Wanderung absolvierte, zeigte im Vergleich zur anderen Gruppe eine Verbesserung der Kreativität von 50 Prozent. Nun wollten Wissenschaftler herausfinden, ob die Kreativität durch das Laufen oder durch die Natur gesteigert wird. Sie verglichen die Kreativität in vier Bedingungen: Eine Gruppe durfte an einem Schreibtisch sitzen, die andere in einem geschlossenen Raum auf einem Laufband schwitzen, eine andere Gruppe joggte in der Natur, und – die lustigste Situation – eine Gruppe wurde im Rollstuhl durch den Wald geschoben. Es zeigte sich, dass sowohl das Laufen als auch die Natur jeweils einen positiven Effekt auf die Kreativität haben.

Das Gehirn empfiehlt uns also: schlechte Stimmung bitte rausschwitzen. Am besten an der frischen Luft mitten in der Natur!

Sport und Sucht

Sport kann zur Sucht werden. Das Phänomen der Sportsucht wurde durch Zufall von Baekelund Anfang der 1970er-Jahre im Rahmen seiner Untersuchungen zu den Effekten von Sportentzug auf das Schlafverhalten entdeckt. Der Forscher stellte fest, dass trotz eines finanziellen Anreizes kaum Sportler an seiner Studie teilnehmen wollten, da sie nicht bereit waren, auf ihren Sport zu verzichten. Sportsucht zählt zu den sogenannten Verhaltenssüchten wie auch Kauf- oder Glücksspielsucht. Von der Verhaltenssucht unterscheidet man die stoffgebundene Sucht, etwa Alkohol- oder Heroinsucht.

Heute ist immer noch strittig, wie Sportsucht genau definiert werden soll. Einige diagnostische Kriterien sind die ständige gedankliche Beschäftigung mit dem Sport und starke Entzugserscheinungen wie Stimmungsschwankungen, Gereiztheit und Schlaflosigkeit, wenn kein Sport betrieben werden kann.

Wenn Sie sich jetzt wiedererkannt haben und diese Zeilen Sie in einen kleinen Schock versetzt haben, sind Sie damit nicht allein. Untersuchungen in den 1980er- und 1990er-Jahren ergaben, dass akute Trainingsunterbrechungen bei fast allen gewohnheitsmäßigen Sportlern innerhalb von einem bis zwei Tagen zu Entzugserscheinungen wie depressiver Stimmung, Angespanntheit sowie Verwirrtheit führen. Nach Wiederaufnahme des Sports normalisiert sich die Befindlichkeit wieder. Auch nur eine Reduktion der Trainingsintensität und des Trainingsumfangs führt zu einer signifikanten Verschlechterung der Stimmung. Allerdings ist in den angeführten Studien nicht ganz klar, ob es tatsächlich nur der Verzicht oder die Reduktion der sportlichen Aktivität war, die sich auf die Stimmung auswirkte, oder nicht auch andere Begleiterscheinungen Einfluss hatten, zum Beispiel der Verlust von sozialen Kontakten.

Möglicherweise ist das Anspringen der Dopaminneurone während der sportlichen Aktivität der neurobiologische Initialvorgang, durch den Sport zur Sucht werden kann. Gesteigerte Dopaminaktivierungen ordnen einem Ereignis oder Objekt einen Anreiz zu. Dopamin vermittelt uns aber nicht das Wohlgefühl, wie das oft fälschlicherweise angenommen wird. Man unterscheidet in der Hirnforschung klar zwischen »liking«, also dem Genuss, und »wanting«, also dem Streben nach etwas. Für Ersteres sind im Gehirn die Opioide zuständig, zu denen auch die oben angesprochenen Endorphine gehören, für Letzteres das Dopamin. Erhöhte Basisspiegel des Botenstoffs Dopamin schicken Menschen in einen Zustand des Getriebenseins. Sexuelle Reize etwa aktivieren das Dopaminsystem.

Deshalb spielt Dopamin eine zentrale Rolle bei der Entwicklung von Sucht jeder Art. Kokain beispielsweise aktiviert das Dopaminsystem bis zum Maximum. Vereinfacht dargestellt wird der Droge damit ein alles überragender Anreiz zugeordnet. Bezüglich ihrer Wirkungen auf das Dopaminsystem liegen Sex, Essen und Feiern darunter. So überstrahlt Kokain alle anderen Betätigungen, die damit an Anreiz und Wertigkeit verlieren. Der Kokainsüchtige richtet das Leben also vorwiegend nach der Droge aus.

Das Gehirn merkt sich, was ihm gefällt. Man kann davon ausgehen, dass durch die wiederholt auftretende dopaminerge Aktivierung bei regelmäßigem Sport diese Betätigung zunehmend als Anreiz kodiert wird, genauso wie vermutlich auch die damit verbundenen Situationen. Damit erscheint es durchaus plausibel, dass sich irgendwann ein übermäßiges Verlangen manifestieren kann, sich sportlich zu betätigen. Man fühlt sich zu Sport getrieben wie ein Kokainsüchtiger zu seiner Droge. Bei Laufradmäusen, die es gewohnt waren, regelmäßig in ihrem Laufrad zu rennen, traten bei erzwungener Bewegungsabstinenz die gleichen Aktivierungsmuster im Gehirn auf wie bei kokainsüchtigen Mäusen, wenn diese ihre Droge nicht erhielten.

Umgekehrt kann uns Spiel, Bewegung und Abenteuer vor Sucht schützen. Um das zu erforschen, machen Wissenschaftler Ratten süchtig. Laborratten leben in der Regel in engen und anregungsarmen Käfigen. Bruce Alexander und seine Forscherkollegen Robert Coambs und Patricia Hadaway von der Simon Fraser University in British Columbia bauten für die kleinen Nager einen riesigen Funpark. In dem 20 Quadratmeter großen Gehege lagen viele bunte Bälle, Laufräder, Blechbüchsen, die Wände waren mit Postern von Wäldern bestückt, und es gab viele gemütliche Ecken und Gänge zum Herumstreunen. Eine Kontrollgruppe von Ratten setzten die kanadischen Forscher in normale Laborkäfige. Dann stellten sie beiden Populationen mit Morphium versetztes Zuckerwasser in ihre Käfige, boten ihnen aber auch normales Leitungswasser an. Die Nager in den Laborkäfigen begeisterten sich von Anfang an für das Morphiumwasser. Die Ratten im Funpark probierten nur gelegentlich aus dem Drogenbrunnen. Der anregungsarme Laborkäfig ließ die Ratten bis zu 16-mal mehr am Morphium nippen als ihre Artgenossen im Wellnesstempel. In einem Folgeexperiment steckten die Forscher wieder zwei Gruppen von Ratten jeweils in die Laborkäfige und in den Funpark. Dabei machten die Forscher die Nager schon vorher drogenabhängig, indem sie beiden Gruppen über acht Wochen nur Morphiumlösung zum Trinken gaben. Danach boten sie beiden Teams reines Leitungswasser und die Drogensuppe an. Die Funparkratten tranken jedoch nicht mehr regelmäßig vom Morphiumwasser. Obwohl sie Entzugserscheinungen zeigten, verringerten sie ihren Drogenkonsum. Die Laborkäfiggruppe konnte sich dagegen nicht mehr vom Drogenwasser trennen.

Bei der Übertragung dieser Ergebnisse auf den Menschen muss man natürlich vorsichtig sein. Aber möglicherweise sind es vielfältige Herausforderungen, Abenteuer und Bewegung, die Sie und Ihre Kinder vor Drogen schützen. Vielleicht führt Ihre über weite Strecken bewegungs- und abenteuerarme Lebensumgebung im Büro, vor dem Computer und im Zug oder Auto sitzend zu einer höheren Wahrscheinlichkeit, der Verführung beispielsweise von Nikotin, Alkohol oder Computer- und Handyspielen nicht widerstehen zu können oder nicht davon loszukommen. Vielleicht ist die Drogenproblematik europäischer Großstädte auf die reizarme Umgebung monotoner Hochhausarchitektur zurückzuführen.

Allerdings zeigte jüngst eine Dreijahresstudie der Schweizerischen Fachstelle für Alkohol- und andere Drogenprobleme, dass männliche Jugendliche, die im Alter von 16 Jahren aktiv Sport treiben, drei Jahre später im Schnitt nicht seltener, sondern häufiger zu Alkohol, Zigaretten und anderen Drogen greifen als Nicht-Sportler. Die Autoren sehen allerdings einen der Gründe in der identifikationsstiftenden Wirkung des gemeinsamen Substanzkonsums in der Gruppe – insbesondere in Mannschaftssportarten. Schon in den 1990er-Jahren machte der Sportsoziologe Klaus-Peter Brinkhoff auf diese Problematik aufmerksam und zeigte auf, dass in den Mannschaftssportarten der Konsum von Nikotin und Alkohol ausgeprägter ist. Eine vorsichtige Interpretation seiner Analysen lautet: je stärker die Gruppenbindung im Verein, desto ausgeprägter die Geselligkeitskultur, desto höher das jugendtypische Risikoverhalten. Allerdings weist auch Brinkhoff auf das Potenzial des Sports hinsichtlich der Drogenprävention hin. Ob das Potenzial des Sports hierbei zur Entfaltung komme, liege nach Brinkhoff an institutionellen Rahmenbedingungen und an der sportpädagogischen Umsetzung.

Zahnpflege, Schlaf, Nüsse und Gehirn

Sie haben auf den letzten Seiten sicherlich bemerkt, dass Bewegung Ihrem Gehirn guttut. Was schadet denn eigentlich dem Gehirn? Vieles liegt hierbei auf der Hand. Übermäßiger Alkohol- oder Drogenkonsum oder auch harte Schläge auf den Kopf. Aber es gibt auch einige Aspekte des täglichen Lebens, die negative Auswirkungen auf den menschlichen Denkapparat haben, an die man aber nicht sofort denkt.

Wollen Sie ein gesundes Gehirn, achten Sie auf Ihre Zahnpflege. Mehrere Studien belegen einen Zusammenhang zwischen permanenten Entzündungen im Mundraum und Eiweißablagerungen im Gehirn, welche im Verdacht stehen, Alzheimer-Demenz zu begünstigen. Eine japanische Langzeitstudie der Kyushu University in Fukuoka mit über 1600 Senioren zeigte, dass im Vergleich zu Gleichaltrigen die Wahrscheinlichkeit, an Demenz zu erkranken, um 60 bis 80 Prozent erhöht ist, wenn das Gebiss aus weniger als 20 Zähnen besteht. Als mögliche Ursachen dieses Zusammenhangs wird ein Übergang entzündlicher Vorgänge der Mundhöhle in Bereichen des Gehirns diskutiert. Jüngste Experimente mit Mäusen und Untersuchungen an verstorbenen Patienten stützen die Vermutung, dass der Paradontitiserreger ins Gehirn gelangen kann und dort Entzündungsvorgänge fördert, die zu Alzheimer-Demenz führen.

Neben den Zähnen sind auch die Ohren für die Gesundheit des Gehirn bedeutsam: Eine Metanalyse des Trinity College Dublin, in der 36 aktuelle Studien zum Zusammenhang zwischen Altersschwerhörigkeit und kognitiven Einschränkungen ausgewertet wurden, zeigte, dass bei schlechtem Hören, wenn es nicht durch ein Hörgerät verbessert wurde, die geistigen Leistungen leiden und eine Demenz gefördert wird. Umgekehrt stärkt eine Hörhilfe die geistigen Leistungen wieder. Bei Schwerhörigkeit stellt die erhöhte Anstrengung, Gesprächen und Geräuschen zu folgen, möglicherweise eine Mehrarbeit des Gehirns dar, die Kapazitäten aus anderen Bereichen einfordert, die dadurch langfristig beeinträchtigt werden.

Nun kommen wir zu einer oft nur schwer umzusetzenden Empfehlung: Gönnen Sie sich genügend Schlaf! Schlafentzug stört nämlich die nächtliche Gehirnwäsche. Maiken Nedergaard von der University of Rochester entdeckte vor einigen Jahren an Mäusen, dass es im Gehirn eine Art von Müllabfuhr gibt, das sogenannte glymphatische System – und das arbeitet vor allem, während Sie schlafen! Im Tiefschlaf schrumpfen bestimmte Gehirnzellen, die Gliazellen, und ermöglichen so, dass die tagsüber entstandenen Abfallprodukte mit der Gehirn-Rückenmarksflüssigkeit ausgewaschen werden können. Gehirnwäsche findet also nachts statt. Dieser glymphatische Reinigungsdienst entfernt insbesondere die oben erwähnten Eiweißablagerungen, die mit der Alzheimererkrankung in Verbindung stehen. Hindert man Mäuse am Tiefschlaf, so nehmen diese Eiweißablagerungen sofort zu. So wundert es nicht, dass epidemiologische Studien einen Zusammenhang zwischen Schlafstörungen und Alzheimererkrankungen aufzeigen.

Genügend Schlaf ist für Ihre Gehirngesundheit und, wie wir später sehen werden, für sämtliche Lernvorgänge und den sportlichen Erfolg entscheidend. Schule, Beruf und Alltag erfordern bei den meisten Menschen ein frühes Aufstehen, Streamingdienste, Gaming und Smartphonetätigkeiten stören viele beim Einschlafen. Werden wir uns in nächster Zeit auf einen starken Anstieg von schulischen Lernproblemen und Gehirnerkrankungen gefasst machen müssen?

Eine weitere Gefahrenquelle für Ihre Gehirngesundheit ist eine sehr fettreiche Ernährung. Alzheimer-Demenz geht mit chronischen Entzündungen im Gehirn einher, die von krankhaften Eiweißablagerungen begleitet werden. Im Tierversuch verringern Entzündungshemmer wie beispielsweise Ibuprofen solche Eiweißablagerungen, und bestimmte Stoffe, die im Tierversuch die Biomarker für neuronale Entzündungen senken, verringern bei Menschen mit milden kognitiven Beeinträchtigungen die Symptome. In einer belgischen Studie wurden Mäuse auf eine fettreiche Diät gesetzt. Dies rief die eben beschriebenen chronischen Entzündungen im Gehirn der Mäuse hervor. Allerdings enthielt die fettreiche Nahrung hierbei gesättigte und ungesättigte Fettsäuren und hatte einen vergleichsweise hohen Proteingehalt. Gerade die gesättigten Fettsäuren stehen im Verdacht, Entzündungsprozesse im menschlichen Körper zu fördern, während die vermehrte Aufnahme von ungesättigten Fettsäuren auf Entzündungsvorgänge offensichtlich hemmenden Effekt besitzt. Hinsichtlich des schädlichen Effekts einer fettreichen Ernährung kommt es insofern sicherlich darauf an, welche Art von Fetten und in welchen Mengen man diese zu sich nimmt. Folgt man den momentanen Empfehlungen der Ernährungswissenschaften, dann fördert die Zufuhr größerer Mengen ungesättigter Fettsäuren, wie sie beispielsweise in industriell hergestellten Transfetten vorkommen, die oft in Pommes frites und Fertigpizzas enthalten sind, Entzündungsvorgänge im Körper. Man geht davon aus, dass diese Entzündungsprozesse auch im Gehirn auftreten können. Nahrungsmittel, die viele mehrfach ungesättigte Fettsäuren enthalten, wie z. B. kalt gepresstes Olivenöl, Fisch oder Nüsse, sollten dem Gehirn hiernach allerdings guttun. Und tatsächlich konnten Ernährungswissenschaftler der University of South Australia anhand der Analyse von Daten, die bei fast 5000 Chinesen über 22 Jahre erhoben wurden, zeigen, dass der tägliche Konsum von mehr als 10 Gramm Nüssen mit besseren kognitiven Leistungen und einer deutlichen Minderung des geistigen Abbaus im Alter einhergeht. Insbesondere Walnüsse machen schlau! An der Andrews University Michigan mussten zwei Gruppen von Studenten täglich drei Bananenbrotscheiben essen. Bei einer Gruppe wurden dem Brot zerkleinerte Walnüsse beigemischt. Nach acht Wochen und einer sechswöchigen Brotpause wurden die Gruppen getauscht. Kontinuierlich erfassten die Wissenschaftler die geistige Leistung der Probanden. Die Auswertung ergab, wer gerade eine Nussbrotphase hinter sich hatte, verfügte über gesteigerte kognitive Leistungen. Eine nachfolgende Studie der Loma Linda University Los Angeles bestätigte, dass der tägliche Verzehr von 50 Gramm Walnüssen bei älteren Erwachsenen die altersbezogene Verminderung geistiger Leistung hinauszögert.

Weiterhin konnten die US-Forscher Jing Kang und Erin Gleason an genveränderten Mäusen zeigen, dass Omega-3-Fettsäuren, die zu den mehrfach ungesättigten Fettsäuren gehören, die Entstehung neuer Neuronen in den Hippocampi fördern. Dies passt zu den Ergebnissen eines deutschen Forscherteams der Berliner Charité. Über sechs Monate hinweg mussten dort Erwachsene zwischen 50 und 75 Jahren täglich Kapseln einnehmen, die entweder mit Omega-3-Fettsäuren oder einem Placebo befüllt waren. Diejenigen, die die mehrfach ungesättigten Fettsäuren täglich schluckten, zeigten eine Stagnation des altersgemäßen Abbaus des Gehirnvolumens und waren der Placebogruppe in Denkaufgaben deutlich überlegen. So könnte man formulieren: Ungesättigte Fettsäuren machen schlau, gesättigte Fettsäuren dumm!

Nun nicht mehr ganz so überraschend und doch erschreckend erscheint, dass ein negativer Zusammenhang zwischen Fettleibigkeit und Hirnsubstanz besteht: Junge Erwachsene, die sehr übergewichtig sind, zeigen im Hirnscanner einen unverhältnismäßig starken Verlust von Neuronen im Hippocampus und im Kleinhirn, wie Forscher am Max-Planck-Institut in Leipzig vor einigen Jahren beobachten konnten. Dieselbe Arbeitsgruppe zeigte jüngst an Frauen, dass der Verlust von Gehirnsubstanz durch chronische Fettleibigkeit sehr wahrscheinlich auf einer Schädigung der Axone von Neuronen zurückzuführen ist.

Für Ihre Gehirngesundheit erscheint es also zuträglich, auszuschlafen und damit morgens auch mal später im Büro aufzuschlagen, neben der Gymnastikmatte oder den Laufschuhen für die Mittagspause auch Walnüsse als Zwischensnack mitzunehmen und immer eine Zahnbürste in der Tasche zu haben.

Übergewicht und Sport – Hippocampus und Interleukin-6

Dass starkes Übergewicht den Hippocampus schädigt, könnte an einer fiesen Wechselwirkung dieser Gehirnregion und ihrer Aufgabe bei der Regulation des Appetits liegen. Wir haben schon gesehen, dass der Hippocampus in Gedächtnisvorgänge eingebunden ist. Er nimmt auch Einfluss auf unseren Appetit, wie man seit einigen Jahren weiß. Es wird vermutet, dass der Hippocampus maßgeblich das Gefühl bestimmt, durstig, hungrig oder satt zu sein. Zudem steuert er das Streben nach Essen und die Planung, wie an Nahrung zu kommen ist, sowie die Erinnerungen, was einem schmeckt und was nicht. Forscher um Richard Stevenson von der australischen Macquarie University in Sydney wählten über hundert Studierende aus, die sich besonders gesund ernährten, und teilten sie in zwei Gruppen. Die eine Gruppe aß acht Tage lang Junk-Food, also Lebensmittel, die viel Zucker und gesättigte Fette enthielten. Die Kontrollgruppe bekam ihre üblichen Malzeiten. An Tag eins und Tag acht wurden mit den Studienteilnehmerinnen und -teilnehmern vor und nach dem Frühstück umfangreiche Tests vorgenommen. Unter anderem wurden ihnen ungesunde Snacks angeboten und sie mussten angeben, wie groß ihr Verlangen danach war und – im Anschluss an das Probieren – bewerten, wie gut ihnen die süßen Frühstückssnacks geschmeckt hätten. Begleitend mussten sie sich verschiedenen Gedächtnistests unterziehen. Das erschreckende Ergebnis: Ernährten sich die Probanden ungesund, schnitten sie schlechter in den Gedächtnistests ab. Zusätzlich hatten die Studierenden, die sich für eine Woche ungesund ernährten, wesentlich größeren Appetit auf die ungesunden Snacks, auch dann noch, wenn sie schon genug gegessen hatten. Der Teufelskreis: Ungesundes Essen schädigt den Hippocampus, somit leidet die Kontrolle über unseren Appetit, sodass wir weiter essen, auch wenn wir schon satt sind. Dies führt dazu, dass wir mehr Ungesundes essen, was wiederum die Hippocampusfunktionen stört. Lässt sich dieser Teufelskreis durchbrechen? Drei Wochen nach dem Experiment wurden die Probanden noch einmal getestet. Die Ergebnisse waren bei allen Gruppen wieder unauffällig. Demnach könnte die Funktionsstörung des Hippocampus durch Zucker und gesättigte Fette reversibel sein.

Diese Beobachtungen verweisen darauf, dass neben Bewegung auch eine Ernährungsumstellung erfolgen sollte, wenn man sein starkes Übergewicht in den Griff bekommen will. Das zeigen auch andere Studien. Dass Sport allein der Fettleibigkeit in allen Fällen auf den Leib rückt, ist nämlich ein Mythos, wie die Mediziner Aseem Malhorta, Tim Noakes und Stephen Phinney nach Durchsicht der vorhandenen Studienlage im British Journal of Sports Medicine herausstellen. Insbesondere bei sehr übergewichtigen Personen führe ein Mehr an Bewegung nicht unbedingt zur dauerhaften Gewichtsreduktion; erst in Kombination mit einer Ernährungsumstellung könne Körpergewicht reduziert werden.

Studienreihen der Friedman School of Nutrition Science and Policy der Tufts University ergaben ein ähnliches Bild. Offensichtlich benötigen Menschen einen bestimmten Kalorienbetrag, um gesund und körperlich fit zu bleiben; alles, was an Energiezufuhr darüber hinausgeht, führt zu einer Gewichtszunahme – und das weitgehend unabhängig davon, wie viel Sport getrieben wird.

Ein männlicher US-Amerikaner benötigt täglich etwa 2500 Kilokalorien. Frauen haben einen etwas geringeren Grundumsatz, da sie im Durchschnitt weniger Muskelmasse versorgen müssen. Männer der Volksgruppe der Hazda, eine der letzten naturnah lebenden Gemeinschaften im Norden Tansanias, sind durch ihren Alltag als Jäger und Sammler körperlich sehr aktiv. Trotzdem benötigen sie durchschnittlich nur etwa 100 Kalorien täglich mehr als der durchschnittliche US-Amerikaner, wie das Team um den Anthropologen

Herman Pontzer vom Hunter College in New York ermittelte. Der Grundumsatz scheint nicht nur beim Menschen rätselhaft festgesetzt zu sein. Bei Primaten sind die Unterschiede innerhalb der Arten zwischen Gefangenschaft und ihren Artgenossen in der Wildnis ähnlich gering. Bei Pandas gibt es gar keinen Unterschied im Kalorienbedarf zwischen Zootieren und ihren in freier Wildbahn lebenden Artgenossen, wie chinesische Wissenschaftler 2015 aufdeckten.

Woran liegt es, dass der Unterschied im Grundumsatz zwischen hoher körperlicher Aktivität und dem gemütlich auf dem Sofa Liegen so überraschend gering ist? Zunächst muss man sich verdeutlichen, dass körperliche Aktivität etwa nur ein Drittel des Gesamtenergieaufwands einfordert. Bei aktiven Hochleistungssportlerinnen und -sportlern kann es zwar deutlich mehr sein, aber in der Regel werden jedoch etwa zwei Drittel des Grundumsatzes unseres Körpers für den Erhalt der Lebensfunktionen eingesetzt. Den höchsten Energieumsatz haben Gehirn, Herz und Nieren. Da wir Menschen im Vergleich zu anderen Primaten ein großes Gehirn versorgen müssen und wir stammesgeschichtlich für weniger Ruhezeit ausgelegt sind, ist auch unser täglicher Grundumsatz höher. Beispielsweise verbrauchen wir etwa 400 Kilokalorien mehr als unser nächster Verwandter, der Schimpanse. Es werden weiterhin Kompensationsmechanismen diskutiert, um diese Geringfügigkeit des Unterschieds im Grundumsatz von körperlich sehr aktiven und weniger aktiven Menschen zu begründen. Wie Herman Pontzer in Berichten über die Kalorienverbrauchsanalysen der Hazda-Jäger anführt, könnten die Ressourcen, die der Körper für die hohe körperliche Aktivität benötigt, von anderen Prozessen, wie beispielsweise der Immunreaktion oder dem Erhalt der Fortpflanzungsfähigkeit, abgezogen werden. Er führt an, dass bei Labortieren mehr Sport zu einer Verlangsamung der Wundheilung und zu weniger Eisprüngen führe.

Das klingt zunächst sehr entmutigend. Allerdings brauchen Sie keine Angst zu haben, durch ein Mehr an Sport Ihr Immunsystem zu ruinieren oder Ihre Fortpflanzungsfähigkeit zu riskieren. Im Gegenteil! Sport, wenn er regelmäßig betrieben wird, stärkt nachweislich das Immunsystem und verbessert sogar das Sperma, wie ein Forscherteam um Behzad Hajizadeh Maleki von der Justus-Liebig-Universität Gießen beobachten konnte. Auf den bisherigen Seiten haben Sie zudem gesehen, wie gesund Sport nicht nur für Ihren Körper, sondern auch für Ihr Gehirn und Ihren Geist ist. Weiterhin konnte in einer Studienreihe der University of Illinois gezeigt werden, dass Ausdauertraining unabhängig vom Körpergewicht die Entzündungsvorgänge im Körper generell reduziert. Insofern könnte regelmäßige Bewegung den oben erwähnten bei chronischer Fettleibigkeit beobachteten neuronalen Schädigungen entgegenwirken – auch wenn dabei die Gewichtsabnahme möglicherweise ausbleibt. Sie können mit körperlicher Aktivität also nur gewinnen! Und wie die Expertengruppe der Acedemy of Medical Royal Colleges in ihrer Analyse der aktuellen Interventionsstudien über Körpergewicht und körperliche Aktivität herausstellt, wird Sport weiterhin eine entscheidende Rolle bei der Reduktion von Körperfett und dem Erhalten des Wunschgewichts zugesprochen – jedoch in Kombination mit einer entsprechenden Ernährung. In den angeführten Studien wurde zur Gewichtsreduktion vermehrt eine protein- und ballaststoffreiche Ernährung eingesetzt – viel Fisch, Hühnerfleisch, Obst, Gemüse und Vollkorngetreide.

Betrachten wir noch einmal kurz den Zusammenhang zwischen Sport und Energiebedarf: Eine durch Krafttraining aufgebaute Muskulatur erhöht nachweislich den Grundumsatz des Menschen. So wird regelmäßig betriebenes Krafttraining langfristig mit einem kontinuierlich erhöhten Grundumsatz einhergehen und aus dieser Perspektive die dauerhafte Verminderung von Körperfett unterstützen. Und ist der Kalorienmehrbedarf durch körperliche Aktivität auch enttäuschend gering, oft führt dieser trotzdem dazu, dass Bauchfett effektiv reduziert wird – dank des Hormons Interleukin-6, wie ein Team um Regitse Christensen von der University of Copenhagen in Dänemark zeigen konnten. Die Hälfte von über 50 Probanden mit krankhaftem Übergewicht absolvierte über zwei Wochen mehrere 45-minütige Einheiten auf dem Fahrradergometer, während die andere Hälfte der Übergewichtigen ihren Alltag unverändert lies? Beide Gruppen wurden nochmals so unterteilt, dass bei der Hälfte der Teilnehmer jeweils die Wirkung des Hormons Interleukin-6 im Körper geblockt wurde. Mithilfe von Magnetresonanztomographie wurde sehr exakt vermessen, wie viel Bauchfett verloren wurde. Die ungeblockten Radfahrer reduzierten im Durchschnitt ihr Bauchfett um acht Prozent! In Anbetracht der kurzen Interventionszeit ein sehr motivierendes Ergebnis. Überraschenderweise verloren die Interleukin-6-geblockten Radler kein Bauchfett, sie nahmen teilweise sogar zu. Scheinbar ist für den Abbau von Körperfett durch körperliche Aktivität das Hormon Interleukin-6 entscheidend. Welche Bewegungsformen und welche Intensitätsbereiche Interleukin-6 auf ein Maximum hochregulieren, ist allerdings noch unbekannt.

Da sportliche Betätigung Ihre Selbstregulation und Inhibition nicht nur langfristig, sondern auch kurzzeitig steigert, ist es für das Erreichen oder Halten Ihres Wunschgewichts von Vorteil, nach dem Sport und nicht zuvor zum Einkaufen zu gehen. Verschwitzt werden beim Einkauf Ihre Gespräche mit Freundinnen und Freunden möglicherweise kürzer werden, aber Sie werden den Transfettverlockungen wie den Fertigdonuts, Pommes oder Tiefkühlpizzen leichter widerstehen können. Ihnen wird es dann leichter fallen, diese Produkte zu ignorieren und sich den Regalen mit den Nüssen oder der Fischtheke zuzuwenden. Radeln oder joggen Sie zum Supermarkt, wird es Ihnen nicht nur die Umwelt, sondern auch Ihr Körper und Ihr Gehirn danken!

Verlängern Sie Ihre Telomere!

Damit unser Körpergewebe gesund bleibt, müssen Zellen ständig erneuert werden. Dies geschieht über Stammzellen, die sich teilen und Tochterzellen generieren, die wieder als Stammzellen fungieren, jedoch mit einem größeren Ausdifferenzierungspotenzial. Viele der Tochterzellen verwandeln sich in spezialisierte Zellen und ersetzen erneuerungsbedürftige Zellen unseres Körpers. Ein Reservoir solcher vermehrungsfähigen Zellen sitzt nicht nur im Darm, in der Lunge oder in den Knochen, sondern auch im Gehirn, dort beispielsweise im Hippocampus. Die Ausdifferenzierung der jeweiligen Zelle wird durch unser Erbgut bestimmt. Dieses wird von sogenannten Telomeren geschützt, die wie Schutzkappen von Schnürsenkeln auf den Enden unserer Chromosomen sitzen. Solange die Telomere funktionstüchtig bleiben, können sich die menschlichen Zellen wiederholt teilen und in unserem Körper und im Gehirn ausgediente Zellen durch frische Zellen ersetzen. Im Laufe der Lebensjahre verkürzen sich die Telomere. Gemessen wird die Länge der Telomere beispielsweise über Speichelproben, als Längenmaß nimmt man die Anzahl der vorkommenden Basenpaare. Verfügt ein Neugeborenes über etwa 10000 Basenpaare, sind es Mitte vierzig schon etwa ein Drittel weniger und Telomere von Sechzigjährigen besitzen im Durchschnitt nur noch knapp über 5000 Basenpaare. Je kürzer diese Schutzkappen werden, desto mehr Fehler schleichen sich bei der Vermehrung und Ausdifferenzierung der Zellen ein, bis die Zellen letztlich aufhören, sich zu teilen. Die Länge der Telomere stellt somit ein Kriterium für das Alter unserer Körperzellen dar. Studien der letzten Jahre zeigen, dass kurze Telomere mit Entzündungsprozessen und Krankheit in Zusammenhang stehen, während lange Telomere Gesundheit widerspiegeln. Da dieser Telomer-geschützte Zellaustausch auch im Gehirn vonstattengeht, überrascht es nicht, dass ältere Erwachsene, die unter kognitiven Beeinträchtigungen leiden, signifikant kürzere Telomere haben, wie ein Forscherteam der University of California um Kristine Yaffe zeigen konnte. Bei Erwachsenen mittleren Alters beobachteten israelische Wissenschaftler, dass eine größere Telomerverkürzung über einen Zeitraum von zehn Jahren mit einer schlechteren kognitiven Leistungsfähigkeit einherging. Anhand der Analysen von über 2000 Probanden fanden texanische Wissenschaftler, dass Menschen mit kürzeren Telomeren kleinere Hippocampi haben als diejenigen mit längeren Telomeren. Und nun die gute Nachricht: Telomere können auch wieder wachsen. Zurückzuführen ist dies auf ein bestimmtes Enzym, die Telomerase. Es repariert die Telomere und stellt diese wieder her. Und das Beste daran ist, dass Sie die Länge Ihrer Telomere beeinflussen können. Chronischer Stress, Pestizidbelastung, viel Bauchfett, Armut, häufiger Schlafmangel, Drogen- und Alkoholmissbrauch, Vereinsamung und Bewegungsmangel verkürzen nachweislich Ihre Telomere. Und Sie ahnen es sicherlich schon: Sport steigert die Telomerase-Aktivität und verlängert Ihre Telomere. Dies fand 2015 das Team um Elizabeth Blackburn heraus, was mittlerweile durch weitere Studien bestätigt wurde. Elizabeth Blackburn bekam 2009 für die Entdeckung der Telomerase den Nobelpreis. Mit dem Nobelpreis im Portfolio konnten Elizabeth Blackburn und ihr Team umfangreichere Forschungen durchführen. Sie untersuchten beispielsweise bei über tausend US-Bürgern die Telomerlänge und verglichen diese Daten mit deren Freizeitverhalten. Dabei zeigte sich, dass die Telomere umso länger waren, je umfangreicher und vielfältiger die körperlichen Aktivitäten der Menschen war. Walking, Radfahren, Krafttraining oder das Austoben in Spielsportarten – alles bremst die Telomerverkürzung. Am Universitätsklinikum Leipzig mussten über 250 Menschen mittleren Alters ohne Sporterfahrung über sechs Monate dreimal in der Woche entweder ein hochintensives Intervalltraining, ein moderates Ausdauertraining oder ein Krafttraining absolvieren. Vor und nach der Studie erfolgte bei allen Teilnehmern eine Analyse der Telomerlänge und der Telomerase-Aktivität. Es zeigte sich, dass diejenigen Probanden, die dem hochintensiven Intervall-Training oder dem moderaten Ausdauertraining zugeordnet waren, ihre Telomerlängen und ihre Telomerase-Aktivität steigerten. Beim Krafttraining blieb der Effekt aus. Allerdings führten alle drei Trainingsformen zu Verbesserungen im Vorkommen Telomer-schützender Proteine. Berliner Wissenschaftler um Denise Saßenroth verglichen die Telomerlänge von über 800 Senioren, die in den vergangenen zehn Jahren oder länger sportlich aktiv waren. Sie fanden längere Telomere bei denjenigen Studienteilnehmern, die sich intensiver bewegten oder über die Jahre länger sportlich aktiv waren.

Aus den Erkenntnissen der noch jungen Telomer-Forschung wird deutlich, dass körperliche Aktivität für unseren Körper und unseren Geist ein Jungbrunnen darstellt. Sport kurbelt die Telomerase-Aktivität an, schützt die Telomere vor Verkürzung und sorgt dafür, dass die Zellalterung im Körper und Gehirn langsamer geschieht. Ihre Telomere freuen sich, wenn Sie sich vielseitig bewegen; dies darf auch intensiv sein, wobei häufig der aerobe Stoffwechsel dominieren sollte. Ihre Gehirn-, Darm, Haut-, Leber-, Herz-, Blut-, Knochen- und Immunzellen werden es Ihnen danken!

4. Wie bewegen wir uns richtig?

Den Urmenschen in uns rauslassen

In den vorangegangenen Kapiteln haben wir die erstaunlichen Effekte auf die Struktur unseres Gehirns kennengelernt, die Bewegung auslösen kann. Wir haben gesehen, dass die Rückkopplung zwischen körperlicher Aktivität und unserem Geist stammesgeschichtlich vermutlich entstanden ist, weil es für unsere Vorfahren ein Selektionsvorteil war, wenn sie bei körperlicher Anstrengung gleichzeitig besonders wachsam und merkfähig waren. Folgt man dieser Annahme, gibt sie uns Anhaltspunkte, wie optimale Bewegung für unseren Alltag aussehen könnte.

Die Evolution entsteht aus einem Wechselspiel zufälliger Änderungen im Erbgut und dem Selektionsdruck, der entscheidet, ob sich diese Mutation positiv oder negativ auf den Fortpflanzungserfolg auswirkt, was die Merkmale einer Spezies allmählich driften lässt. Auf so ein komplexes Organ wie unser Gehirn kann sich die Evolution erst über Zehntausende von Generationen merklich auswirken. Wir können davon ausgehen, dass sich das menschliche Gehirn in den letzten hunderttausend Jahren nur sehr wenig verändert hat. Wie wir heute wissen, fand das letzte wesentliche Update des Bauplans unseres Gehirns und dessen biochemischen Stoffwechsels vor etwa 30.000 Jahren statt. Die Gene und das Gehirn, die den Menschen heute steuern, haben ihre Struktur damit aus einer Zeit, als der Mensch als Wildbeuter unterwegs war, also als Jäger und Sammler. Der Übergang von der nomadischen zur sesshaften Lebensweise mit Ackerbau fand erst in den letzten 15.000 Jahren statt. Vor 30.000 Jahren streiften unsere Vorfahren in Gruppen durch die Wälder, sammelten Pilze, gruben Wurzeln aus, fingen kleine

Tiere, flüchteten vor großen Tieren. Die Besonderheiten der menschlichen Informationsspeicherung sind vermutlich Anpassungen an diese Lebensweise. Unser Gehirn kann sich vergleichsweise leicht Formen und Farben von Pflanzenarten oder Verhaltensweisen von Tierarten merken und wir können uns gut auf Pfaden zurechtfinden.

Das menschliche Gehirn tut sich dagegen vergleichsweise schwer, wenn es um das Erlernen von Lesen und Schreiben geht, wenn es mit großen Zahlen umgehen muss oder wir versuchen, uns das Prinzip »unendlich« in der Mathematik vorzustellen. Für unsere Vorfahren war es wichtig, sich zu merken, dass die roten, glatten Beeren, die im Sommer im Schatten von Laubbäumen wachsen, gut schmecken, während die roten, etwas runzligen Beeren, die unter Tannenbäumen im Frühjahr zu finden sind, Bauchweh verursachen. Sich jeweils die genaue Anzahl der Beeren zu merken, die man verputzt, war für unsere Vorfahren offensichtlich nicht überlebensrelevant.

Sie glauben mir nicht? Dann bitte ich Sie, sich jetzt das Einkaufszentrum vorzustellen, das Sie als letztes besucht haben. Können Sie in Gedanken durch den Eingang gehen und sich erinnern, welche Produkte Sie als Erstes sahen? Erinnern Sie sich, wo welche Lebensmittel waren? Können Sie sich an die verschiedenen Gänge erinnern? Dies alles haben Sie gelernt, ohne dass es Ihnen besondere Konzentration abverlangte. Es war für Ihr Gehirn keine anspruchsvolle Aufgabe.

Unter unseren Primatenverwandten ist der Mensch eine Ausnahme: Er ist zu Bewegung verurteilt. Bewegt er sich weniger als 10.000 Schritte am Tag, dann steigt das Risiko für Herz-Kreislauf- und Stoffwechselerkrankungen. Menschen, die sich weniger bewegen, leben kürzer. Inaktivität gilt mittlerweile als ebenso gesundheitsschädlich wie Rauchen. Wenn wir unseren nächsten Verwandten, den Schimpansen, betrachten, fällt auf, dass dieser sich in natürlicher

Umgebung sehr viel weniger bewegt, bis zu zehn Stunden am Tag mit Ruhen, Essen und Fellpflege verbringt, zwischen neun und zehn Stunden schläft und dabei selbst in Gefangenschaft nur sehr selten an Diabetes, Arteriosklerose, Bluthochdruck oder Übergewicht leidet. Wie ungerecht! Dafür hat sich unsere Physiologie prächtig dem bewegungsintensiven Lebenswandel angepasst. Menschen haben im Vergleich mit anderen Menschenaffen beispielsweise eine mindestens viermal so hohe maximale Sauerstoffaufnahme, die viel größere Ausdauerleistungen ermöglicht, im menschlichen Blut schwimmen mehr Sauerstoff transportierende Blutkörperchen (Erythrozyten), die menschlichen Beine verfügen über einen höheren Anteil ausdauernd arbeitender Muskelfasern (ST-Fasern) und der Mensch besitzt ein leistungsfähigeres Gehirn. Dass wir für den Erhalt unserer Gesundheit auf körperliche Aktivität angewiesen sind, ist den Konsequenzen geschuldet, die stammesgeschichtlich mit dem Übergang vom reinen Sammlerleben zur Jäger-Sammler-Strategie unserer Vorfahren im Gepäck waren. Prähistorische Funde in Tansania verweisen darauf, dass schon vor ca. 1,8 Millionen Jahren zur bevorzugten Beute unserer Vorfahren gesunde und kräftige Huftiere gehörten. Dies erforderte Kooperation und hohe körperliche Aktivität und zudem einen größeren Aufwand, die Beute überhaupt aufzuspüren.

Unser »Wildbeuter-Gehirn« findet sich nun in einer sehr veränderten Lebenswelt wieder. Heute müssen wir nicht mehr stunden- oder tagelang Nahrung suchen, wilden Tieren nachstellen oder vor diesen davonrennen. Unser Körper und unser Geist sind immer noch auf diese körperlichen Aktivitäten ausgerichtet, aber die Errungenschaften der modernen Welt bremsen uns förmlich aus! Schauen wir uns Kinder an: Sie unterliegen noch nicht den Bewegungsbremsen der modernen Welt und machen uns vor, was unser Körper eigentlich möchte: spielen, turnen und toben.

Unsere Vorfahren mussten eine Art motorische Geschicklichkeit erwerben, um Behausungen zu bauen und Beute erfolgreich zu jagen, oder oft auch, um nicht selbst als Beute zu enden. Dabei jagten sie oft in Gruppen. Wenn unsere Vorfahren ihre Unterschlüpfe verließen, mussten sie viel gehen, ab und zu sprinten, manchmal ausdauernd laufen und einige Male sich erfolgreich verstecken. Im Laufe der Jahrtausende haben wir uns wohl an diese Mischung angepasst. Sportarten, die diesen Mix abbilden, tun uns wahrscheinlich besonders gut.

Suchen wir also nach einer Ausgewogenheit in den Formen körperlicher Belastung, wenn wir unseren Geist optimal fördern wollen! Eine einzige Bewegungsform wird meist nicht alles unter einen Hut bringen. Wer sich eher in technisch orientierten Sportarten wie Judo, Geräteturnen, Skateboardfahren oder dem Skisport wiederfindet, sollte auf ergänzende, regelmäßige Ausdauerbelastungen achten. Ähnlich sieht es bei Kraftsportlern aus. Überwiegen die ausdauerbezogenen Anforderungen, dann sind technische Herausforderungen über andere sportliche Tätigkeiten oder Trainingsinhalte sinnvoll.

Eine körperliche Betätigung, die gleichsam viele der angesteuerten Effekte in sich vereint, ist beispielsweise sportlich oder freizeitorientiert betriebener Tanz. Beim Tanzen geht es vor allem um das Erlernen von Bewegungen, Bewegungsabfolgen und Raumwegen, sodass im Tanztraining neben körperlichen auch hohe kognitive Anforderungen zu erfüllen sind. Beim Tanzen kommt ein weiterer positiver Aspekt hinzu, den wir noch nicht betrachtet haben, die Musik. In Bildgebungsstudien konnte man zeigen, dass Musik, die Versuchspersonen gefällt, das Dopaminsystem aktivierte. Diesen zusätzlichen Dopamin-Schub für die Gedächtniskonsolidierung gibt es also zur Wirkung der Bewegung noch obendrauf. So überrascht es nicht, dass schon vor fast 20 Jahren Wissenschaftler des Albert Einstein College of Medicine in einer Langzeitstudie bei über 400 älteren Erwachsenen feststellten, dass regelmäßiges Tanzen das Risiko, an Demenz zu erkranken, deutlich verringert. 2016 erfassten australische Forscher die Effekte von Walking und Tanzen auf die exekutiven Funktionen bei älteren Menschen. Hierfür wurden über 100 Seniorinnen und Senioren zufällig entweder in ein regelmäßiges Tanz- oder Walkingtraining gesteckt. Über acht Monate mussten die Probanden zweimal in der Woche eine Stunde jeweils tanzen oder walken. Beide Gruppen verbesserten ihre exekutiven Funktionen, wobei die Tanzgruppe bei mentalen Leistungen, die mit räumlichen Gedächtnisvorgängen in Zusammenhang stehen, in Führung lag. 2019 verordneten tschechische Wissenschaftler Probanden ohne und mit milden kognitiven Defiziten ein heftiges Tanztraining. Ein halbes Jahr lang mussten sie zehnmal im Monat ein angeleitetes Tanztraining absolvieren. Auch hier steigerten die tanzenden Probanden signifikant ihre exekutiven Funktionen, unabhängig davon, ob zuvor kognitive Defizite diagnostiziert wurden oder nicht. Zu ähnlichen Ergebnissen kam auch das Team um Jan Kattenstroth, heute an der Ruhr-Universität Bochum. Bei älteren Tanzanfängern führte eine einjährige Tanztrainingsintervention zu einem deutlichen Anstieg der kognitiven Leistungen. Die gesteigerten kognitiven Leistungen durch regelmäßiges Tanzen stehen in Verbindung mit einer Vermehrung von Gehirnsubstanz: Die Arbeitsgruppe um die Sportwissenschaftlerin Kathrin Rehfeld vom Deutschen Zentrum für Neurodegenerative Erkrankungen schickte für 18 Monate 26 gesunde Senioren zufällig entweder in eine Tanztrainingsgruppe oder in einen gesundheitsorientierten Fitnesskurs. Es zeigte sich, dass in beiden Gruppen die Gehirnsubstanz zunahm. Die Fitnesssportler nahmen in Kleinhirnregionen an Substanz zu, die Tänzer in den frontalen und hippocampalen Bereichen, die eng mit den exekutiven Funktionen in Zusammenhang stehen. Dabei zeigten nur die Tänzer eine signifikante Steigerung ihrer BDNF-Spiegel. Tanzen lässt also Ihr Gehirn wachsen! Standard- und Lateintanz als Paar- oder Formationstanz, Modern Dance, Hip-Hop sowie Ballett fordern die exekutiven Funktionen in besonderem Maße. Man muss aufmerksam den Bewegungen der Trainerin oder des Trainers folgen, die eigenen den Bewegungen anderer und dem Rhythmus angleichen und sich die Bewegungssequenzen merken. Man erschafft gemeinsam mit anderen ein »Gänsehaut«-Erlebnis, das eine hohe Verarbeitungstiefe fördert und starke Belohnungsaspekte in sich trägt. Das Training ist intensiv und erhöht neben den Kraftfähigkeiten und der Beweglichkeit auch die Grundlagenausdauer. Zudem ist der Sport tendenziell verletzungsarm und sehr integrativ. Auch Anfänger können mittrainieren und sich an schwierigen Stellen kurz ausklinken, ohne dass der Bewegungsfluss der anderen gestört wird. Und auch Kinder haben schon sehr früh viel Spaß am Bewegen zu Musik.

Wenn Sie schwitzend Spaß an einer Bewegungsform haben, bei der neben motorischen und körperlichen Anforderungen auch Ihr Geist gefordert ist, und Sie diese regelmäßig betreiben, dann werden Sie langfristig Ihre geistige Leistung fördern und Ihrem Gehirn zu mehr Substanz verhelfen.

Jetzt haben wir uns ausgiebig mit der »richtigen« Bewegung befasst, da soll das Ausruhen nicht zu kurz kommen. Auch im Lichte der Evolution geht es nicht darum, alles auf einmal zu absolvieren und sich von morgens bis abends dem Sport zu widmen – was sicherlich für die meisten von uns nicht nur physisch unmöglich wäre. Schon zu Zeiten des letzten Gehirn-Updates war das Leben unserer Vorfahren zwischen den körperlichen Belastungen von vielen Ruhephasen geprägt. Man muss sich nur vor Augen führen, wie lange die Nachtruhe war, als noch keine künstlichen Lichtquellen zur Verfügung standen. Wie unter anderem der Historiker Yuval Harari von der University of Jerusalem herausstellt, waren Regenerationsphasen gerade im bewegungsintensiven Alltag unserer Vorfahren von besonderer Bedeutung. Wahrscheinlich lagen Phasen der Ruhe insbesondere nach einer erfolgreichen Jagd oder der Zubereitung von Mahlzeiten im Lager. Hier galt es, Energie für kommende Aufgaben zu tanken. Wie wir später sehen werden, nutzt das Gehirn diese Ruhephasen, um beispielweise Gedächtnisinhalte zu verfestigen. Die Errungenschaften der letzten 200 Jahre, von der Waschmaschine übers Automobil bis zum Fernsehsessel, haben uns viele Mühen abgenommen und das Ausruhen erleichtert. Wir können davon ausgehen, dass der Drang zur Gemütlichkeit, der all diese Erfindungen mit gefördert hat, schon seit der Steinzeit in uns steckt.

Was bringt die Effekte? – Ausdauertraining

Wir haben gesehen, dass Bewegungsformen, die eine Kombination aus motorischen, körperlichen und kognitiven Anforderungen bieten, Ihren Geist beflügeln werden. Welche Form und welche Intensität einer körperlichen Beanspruchung ist optimal für Ihr Gehirn? Die meisten der eingangs zitierten Labor- und Feldstudien hatten aerobe Tätigkeiten zum Thema. Schauen wir uns deshalb kurz an, was aerobe körperliche Beanspruchung eigentlich bedeutet.

Die Sportmedizin beschäftigt sich seit über 50 Jahren mit den biologischen Grundlagen menschlichen motorischen Leistungsverhaltens. Mittlerweile kann man ein sehr genaues Bild davon zeichnen, welche physiologischen Prozesse bei unterschiedlicher Beanspruchung im Körper ablaufen. Damit ein Muskel Kraft erzeugt, muss in der Muskelzelle die hochenergetische Verbindung Adenosintriphosphat (ATP) zu Adenosindiphosphat (ADP) abgebaut werden. Diese Energieform kann die Zelle direkt nutzen. Der Vorrat der Muskelzelle an ATP ist sehr beschränkt und reicht nur etwa für eine bis drei Muskelkontraktionen. Daher muss der Organismus ständig ATP wiederherstellen und in die Muskelzelle schaffen. In unserem Körper laufen dabei verschiedene ATP-Resynthesevorgänge parallel ab. Die Höhe der körperlichen Beanspruchung bestimmt dabei, welche Energiebereitstellungsvorgänge in der Muskulatur die Führung übernehmen. Stellen wir uns vor, Sie starten bei einem 100-Meter-Sprint. Für die ersten explosiven Schritte aus dem Startblock heraus reicht das ATP aus Ihren Muskelzellen. Damit Sie weiter beschleunigen können, sorgt ein Stoffwechselprozess, in den Kreatinphosphat eingebunden ist, um aus ADP wieder ATP zu machen. Das Kreatinphosphatdepot reicht kurzzeitig allerdings auch nur für wenige Sekunden. Darum übernimmt nach vier bis sechs Sekunden in Ihrer Beinmuskulatur der Abbau von Kohlenhydraten die Führung. Bei hoher körperlicher Anstrengung werden dabei die Kohlenhydrate überwiegend anaerob abgebaut, also ohne Verwendung von Sauerstoff. So werden Sie bei Ihrem Sprint nach etwa 30 bis 40 Metern überwiegend anaerob unterwegs sein. Dauert die körperliche Beanspruchung an, dann schaltet sich bei ausreichendem Sauerstoffangebot zunehmend der aerobe Stoffwechsel hinzu. Unter Verwendung von Sauerstoff werden bei hoher Intensität dabei überwiegend Kohlenhydrate verbrannt, bei niederen Intensitäten und länger andauernden Beanspruchungen überwiegend Fette. Kommen Sie an die 100-Meter-Marke und entscheiden sich dann spontan weiterzurennen, wird Ihre Laufgeschwindigkeit auf den nächsten tausend Metern immer geringer werden, da metabolische Abfallprodukte der anaeroben ATP-Wiederherstellung Ihre Muskulatur zunehmend übersäuern und die Kontraktionsvorgänge stören. Der Schmerz in der Beinmuskulatur zwingt Sie, Ihr Tempo zu reduzieren. Sind Sie nach einigen Minuten Laufen auf der Bahn bei einem gleichmäßigen Lauftempo angekommen, können Sie davon ausgehen, dass die ATP-Resynthese in Ihren Beinen nun überwiegend aerob abläuft. Da die aerobe ATP-Bildungsrate deutlich niedriger ist als beim anaeroben Stoffwechsel, wird Ihr Lauftempo auch geringer sein als bei den ersten 300 Metern.

Der aerobe Stoffwechselvorgang dominiert also bei körperlicher Beanspruchung von längerer Dauer, wie beispielsweise bei einem 3000-Meter-Lauf. Die Energiebereitstellung geht dabei unter Verwendung von Kohlenhydraten in Verbindung mit Sauerstoff vonstatten. Regelmäßiges aerobes Training, wie beispielsweise ein halbstündiger Dauerlauf, steigert kurz- und langfristig die geistigen Leistungen. Wissenschaftler der Universität von Taiwan haben 2016 die akuten Effekte aerober Beanspruchung auf die Arbeitsgedächtnisleistung, kognitive Flexibilität und BDNF-Levels bei 60 jüngeren Erwachsenen im Alter zwischen 18 und 28 Jahren untersucht. Dabei teilten die Forscher die Interventionsgruppe anhand deren maximaler Sauerstoffaufnahme in fitte und unfitte Sportler auf. Dabei zeigte sich, dass die Probanden der beiden Bewegungsgruppen ihre exekutiven Funktionen und BDNF-Spiegel deutlich steigerten, jedoch die fitteren Probanden die größeren Effekte erzielten. Starten Sie nun mit regelmäßigem Jogging, dann sind in den ersten Wochen zunächst geringere Effekte auf Ihre geistigen Leistungen zu erwarten, die sich mit zunehmenden Trainingsfortschritt vergrößern sollten. Aber die Effekte werden eintreten, insbesondere wenn Sie intensiv trainieren. Beanspruchten sich hundert gesunde Erwachsene zwischen 20 und 67 Jahren viermal in der Woche aerob, dann konnte schon nach einem halben Jahr eine signifikante Erhöhung der Dichte im Kortex und eine deutliche Steigerung der exekutiven Funktionen beobachtet werden, wie das Team von Medizinern um Yaakov Stern von der Colombia University in New York berichtet.

Was bringt die Effekte? – Krafttraining

Ist die aerobe Beanspruchung also der Königsweg? Bei dynamischer Muskelarbeit hoher Intensität kommt der anaerobe

Stoffwechsel zum Tragen, das heißt, wenn die Muskeln kurzzeitig einen sehr hohen Energieumsatz benötigen, wie etwa bei einem 400-Meter-Lauf oder bei einer längeren Serie von Liegestützen oder Klimmzügen. Der anaerobe Stoffwechsel führt im belasteten Muskel schnell zu einer Übersäuerung des Zellmilieus, was die Leistungsfähigkeit des Muskels beeinträchtigt. Die Übersäuerung aktiviert unsere Schmerzrezeptoren im Muskel, weshalb wir zum Beispiel ein Brennen in den Beinen spüren, wenn wir eine halbe Minute mit maximalem Tempo sprinten. An der University of Auckland in Neuseeland wurden 318 Kinder zwischen 7 und 13 Jahren zufällig einem von zwei sechswöchigen Beschäftigungsprogrammen zugeordnet. Die erste Gruppe musste über diese sechs Wochen ein hochintensives, anaerob orientiertes Training absolvieren, während die andere Gruppe in derselben Zeit Rätsel löste und Videospiele spielte. Vor und nach der Intervention wurde bei allen Teilnehmern die Leistung der exekutiven Funktionen erhoben. Das Ergebnis überrascht Sie sicherlich nicht: Die anaerob Trainierenden zeigten im Gruppenvergleich eine deutlich größere Steigung ihrer exekutiven Funktionen. Besonders starke Verbesserungen zeigte das Arbeitsgedächtnis der sportlich hochintensiv trainierenden Kinder. Bei Erwachsenen zwischen 20 und 40 Jahren förderte ein anaerobes Training im Vergleich zu einem aeroben Training noch stärker die Inhibition und die Verbesserung der Reaktionszeiten bei Auswahlaufgaben, wie 2019 eine Studie der Universität Oldenburg zeigte.

Hochintensives anaerobes Training fördert die exekutiven Funktionen. Bei solchen hoch beanspruchenden Trainingsformen werden in der Regel auch die Kraftfähigkeiten angesprochen. So stellt sich an dieser Stelle die Frage, ob auch isoliertes Krafttraining einen Effekt auf die geistigen Leistungen besitzt. Wenn man die jüngsten Studien über Seniorinnen und Senioren betrachtet, dann gilt ganz klar: Auch Krafttraining macht schlau! Zunächst waren es japanische Forscher des National Institute of Fitness and Sports in Kanoya, die 2012 an älteren Erwachsenen zeigten, dass eine erhöhte Leistung der Kniemuskulatur mit einer erhöhten geistigen Leistung in Zusammenhang steht. Daraufhin steigerten brasilianische Wissenschaftler die kognitiven Leistungen älterer Damen, indem sie diese ein altersgerechtes Krafttraining absolvieren ließen. Emily Frith und Paul Loprinzi von der University of Mississippi analysierten die Daten von über 1500 älteren Erwachsenen hinsichtlich deren exekutiven Funktionen und deren Kraftfähigkeiten der Beinmuskulatur. Auch hier zeigte sich, dass ein Mehr an Muskelkraft ein Mehr an geistiger Leistung bedeutet.

Für ältere Erwachsene reicht es schon, einmal in der Woche ein moderates Krafttraining zu absolvieren, um die geistigen Leistungen zu erhalten, wie kanadische Wissenschaftler zeigen konnten. Die Forscher begleiteten über ein Jahr lang 64 Seniorinnen aus Vancouver, die zufällig jeweils einer von drei Trainingsgruppen zugeteilt wurden. Zwei Trainingsgruppen absolvierten über ein ganzes Jahr entweder einmal oder zweimal pro Woche ein altersgerechtes Krafttraining. Eine dritte Gruppe musste zweimal pro Woche Gleichgewichts- und Haltungstraining durchführen. Beide Krafttrainingsgruppen zeigten deutlich größere Verbesserungen in den exekutiven Funktionen als die dritte Gruppe.

Allerdings erzielt vermutlich ein mehrmals in der Woche durchgeführtes Krafttraining bessere Effekte, wie eine Zusammenschau aller aktuellen Studien im Jahre 2018 ergab: Die Autoren analysierten die zwölf jüngsten Studien über die Effekte eines moderaten Krafttrainings auf kognitive Leistungen von älteren Erwachsenen mit und ohne milde kognitive Beeinträchtigungen. Sie kommen zu dem Schluss, dass moderates Krafttraining in jedem Fall positive Effekte auf die kognitiven Leistungen besitze, jedoch ein dreimaliges Training pro Woche einem zweimaligen überlegen sei.

Das Forschungsinteresse in diesem Bereich gilt insbesondere den älteren Erwachsenen. Über die Effekte eines Krafttrainings auf die geistigen Leistungen von jüngeren Menschen liegen bisher nur zwei Studien vor – einmal aus Kanada und einmal aus Taiwan. Beide untersuchten jeweils nur die akute, also sofortige Wirkung auf die exekutiven Funktionen. Der positive akute Effekt direkt im Anschluss an das Training zeigte sich bei beiden Studien – dabei wurde eine Steigerung der exekutiven Funktionen bis zu 40 Minuten nach dem Beenden der letzten Übung beobachtet.

Der Psychologe Peter Gollwitzer und seine Mitarbeiter an der Universität Konstanz beobachteten bei Probanden, die eine statische Kraftausdauerleistung bis zur Erschöpfung vollbringen mussten, hohe Aktivität in den dorsalen und ventralen Bereichen des PFCs, dem bei den exekutiven Funktionen die tragende Rolle zukommt. Muskelaufbautraining umfasst in der Regel eine dynamische Muskelarbeit, die in mehreren Serien bis zur lokalen Erschöpfung der Muskulatur durchgeführt wird. Die Durchführung eines solchen Trainings wird hohe Anforderungen an die Selbstregulation des Trainierenden stellen, der ja trotz Schmerzen in seiner aktivierten Muskulatur diese weiter maximal beansprucht. So ist ein intensiv betriebenes Krafttraining bis zur muskulären Erschöpfung möglicherweise gleichzeitig auch ein Training der Selbstregulation und Inhibition sowie ein Dauerfeuer für die präfrontalen Nervenzellen. Diese Perspektive lässt die oben beschriebenen positiven Effekte von Krafttraining auf die kognitiven Leistungen bei älteren Erwachsenen plausibel erscheinen und verweist darauf, dass auch ein intensives Krafttraining, wie es beispielsweise Fitness-Sportler im Studio oder an Powerracks im Hobbykeller betreiben, für die Gehirngesundheit förderlich sein kann.

Was bringt die Effekte? – Koordinationstraining

Beides, Ausdauertraining und Krafttraining, werden Ihren Geist fit machen – kurzzeitig und langfristig. Und es geht noch weiter: Auch motorische bzw. koordinative Beanspruchungen steigern Ihre kognitiven Fähigkeiten. Australische Wissenschaftler analysierten 2017 die bis dahin 36 vorhandenen Studien über die kognitiven Effekte allgemeiner körperlicher Aktivität bei Menschen über 50 Jahren. Dabei zeigte sich, dass neben einer aeroben körperlichen Beanspruchung und moderatem Krafttraining auch ein vielseitiges motorisches Training die geistigen Leistungen fördert. 2019 veröffentlichten kanadische Wissenschaftler der Université de Montreal eine Studie, bei der sie positive Effekte unterschiedlicher Trainingsprogramme auf die kognitive Leistung und die BDNF-Spiegel untersuchten. Über acht Wochen mussten 47 Senioren zwischen 60 und 75 Jahren dreimal pro Woche eines von drei Trainingsprogrammen erfüllen: Die erste Gruppe durfte eine Stunde lang ein hoch intensives aerobes Training kombiniert mit einem Krafttraining der unteren Extremitäten durchführen. Die zweite Gruppe absolvierte ein hoch intensives aerobes Training kombiniert mit einem Krafttraining der oberen Extremitäten, während das dritte Team bei einem vielseitigen Körpertraining schwitzte, das auch Stretching sowie Koordinations-, Beweglichkeits- und Geschicklichkeitstraining umfasste. Alle drei Trainingsprogramme steigerten die kognitiven Fähigkeiten und BD-NF-Levels der Probanden. Die höchsten BDNF-Levels wurden in derjenigen Trainingsgruppe nachgewiesen, die das vielseitige Trainingsprogramm durchführte. In dieser Hinsicht erscheint es also sinnvoll, neben Ausdauer- und Kraftbeanspruchungen auch motorische Herausforderungen zu suchen und sich sportlichen Bewegungsformen zu widmen, die hohe koordinative Anforderungen stellen. Es gilt also, sportlich vielseitig unterwegs zu sein!

Was bringt die Effekte? – Schnelligkeitstraining

Für eine Zusammenschau der Effekte eines Trainings sportlicher Fähigkeiten auf die geistigen Leistungen fehlen uns nun nur noch das Schnelligkeits- und das Beweglichkeitstraining. 2017 konnte an Ratten gezeigt werden, dass ein Schnelligkeitstraining bei den Tieren zu sehr hohen BDNF-Ausschüttungen führte. Die kleinen Nager mussten in Laboren der iranischen University of Bojnord in einem motorbetriebenen Laufrad über sechs Wochen fast täglich entweder Sprints durchführen oder ein ausdauerorientiertes Lauftraining absolvieren. Beide Bewegungsformen führten zu gesteigerten BDNF-Spiegeln und zu einer Verminderung der Furchtreaktionen, wobei das Speedy-Gonzales-Training zu den größeren Effekten führte. Britische Wissenschaftler beobachteten 2016 nach Sprint-Trainingseinheiten gesteigerte inhibitorische Fähigkeiten, während andere Komponenten exekutiver Funktionen wie beispielsweise das visuelle, räumliche Gedächtnis unbeeinflusst blieben. An der US-amerikanischen Duke University in Durham mussten 904 Probanden, die 1972 oder 1973 geboren waren, sich einer umfangreichen Untersuchung unterziehen, die unter anderem die maximale Sprintgeschwindigkeit, die normale Ganggeschwindigkeit sowie die geistige Fitness erfasste. Es zeigte sich ein positiver Zusammenhang zwischen der Sprintschnelligkeit und der geistigen Leistung. Je höher die Höchstgeschwindigkeit der Probanden war, desto besser schnitten sie in den Tests zur geistigen Leistung ab. Auch die Ganggeschwindigkeit korrelierte positiv mit der kognitiven Fitness. Dies sind keine Nachweise dafür, dass ein Schnelligkeitstraining beim Menschen zu verbesserten geistigen Leistungen führen wird. Jedoch lassen diese Indizien den vorsichtigen Schluss zu, dass es für Ihre geistigen Fähigkeiten nicht verkehrt ist, die Bewegungsschnelligkeit im sportlichen Training zu berücksichtigen.

Beweglichkeitstraining zeigte in vielen Studien keine Effekte auf die geistigen Leistungen – weder akut noch langfristig. Allerdings fand eine japanische Studie 2019 akute Effekte von Dehnübungen auf die exekutiven Funktionen bei sportlich inaktiven Menschen. Indische Wissenschaftler beobachteten positive Effekte eines regelmäßig betriebenen Beweglichkeits- und Entspannungstrainings auf die kognitive Flexibilität. Allerdings konnten die Effekte in einer Folgestudie nicht bestätigt werden.

Was bringt die Effekte? – Fazit

Ziehen wir ein Fazit: Das Übergewicht der vielfältigen Ergebnisse hinsichtlich der positiven Effekte des aeroben Trainings auf die kognitiven Leistungen ist dem Untersuchungsinteresse und den Untersuchungsmethoden geschuldet. Krafttraining und technisch orientiertes Training besitzen ebenfalls nachweislich positive Effekte auf den Geist. Nach der aktuellen Indizienlage kann man auch von einem Training der Bewegungsschnelligkeit kognitive Leistungssteigerungen erwarten. Bei allen Trainingsformen erscheint die Regelmäßigkeit des Trainings für die positiven Effekte besonders bedeutsam. Im Tennis, Fußball, Handball, Volleyball, Basketball oder Hockey werden Sie sprinten, Aktionen möglichst schnell oder präzise ausführen, sich über einen längeren Zeitraum intensiv bewegen, mit hohen Krafteinsätzen das Spielgerät beschleunigen oder einen Gegner von diesem Fernhalten und aufmerksam dem Spielgeschehen folgen. Da sehr viele Sportarten nicht nur eine, sondern mehrere der motorischen Fähigkeiten Ausdauer, Kraft, Schnelligkeit und Koordination zugleich ansprechen, wird Ihre geistige Leistungsfähigkeit auf jeden Fall profitieren, wenn Sie auf dem Tennis- oder Fußballplatz Bälle jagen oder in der Sporthalle schwitzen. Im Fitnessstudio, an Outdoor-Fitness-Anlagen oder auf geeigneten Spielplätzen wird Ihr Training Ihren Geist beflügeln, wenn Sie sich dort regelmäßig austoben – und am besten dorthin mit dem Rad fahren oder joggen. Sind Sie ein absoluter Bewegungsmuffel, können schon Dehnübungen Ihre geistige Leistung ankurbeln.

Die Ratte auf dem Skateboard

Sportliche Betätigungen, bei denen komplexe Bewegungstechniken im Vordergrund stehen, wie beispielsweise Geräteturnen, Judo, Skateboardfahren oder Ski-Freestyle, fanden bisher keinen Eingang in die neuropsychologischen Labore. Bei meinen eigenen Untersuchungen am Bildungszentrum Weissacher Tal mit Schülerinnen und Schülern der sechsten und siebten Klasse zeigten sich nach 15 Minuten Trampolinturnen akute Verbesserungen der exekutiven Funktionen. Allerdings wies das Studiendesign einige methodische Mängel auf, weshalb die Aussagekraft der Ergebnisse als gering einzuordnen ist. Um trotz eines Fokus der aktuellen Humanstudien auf Krafttraining, aerobes Training und ältere Erwachsene noch weitere Empfehlungen für Ihr Training zu gewinnen, können wir auch auf die Ergebnisse von Tierversuchen zurückgreifen. Sehen wir uns deshalb noch einmal an, was in den Laborkäfigen die Neurone und Synapsen der Nager sprießen ließ. Es erforderte bei den Nagetieren neben dem freiwilligen Bewegen den Zugang zu Spielsachen und Spielkameraden. Wenn sich Labortiere intensiv körperlich bewegten und dabei gleichzeitig eine anregende Umgebung vorfanden, konnte man einen größeren Zuwachs an neuen Neuronen und eine größere Lernleistung beobachten als bei den Tieren, die sich nur bewegten oder nur Zugang zu einer anregenden Umgebung hatten. Die Vermutung liegt nahe, dass eine Kombination von körperlicher Tätigkeit und der expliziten Förderung exekutiver Funktionen durch kognitive Aufgaben eine Effektpotenzierung erzielt.

2012 verordneten die kanadischen Forscher Kristopher

Langdon und Dale Corbett Ratten eine solche Kombination. Die Nager bekamen täglich zwei Stunden Zugang zu Laufrädern und ein tägliches Arbeitsgedächtnistraining in einem Labyrinth. Zwei andere Gruppen von Nagern durften sich nur im Laufrad austoben oder nur am Arbeitsgedächtnistraining teilnehmen. Die Datenauswertung ergab, dass alle drei Gruppen ihre Arbeitsgedächtnisleistung erhöhen konnten, aber die Kombination aus motorischer Beanspruchung und kognitivem Training mit Abstand zur größten Steigerung führte. 2013 konnten US-Forscher um Louis Matzel mit einem ähnlichen Studiendesign zeigen, dass das kombinierte motorisch-kognitive Training bei Tieren nicht nur die größten Effekte auf das Arbeitsgedächtnis und den Lernerfolg hatte, sondern auch, dass die Effekte dieser Kombination auf das Arbeitsgedächtnis größer waren als die addierten Effekte der nur motorisch oder nur kognitiv trainierenden Gruppen.

Wie wir gesehen haben, konnten nicht nur körperliche Aktivität, sondern auch computerbasierte Trainingsprogramme die exekutiven Funktionen steigern. Die Ergebnisse der Tierstudien lassen vermuten, dass eine Kombination von beidem sich darum auch beim Menschen als effektiv erweisen sollte. Und tatsächlich konnten jüngst die potenzierenden Effekte einer Kombination kognitiver und motorischer Anforderungen auf die exekutiven Funktionen von älteren Erwachsenen nachgewiesen werden.

Eine zusammenfassende Betrachtung bisheriger Studien verweist darauf, dass eine dem kognitiven Training vorhergehende Bewegungseinheit starke Effekte herbeiführt, während nur geringe Effekte auf die exekutiven Funktionen zu beobachten sind, wenn die kognitive Phase der Bewegung vorgeschaltet wird. Dies entspricht der Vorstellung, dass körperliche Aktivität die Neuroplastizität generell steigert und die anschließende geistige Tätigkeit auf ein erhöhtes Anpassungspotenzial trifft und dadurch vergleichsweise starke Anpassungsvorgänge provoziert.

Die Kombination aus einer Herausforderung sowohl für den Geist als auch für den Körper besitzt eine größere positive Wirkung auf unser Gehirn als die Effekte aus einer rein geistigen Tätigkeit und einer rein körperlichen Aktivität zusammengerechnet. An der University of Minnesota wurde 2018 eine Kombination von kognitivem und aerobem Training erfolgreich eingesetzt, um die leichten kognitiven Beeinträchtigungen von älteren Menschen zu vermindern und den hierbei auftretenden Dichteverlust im Gehirngewebe zu bremsen.

Bei genauer Betrachtung erfordern die meisten sportlichen Tätigkeiten nicht nur eine körperliche Beanspruchung, sondern basieren mehr oder weniger auch immer auf geistigen Leistungen. Im Sport ist man mit vielfältigen Situationen konfrontiert, deren Bewältigung die exekutiven Funktionen direkt einfordern. Der schnelle Wechsel von Verteidigung auf Angriff, das Erkennen eines gegnerischen Spielzugs und die Auswahl der geeigneten Gegenaktion, die Abfolge einer Bewegungssequenz oder eines Spielzugs im Geiste zu behalten, die Kontrolle der eigenen Emotionen in Drucksituationen, die ganze Aufmerksamkeit auf das Verhalten des Gegners, des Balls oder die Bewegungen des eigenen Körpers zu richten, den Griff am Reck trotz Schmerzen in der Hand zu halten, das Gewehr beim Biathlon, die Pistole oder den Bogen beim Schießsport möglichst ruhig zu halten, Unebenheiten in der Buckelpiste mit den Skiern gegenzuhalten und auszugleichen, dabei gleichzeitig die optimale Fahrlinie anzuvisieren – all das sind Situationen, die augenscheinlich die exekutiven Funktionen fordern. Solche Situationen kommen im Sport in einer großen Häufigkeit vor, sodass Sportlerinnen und Sportler ihre exekutiven Funktionen in Tausenden von Momenten trainieren und stärken können. Diese unvermittelte Eingebundenheit der exekutiven Funktionen im Sport ist vermutlich die Ursache dafür, dass, wie später ausführlich beschrieben, Sportler mit besseren exekutiven Funktionen erfolgreicher sind und gleichzeitig der Sport die exekutiven Funktionen unverhältnismäßig stark fördert.

Das Erlernen sportmotorischer Bewegungen geht in den meisten Fällen nicht ohne Konzentration, Selbstregulation und Inhibitionsvorgänge vonstatten und bedarf einer hohen Verarbeitungstiefe. Es ist ein Wechselspiel zwischen Bewegungserfolgen, die Motivation für die Übungsphasen liefern, und einer hohen Aufmerksamkeit in der Bewegungsvorbereitung und -ausführung. Es wird unseren Geist ständig fordern und fördern.

Bei Sportarten wie Geräteturnen, Skateboardfahren, Taekwondo, Karate, Judo, Ballett oder Mountainbiken auf engen Pfaden geht es um das ständige Erlernen und Optimieren neuer Bewegungen bei hohen koordinativen und geistigen Anforderungen. Dazu sind viele komplexe Sportarten kombiniert mit aeroben Ausdauerphasen, die in Laborversuchen insbesondere das Arbeitsgedächtnis befeuerten. Kampfsportarten haben aufgrund ihrer traditionellen Trainingsrituale, die häufige Wechsel zwischen Phasen heftigster körperlicher Aktivität und Phasen absoluter Stille und der Besinnung bieten, sicherlich besonders starke Effekte auf die Selbstregulation.

Kognitive Aufsetzer – Turbo fürs Gehirn

Noch vor Veröffentlichung der eindrucksvollen Ergebnisse über die Effektivität motorisch-kognitiv kombinierten Trainings auf die geistigen Leistungen entwickelte ich zusammen mit Sabine Kubesch, heute am Institut Bildung Plus in Heidelberg, Laura Walk vom Zentrum für Neurowissenschaften und Lernen (ZNL) in Ulm und Armin Emrich, ehemaliger Damen-Nationalmannschaftstrainer im Handball und heute Fachleiter für Sport am Oberschulamt Freiburg, vor einigen Jahren einige Spiel- und Übungsformen, die die förderlichen Effekte von Sport auf die exekutiven Funktionen potenzieren sollten, indem in die Bewegungen und Spielformen zusätzliche kognitive Aufgaben implementiert wurden, das kognitive Training in das motorische also direkt eingebunden wurde. Dabei sollte die erfolgreiche Bewältigung der kognitiven Aufgaben Anforderungen an das Arbeitsgedächtnis, die Inhibition, die kognitive Flexibilität und insgesamt an die Selbstregulation stellen.

Unser damaliges Vorhaben zielte auf den Sportunterricht an Schulen. Der Ansatz lässt sich jedoch in jeden Sport und jedes Training integrieren. Ich nenne dieses Vorgehen »Training mit kognitiven Aufsetzern«. Hierbei werden in Phasen körperlicher Beanspruchung kognitive Zusatzaufgaben als Teil der Übung integriert. Ziel ist es, dass der Spaß beim Spiel erhalten bleibt, aber die exekutiven Funktionen explizit trainiert werden. Viele traditionelle Spiel- und Übungsformen lassen sich auf diese Weise erweitern.

Nehmen wir als Beispiel ein einfaches Ballspiel, wie das Kicken auf zwei Kastenteile als Tore, was im Training vieler Hallensportarten gerne zwischendurch gespielt wird und bei Schülern sehr beliebt ist. Spielt man dabei mit wechselnden Teams auf mehreren Feldern parallel, bietet sich Memory-Ball an: Dasjenige Team, das ein Tor erzielt, darf zwei Karten in einem Memory-Spiel (vor anfliegenden Bällen gesichert durch Kasten oder Matten) umlegen. Die Mannschaft mit dem höchsten Stapel am Ende des Memory-Spiels gewinnt. Während des Spiels müssen die Teilnehmer die Positionen der jeweils schon aufgedeckten Memorykarten im Gedächtnis behalten, um erfolgreich zu sein. Genauso lassen sich beim Kicken auch neue Signale integrieren, die mit bestimmten Verhaltensweisen und Regeln verbunden werden. Als Auslöser können akustische Signale von außen dienen, wie ein Pfiff des Trainers oder der Trainerin oder ein Signalwort in einer Geschichte, die parallel zum Spiel vorgelesen wird. Visuelle Reize, wie etwa Handzeichen, haben den zusätzlichen Effekt, dass sich die Blicksteuerung vom Spielgerät lösen muss. Auslöser können aber auch Zeichen sein, die aus dem Spiel selbst entstehen, etwa dass der Ball durch einen Fehlpass verloren geht oder ein bestimmter Mitspieler angespielt wird. Die neuen Regeln können sein, dass beide Mannschaften plötzlich aufs jeweils andere Tor spielen, von Fuß- auf Handball wechseln müssen, nur noch Mitspieler mit dem Buchstaben e im Namen angespielt werden dürfen, kein Spieler sprechen darf oder jeweils nur zwei Kontakte mit dem Spielgerät erlaubt sind. Die Sportlerinnen und Sportler müssen also während des Rennens, Freilaufens, Anbietens, Ausweichens oder Passens zusätzlich die Regelzuordnungen im Gedächtnis behalten – und das bei lautem Geschrei der Mit- und Gegenspielerinnen und -spieler. Dadurch werden das Arbeitsgedächtnis und die Selbstregulation zusätzlich gefördert. Erfolgt das Wechselsignal, müssen sie ihr gewohntes Verhalten hemmen und sich an die neuen Gegebenheiten anpassen. Dadurch werden Inhibition und kognitive Flexibilität fokussiert geschult. Kommen die Sportler nach einer gewissen Spielzeit mit den neuen Regeln zurecht, sollten diese verändert oder sogar umgekehrt werden, um die aufkommende Routine erneut zu brechen.

Im Sportunterricht oder Jugendtraining kann man auch die Informationen auf Sammelkarten, beispielsweise von Fußballern zum Arbeitsgedächtnistraining einsetzen. Gegebenenfalls fügt man den Angaben auf den Kärtchen noch einige Zusatzinformationen hinzu, wie Schussbein, 100-Meter-Sprintzeit, Schuhgröße und Geburtsdatum. Wenn zwei Mannschaften gegeneinander spielen, benötigt man zwei identische Kartensätze. Jeder Spieler darf vor dem Spiel eine Karte ziehen (zuvor entsprechend der Anzahl der Spieler aus allen Karten zwei identische Kartensätze zusammenstellen) und muss sich innerhalb einer Minute die Daten einprägen. Dann spielt man kurze Runden, wobei die Karteninformationen über die jeweiligen Mannschaftszusammenstellungen entscheiden. Ein Spielleiter bestimmt die relevanten Informationen: »Alle Spieler mit Schuhgröße über 11,5 spielen gegen alle mit Schuhgröße unter 10.« Wer sich an die entsprechenden Daten seiner Karte nicht mehr erinnern kann, muss vor seinem Spieleinsatz eine Strafrunde absolvieren, und seine Mannschaft muss für kurze Zeit in Unterzahl antreten. Nach Tor- oder Korberfolg oder spätestens nach zwei Minuten wird der nächste Spieldurchgang angesetzt und das nächste Kriterium entscheidet, wer einen Spieleinsatz bekommt. Neben dem Arbeitsgedächtnis werden hierbei auch die Selbstregulation und Inhibition gefördert, da die Spieler bei jedem neuen Rundenstart leise sein müssen, um die vom Spielleiter genannten relevanten Items zu verstehen.

Horst Lutz, der Begründer von Life Kinetik, einem speziellen Bewegungstraining, das die kognitive Leistung und das Wohlbefinden steigern soll, verwendet bei Einführungen in sein Konzept gerne folgendes Beispiel, das in diesem Kontext gut passt: Partnerweise spielt man sich mit der Hand oder dem Fuß Bälle zu. Mit jedem Zuspiel nennt der Passgeber entweder ein Obst oder ein Gemüse. »Gemüse« bedeutet, dass der Partner seinen Rückpass mit der linken Hand oder dem linken Fuß spielen muss, bei »Obst« mit rechts. Dabei benennt dieser wieder eine Obst- oder eine Gemüseart für den Mitspieler. Ziel ist es, eine flüssige Abfolge von Pässen zu spielen. Im folgenden Durchgang werden Haushaltsgeräte und Automarken den Wurf- und Schussseiten zugeordnet. Die nächste Schwierigkeitsstufe stellt die Kombination aus beidem dar. Ruft der Partner mit seinem Pass beispielsweise »Apfel« oder »Mercedes«, dann muss der Ballannehmende mit rechts zurückpassen, bei »Gurke« oder »Rührgerät« mit links.

Ein prototypisches Beispiel einer einfach durchzuführenden Kombination von kognitiven Anforderungen und intensiver körperlicher Belastung stellt folgendes Fangspiel dar, das auf der Spielform »Hase und Kohl« gründet und sich in das Training verschiedener Sportarten integrieren lässt, zum Beispiel als Teil des Aufwärmprogramms. Das Spiel ist für Gruppen zwischen 10 und 30 Personen geeignet. Bei »Hase und Kohl« werden aus der Gruppe ein Jäger und ein Hase bestimmt. Der Rest der Mannschaft verteilt sich im Feld und geht in die Hocke oder setzt sich auf den Boden. Diese Spieler sind die »Kohlköpfe«. Der Jäger versucht nun, den Hasen zu fangen. Der Hase kann entkommen, indem er sich neben einen Kohlkopf setzt. Der Kohl steht auf und wird zum Jäger, der Jäger wird zum Hasen und muss nun selbst weglaufen. Fängt der Jäger den Hasen, bevor sich dieser hinsetzt, wechseln die Rollen. Können Sie das Spiel mit Ihrer Mannschaft am Laufen halten, dann verteilen Sie gleich viele grüne, blaue und rote Bänder unter Ihren Mitspielern. Ab jetzt müssen die »Kohlköpfe« beim Aufstehen entscheiden, ob sie zum Jäger oder zum Fänger werden: Die blauen Haie (Bandfarbe Blau) jagen die grünen Frösche (Bandfarbe Grün), die Frösche jagen die roten Ameisen (Bandfarbe Rot) und die Ameisen jagen die Haie. Bei Farbengleichheit gelten die ursprünglichen Regeln: Wer aufsteht, wird zum Jäger. Die den Farben zugeordneten Tierbezeichnungen sind auf das Kinder- und Jugendtraining bezogen und können auch weggelassen werden.

Nun kommen wir zum eigentlichen Spiel. Der Jäger und der Fänger vergleichen nun schnell ihre Farben. Blau wird zum Jäger von Grün, Grün wird zum Jäger von Rot und Rot wird zum Jäger von Blau. Bei Farbengleichheit gelten die ursprünglichen Regeln: Wer sich ausklinkt, wird zum Jäger. Funktioniert auch diese Form des Spiels, ändern sich auf ein Zeichen des Spielleiters hin die Regeln: Der Frosch jagt den Hai (Grün fängt Blau), der Hai schluckt die Ameise (Blau fängt Rot) und die Ameise beißt nun den Frosch (Rot fängt Grün). Sie können häufige Wechsel der Fangreihenfolgen hinzunehmen, indem Sie den Regeländerungen verschiedene Signale zuordnen. Beispielsweise durch einen Pfiff oder dadurch, dass jemand mit einem roten Oberteil zu seinem Einsatz kommt. In der ursprünglichen Form des Spiels haben die Spielerinnen und Spieler als »Kohlköpfe« immer wieder eine Verschnaufpause. Sie können die körperliche Beanspruchung erhöhen, indem sich alle Spielerinnen und Spieler paarweise einhaken und sich so zügig durch die Halle oder über das Feld bewegen. Der Gejagte kann sich retten, indem er sich bei einem Paar einhakt. Jetzt muss sich der Mitspieler auf der anderen Seite lösen. Im Handball-, Basketball- oder Fußballtraining ist es empfehlenswert, dass sich die Spielerinnen und Spieler hierbei mit Ball bewegen. Handballer beispielsweise müssen versuchen, während des Bewegens einen Handball innerhalb der Mannschaft flüssig zu passen. Wer einen Fehlpass spielt, wird zum Jäger.

Spiel- und Übungsformen, die Spaß bereiten, intensive körperliche Aktivität erfordern und in denen sich Spielregeln auf unterschiedliche Zeichen hin ändern oder Ihre Spieleinsätze von bestimmten Ereignissen und Daten abhängen, die Sie sich merken müssen, werden Ihren Geist in besonderem Maße fördern. Überlegen Sie sich Möglichkeiten, in denen Sie bei Ihren Lieblingsübungsformen solche kognitiven Aufsetzer einbinden können.

Aerobe Tätigkeiten – bitte einiges nicht beachten

Wie oben dargestellt, besitzen aerobe Ausdauerbeanspruchungen akut und langfristig starke positive Effekte auf die geistigen Leistungen. Nach etwa zehn Minuten kontinuierlicher Aktivität eines großen Anteils Ihrer Muskulatur befinden Sie sich im aeroben Bereich, was beispielsweise beim Laufen, Radfahren, Rudern, Schwimmen oder Skilanglauf dafür sorgt, dass sich Ihre Atmung beschleunigt. Auch Handball, Fußball, Basketball oder Ultimate Frisbee belasten den Körper in vielen Phasen der Spiele aerob. Sie bewegen sich im überwiegend aeroben Stoffwechselgeschehen, wenn Sie etwa 55 bis 75 Prozent Ihrer maximalen Herzfrequenz beanspruchen. Höhere körperliche Beanspruchungen zwingen Sie in den überwiegend anaeroben Stoffwechsel. Die maximale Herzfrequenz lässt sich grob nach der Formel »220 minus Lebensalter« berechnen. Sind Sie beispielsweise 43 Jahre alt, dann beträgt Ihre maximale Herzfrequenz etwa 177 Schläge pro Minute. Damit bewegen Sie sich überwiegend aerob, wenn Sie sich in Pulsbereichen zwischen 85 und 133 Schlägen pro Minute befinden.

Ob Sie sich momentan aerob beanspruchen, können Sie anhand Ihrer Herzfrequenz und damit Ihres Pulses überprüfen. Diesen können Sie gut an der Halsschlagader oder an der Innenseite des Handgelenks knapp unterhalb der Handgelenkfurche durch Fingerauflegen fühlen. Zählen Sie über einen Zeitraum von 15 Sekunden die Anzahl der Schläge. Diese mal vier verrät Ihnen den aktuellen Stand Ihrer Herzfrequenz.

Eine gängige Empfehlung für das Ausdauertraining ist das Verwenden einer Pulsuhr. Sie können dabei am Handgelenk jederzeit Ihre momentane Herzfrequenz ablesen und damit Ihre akute Beanspruchung einschätzen. Mit den handelsüblichen Modellen können Sie Ihren persönlichen Beanspruchungsbereich sogar einprogrammieren. Die Uhr piepst dann, wenn Sie diesen Bereich unter- oder überschreiten. Für viele Sportlerinnen und Sportler ist die Pulsuhr oder die Smartwatch, die eine große Anzahl an Belastungsvariationsprogrammen mit sich führt, ein fester Bestandteil ihres Trainings.

Wir haben gesehen, dass das aerobe Ausdauertraining nur ein Faktor von vielen ist, die Ihren Geist beflügeln. Zudem wurde in den letzten Kapiteln deutlich, dass die Kombination von Bewegung und kognitiven Beanspruchungen sowie im Lichte der Evolution eine Mischung unterschiedlicher Beanspruchungsbereiche für unseren Geist positive Effekte haben wird. Trotzdem sind aerobe Tätigkeiten unverzichtbar, wollen Sie Ihren Geist optimal fördern. Ich empfehle Ihnen unbedingt, mehrmals in der Woche aerobe Tätigkeiten auszuüben. Das gilt allein schon deshalb, weil Sie mit einer guten Grundausdauer viele andere, eventuelle technisch orientierte Bewegungsformen länger durchhalten und sich vor Verletzungen schützen. Starten Sie nun, ergänzend zu anderen sportlichen Tätigkeiten, mit einem Ausdauersport, sollten Sie einige Dinge **nicht** beachten!

Ich habe bereits ausgeführt, dass Ausdauersport Ihren Geist beflügelt und Sie dies nutzen können, um Probleme zu lösen und Ideen entstehen zu lassen. Hierzu ist die weitestgehende Entbundenheit Ihrer Aufmerksamkeit von externen Geschehnissen erforderlich. Konzentrieren Sie sich also nicht darauf, wie Sie Ihr Training optimieren oder wie viele Kalorien Sie bereits verbrannt haben! Auch die Verwendung eines Pulsmessers beim Ausdauersport und das Bestreben, beim Bewegen einen bestimmten Belastungsbereich einzuhalten, können deshalb Probleme mit sich bringen. Wird Ihre Aufmerksamkeit immer wieder auf die Pulsuhr gelenkt und beschäftigt sich Ihr Geist beim Laufen überwiegend damit, Ihre Beanspruchungszone nicht zu verlassen, stehen die Chancen schlecht, Ihren beflügelten Geist für andere Dinge einzusetzen. Möglicherweise leidet dabei auch das Gefühl der Freiwilligkeit, das ja nach allen Indizien ein bedeutender Faktor für die strukturellen Veränderungen in Ihrem Gehirn ist. Im Bestreben, Ihr Training zu optimieren, entgehen Ihnen einige positive Effekte dieser körperlichen Aktivität auf Ihren Geist. Wenn Sie regelmäßig joggen, schwimmen oder Rad fahren, werden Sie feststellen, dass es Tage gibt, an denen Sie die körperliche Aktivität kaum anstrengt und Sie ohne Mühen für eine längere Zeitspanne ein hohes Tempo anlegen können. Genauso gibt es aber Tage, an denen sich die Beine träge anfühlen und Sie sich ständig innerlich antreiben müssen, um überhaupt Ihr persönliches mittleres Tempo halten zu können. Wenn in einem solchen Fall auch noch Ihre Pulsuhr ständig piepst, da Sie es an manchen Stellen gemütlicher angehen, können sich genau der Ärger und die Unzufriedenheit einstellen, die Sie eigentlich gerade rausschwitzen wollten. Die Freiwilligkeit schwindet dahin.

Wenn Sie das Ausdauertraining so packt, dass Sie erfolgreich an Wettkämpfen teilnehmen wollen, dann haben Sie so oder so schon zuvor so viel für Ihren Geist und Körper getan, dass Sie aus einem systematischen Training, das sich an Pulsfrequenzen sowie aeroben und anaeroben Schwellen orientiert, große positive Effekte auf Ihren Geist ziehen werden. Für alle, die in einem Ausdauersport keinen Wettkampf gewinnen wollen, lautet meine Empfehlung daher: Lassen Sie zunächst sämtliches Hintergrundwissen über Beanspruchungsbereiche und das Stoffwechselgeschehen beiseite. Gehen Sie zunächst nicht in ein systematisches Training über. Das soll nicht bedeuten, dass Sie Ihre Anstrengung niedrig halten sollen. Im Gegenteil. Strengen Sie sich an! Joggen zu gehen, den steilen Hang zu bewältigen oder ein hohes Tempo bis zur nächsten Wegabzweigung zu halten, das wird Ihre Selbstregulation und Fitness fördern. Doch sollten innerhalb der aeroben Tätigkeiten auch Phasen stattfinden, in denen es gemütlicher zugeht. In denen die Anstrengung nicht große Teile Ihrer Aufmerksamkeit bindet. Auch ohne eine absolute Optimierung werden die körperlichen Effekte Ihres Fitnessprogramms erstaunlich sein und die Effekte auf Ihren Geist gerade deshalb umso größer.

Wenn Sie bisher noch nicht sportlich aktiv waren, dann ist es am besten, Sie beginnen mit zügigen Spaziergängen und dem Gehen mit oder ohne Stöcke. Versuchen Sie dies jeweils eine halbe Stunde, möglichst jeden zweiten Tag. Sie werden ganz von selbst die Distanz und die Zeit erhöhen. Wenn Sie sich etwas in Form gebracht haben, probieren Sie immer wieder mal, die Belastungsintensität zu erhöhen.

Gehen Sie vom zügigen Spazieren zum langsamen Joggen über. Schaffen Sie es mit der Zeit, sich eine halbe Stunde so zu belasten, dass Sie sich gerade noch unterhalten könnten, dann beginnen Sie, Phasen mit schnellerem Tempo in Ihre aerobe Tätigkeit zu integrieren oder steile Anstiege zu bewältigen. Können Sie sich eine Stunde ausdauernd so beanspruchen, dass eine Unterhaltung gerade nicht mehr möglich wäre, brauchen Sie keine Empfehlungen mehr von mir. Ausdauersport ist zu einem festen Bestandteil Ihres Lebens geworden, Ihr Geist ist beflügelt und Ihr Körper ist fit. Der einzige Nachteil: Sie werden sich unwohl fühlen, wenn Sie sich für eine längere Zeit nicht bewegen können.

Bewegen Sie sich vor allem in der Natur! Dies fördert nachweislich Ihr Denkvermögen und Ihre mentale Gesundheit. 2012 konnte die US-Psychologin Ruth Ann Atchley von der University of Kansas zeigen, dass längere Aufenthalte in der Natur die geistigen Fähigkeiten verbessern. Sechzig Wanderer wurden vor Beginn und nach ihrer viertägigen Tour in der Natur auf ihre kreativen Leistungen getestet. Sie steigerten diese um 50 Prozent. Bei Kindern mit einem Aufmerksamkeitsdefizitsyndrom konnte man zeigen, dass sich die Symptome allein dadurch verbessern, dass die Kinder im Wald spazieren gehen. Ein dänisches Forscherteam der Universität Aarhus zeigte 2019 anhand von Daten von fast einer Million Dänen über Satellitenaufnahmen, dass Kinder, die in grünen Landschaften aufwachsen, im Vergleich zu Kindern, die wenig Zugang zu Grünflächen haben, ein deutlich geringeres Risiko tragen, im späteren Leben eine psychische Erkrankung zu entwickeln. Dabei nimmt das Risiko, im weiteren Lebensverlauf eine psychische Störung zu entwickeln, schrittweise ab, je länger man von Geburt an bis zum Alter von zehn Jahren von Grünflächen umgeben ist. Die Erforschung der Effekte von Natur und besonderen Landschaften auf die menschliche Psyche steckt noch in den

Kinderschuhen. Jedoch erkennt man derzeit, dass besondere Landschaften sowie die Wahrnehmung des Meeres auf unsere Psyche positive Wirkungen haben können.

Die Bewegung an der frischen Luft belebt ganz einfach zusätzlich Ihre Sinne, was Sie nach einiger Zeit nicht mehr missen möchten: Der würzige Geruch einer frisch gemähten Wiese oder das Rascheln des gefallenen Herbstlaubs unter Ihren Schritten kann Ihnen kein Fitnessstudio bieten. Selbst wenn es nur der Stadtpark ist, spüren Sie den kühlen Wind um die Nase wehen oder die Sonne auf der Haut.

Seinen Sport an die frische Luft zu verlegen, ist also kein Nachteil. Klassische Ausdauersportarten sind seit jeher in der Natur beheimatet: Joggen, Radfahren oder Langlaufen betreiben Sie am besten zwischen Wiesen und in den Wäldern oder am Strand!

5. Loslegen – gegen den Schweinehund im Kopf

Motivation im Kopf

Die Couch gegen die Turnhalle, den Sportplatz oder den Waldweg zu tauschen, erfordert Motivation zur Bewegung. Bevor wir mit praktischen Umsetzungsmöglichkeiten starten, sehen wir uns deshalb zunächst an, wie Motivation und Anstrengung in unserem Gehirn eigentlich ablaufen.

In den 1960er-Jahren pflanzte man Ratten kleine Elektroden in den Bereich des Striatums, wo die Reize von dopaminergen Nervenzellen, also Zellen, die bei Aktivität den Botenstoff Dopamin ausschütten, verschaltet werden. Die Elektroden wurden mit einem Schalter verbunden. Die Tiere drückten diesen Schalter immer wieder. Weil sie sich schlichtweg nicht mehr für Nahrung interessierten, starben viele der Tiere.

Vor einigen Jahren konnte dieses Lustzentrum, das den Ratten eine solche Wonne bescherte, dass sie sogar zu fressen vergaßen, beim Menschen verortet werden. Aufgespürt wurde es über einen Vergleich der Gehirnaktivierung von Kokainsüchtigen, die im Scanner liegend abwechselnd ihre Droge oder eine Kochsalzlösung verabreicht bekamen. Es befindet sich im ventralen (bauchseitigen) Striatum, dem Nucleus accumbens. Dieser Lustkern wird von Dopaminneuronen im Mittelhirn in Aktivität versetzt und sendet selbstständig Signale unter anderem in den präfrontalen Kortex (PFC). Im Nucleus accumbens befinden sich viele Dopaminrezeptoren. Werden im Striatum Dopaminmoleküle ausgeschüttet, können diese an Dopaminrezeptoren im Nucleus accumbens andocken und die empfangenden Nervenzellen erregen. Diese Nervenzellen schütten dann Opioide aus und bescheren uns damit ein Glücksgefühl. Spaß und Begeisterung bei einer sportlichen Tätigkeit verweisen darauf, dass viel Dopamin im Spiel ist. Ist es nun dieses schöne Gefühl, das uns motiviert?

Blickt man ins Gehirn, sieht es eher umgekehrt aus. Das schöne Gefühl ist nicht der Antrieb, sondern die Folge. Wie schon im Kapitel »Sport und Sucht« erwähnt, ist hierbei die Unterscheidung zwischen dem »liking« und dem »wanting« wichtig. Unser Gehirn belohnt uns mit einem schönen Gefühl (»liking«), wenn uns etwas unerwartet gut gelingt. Was unser Gehirn anstrebt (»wanting«) ist jedoch, dass wir uns noch einmal diesen unerwartet positiven Geschehnissen aussetzen. Dopamin vermittelt dabei lediglich das »wanting«. Für den Genuss selbst, das »liking«, sind im Gehirn Opioide zuständig. Deren Ausschüttung erfolgt allerdings als Folge einer dopaminergen Aktivität.

Wenn etwas passiert, was das Gehirn als »neu« und »besser als bisher« interpretiert, werden die Dopamin ausschüttenden Neurone im Mittelhirn schlagartig aktiv. Das konnte die Arbeitsgruppe um den Schweizer Hirnforscher Wolfram Schultz Ende der 1990er-Jahre an Affen zeigen. Mittlerweile wurde diese Eigenheit der Dopaminneurone auch beim Menschen nachgewiesen. Dabei konnte man beobachten, dass diese starke, sogenannte *phasische* Dopaminfreisetzung umso größer wird, je mehr ein positives Ereignis auf unser eigenes Bemühen zurückzuführen ist oder von uns selbst verursacht wurde und je größer der Vorhersagefehler war, das heißt, je mehr das positive Ereignis von dem abweicht, was wir erwartet haben. Es kommt für die Dopaminneurone nicht auf ein generell positives Ereignis, sondern auf ein unerwartet positives Ereignis an.

Klappt bei Kindern zum ersten Mal das Binden der Schnürsenkel oder schaffen sie die ersten Meter mit dem Fahrrad, strahlen ihre Gesichter vor Glück. Im Sport finden wir auch als Erwachsene noch reichlich solche unerwartet positiven Geschehnisse: Erreichen wir nach anstrengender Bergtour endlich den Gipfel, gleiten wir auf unseren Skiern oder dem Snowboard die ersten Male schnell und sanft den Tiefschneehang hinunter oder schaffen wir zum ersten Mal für ein paar Sekunden den freien Handstand, dann stellt sich ein gutes Gefühl ein. Gelingt uns im Handball der erste Kempa-Trick, bekommen wir beim Fußball-Jongliertrick »Around the world« nach langen Übungsphasen den Fuß plötzlich rechtzeitig unter den Ball, klappt das erste Mal der Ollie-Kickflip auf dem Skateboard oder der erste 360er mit den Skiern oder dem Snowboard, macht das Freude und motiviert uns, weiter zu üben, zu tricksen, noch mal den Hang zu bewältigen oder zu Hause sofort die nächste Gipfelerstürmung zu planen. Wie kommt es vom guten Gefühl zum Drang der Wiederholung, zur Motivation?

Die Forschergruppe um John Salamone von der University of Connecticut bot Ratten eine große und eine kleine Futterbelohnung an. Vor der großen Belohnung bauten die Wissenschaftler eine unangenehme Geruchsbarriere auf. Nager mit hohen Dopaminspiegeln durchbrachen häufig diese Barriere, während Tiere mit niedrigeren Leveln dieses Botenstoffs den leichten Weg einschlugen und die kleine Belohnung mitnahmen.

Ratten können lernen, einen Hebel zu drücken, um Futter zu erhalten. Setzt man, nachdem die Ratten diese Handlungs-Effekt-Beziehung gelernt haben, die Belohnung aus, kann man beobachten, dass die Ratten die Hebel eine gewisse Zeit lang weiterbetätigen, bis sie schließlich aufgeben. Das Team von John Salamone erweiterte dieses Experiment. Die Forscher erhöhten bei den Tieren durch Medikamente die Dopaminspiegel im gesamten Striatum. Anschließend konnten sie beobachten, dass bei Ausbleiben der Futtergabe die Ratten noch sehr viel länger die Hebel betätigten. Hemmten sie die Dopaminaktivität der Nager, dann gaben die Tiere sehr viel schneller auf. Dopamin im Striatum reguliert offenbar die Anstrengung, mit der Aufgaben oder Tätigkeiten verfolgt werden.

Dopamin hat also zwei verschiedene Wirkungen, je nachdem wie stark die Dopaminneurone ihre Aktivität steigern und wie schnell sie damit im Striatum die Dopaminspiegel erhöhen. Das Grundlevel an Dopamin, das unsere Anstrengungsbereitschaft reguliert, bezeichnet man als *tonische* Dopaminaktivität. Die sprunghaften, starken Dopaminausschüttungen, die mit unerwarteten Handlungserfolgen einhergehen, nennt man *phasische* Dopaminaktivität. Und diese hängen wechselseitig zusammen. Starke phasische Dopaminaktivität steigert die tonischen Spiegel, umgekehrt führen hohe tonische Dopaminspiegel zu größeren phasischen Ausschüttungen. Genauso beobachtet man im Tierversuch verminderte phasische Aktivität, wenn die tonischen Spiegel gesenkt werden.

Hohe tonische Dopaminaktivität vermittelt eine große Anstrengungsbereitschaft, phasische Dopaminausschüttungen ordnen allen mit dieser Aktivität einhergehenden Geschehnissen einen hohen Anreiz zu. Über die Rückkopplung auf die tonische Aktivität stärken sie unsere Anstrengungsbereitschaft. Phasische Dopaminausschüttungen werden durch unerwartet positive Handlungsergebnisse ausgelöst. Somit führen diese nicht nur zu einem guten Gefühl. Sie lassen gleichzeitig auch das Bestreben in uns erwachen, sich diesen positiven Ereignissen wiederholt auszusetzen.

Man kann einen öden Laborkäfig zum scheinbaren Lieblingsplatz von Ratten gestalten, indem man den Dopaminspiegel durch künstliche Stimulation immer dann stark anhebt, wenn sich die Ratte zufällig in diesem Käfig aufhält. Nach einer gewissen Zeit kann man beobachten, dass sich die Ratte fast nur noch in diesem Käfig aufhält und nur bei starkem Hunger und Durst den Käfig kurz verlässt. Die armen Nager sind bestrebt, gerade diesen Käfig immer wieder aufzusuchen, obwohl sie dort nichts Belohnendes erwartet. Eine starke phasische Dopaminaktivität im ventralen (bauchseitigen) Teil des Striatums führt dazu, dass den hierbei vorherrschenden Situationsmerkmalen und Geschehnissen ein hoher Anreiz zugeordnet und der Mensch oder das Tier in der Folgezeit getrieben wird, diese Situation erneut aufzusuchen oder herzustellen. Menschen haben im Laufe ihres Lebens in der Regel sehr viele schöne Dinge erlebt. Trotzdem hetzen sie nicht von morgens bis abends diesen glücklich machenden Geschehnissen hinterher. Erkennen Menschen jedoch eine Chance, dass solch ein schönes Ereignis zum Greifen nah ist, erwacht in ihnen das Bestreben, dieses herzustellen. Es entsteht ein Verlangen, sich diese Belohnung zu verschaffen. Erblicken Wintersportler beispielsweise aus der Gondel einen Tiefschneehang, können sie es kaum noch erwarten, die Skier oder das Snowboard anzuschnallen und sich ins Vergnügen zu stürzen. Stellt man Kinder auf ein Trampolin, dann wollen sie sofort anfangen zu springen. Ähnlich ergeht es Fußballern, wenn man ihnen einen Ball vor die Füße legt, oder Bergsteigern, wenn sie den Gipfel durch die Wolkenlücke scheinen sehen. Dieses Motivationssignal entsteht im Striatum.

Bei den Untersuchungen zum dopaminergen Vorhersagefehler von Wolfram Schultz machten die Forscher eine überraschende Beobachtung, die in vielen Folgestudien bestätigt und 2014 auch beim Menschen beobachtet werden konnte: Wurden die anfangs als »unerwartet positiv« detektierten und mit Opioiden belohnten Handlungen über einen längeren Zeitraum geübt und zunehmend sicher beherrscht, dann geschahen Dopaminausschüttungen bereits dann, wenn Stimuli die Belohnung ankündigten. Das Gehirn lernt also, wann eine Belohnung möglich ist, und stimuliert das Dopaminsystem, wenn sich eine Chance auf diese Belohnung eröffnet. Dadurch steigt das Verlangen, sich die Belohnung zu beschaffen.

Unerwartet positive Handlungseffekte werden also mit

den vorherrschenden Situationsmerkmalen assoziiert. In der Folgezeit können schon allein diese Begleitmerkmale eine Steigerung der Aktivität von Dopaminneuronen hervorrufen, die wiederum den Menschen in den Zustand des Verlangens setzen, sich das als positiv codierte Geschehnis zu verschaffen. Treten die positiven Handlungseffekte nun bei einer sportlichen Übung auf, führt dies dazu, dass wir die entsprechende Übung wiederholen wollen. Gelingt dann eine Wiederholung des Ereignisses, werden erneut Opioide ausgeschüttet und wir haben Spaß – insbesondere, wenn diese belohnenden Handlungseffekte besser sind als erwartet, also wenn wir etwas erreichen, das wir vorher nicht konnten.

Damit sind unerwartete Handlungserfolge im Sport für die Motivation zum Sport wichtig. Im Sport müssen also früh überraschende Bewegungserfolge oder unerwartet positive Effekte auftreten, damit wir bei einer Betätigung über längere Zeit dranbleiben. Vor allem für Hochleistungssportler, die täglich mehrere Stunden trainieren, sind überraschend positive Bewegungseffekte für die Anstrengungsbereitschaft entscheidend. Dort erscheint es auf den ersten Blick prinzipiell schwerer, solche Erfolge hervorzurufen. Jedoch verändert sich auch die Bewegungswahrnehmung mit zunehmendem Können eines Sportlers. Schon kleinste Details im Bewegungsvollzug können für Spitzensportler einen unerwarteten Erfolg darstellen, der die Dopaminkaskade anschiebt. Dazu später mehr.

Es ist erstaunlich, wie weit das Gehirn dabei geht, die begleitenden Situationsmerkmale mit dem eigentlichen, positiv kodierten Ereignis zu verknüpfen. Vielleicht ist es bereits der Geruch der Sonnencreme, der permanent überraschend tolle Erlebnisse auf den Skiern begleitete, der Anblick des Fußballs, des Golfplatzes oder des Sprungbretts im Freibad oder das Klackern und Dröhnen der Skateboardrollen auf dem Asphalt, die zu einem starken Verlangen führen können, sich mit diesen Bewegungssituationen auseinanderzusetzen.

Im Hinblick auf die Arbeitsleistung ist es daher nicht ratsam, auf dem Computer im Büro ein Foto des Lieblingskletterfelsens als Bildschirmhintergrund einzustellen: Sonst wird schon beim Hochfahren des Rechners das Wanting angestoßen – das Wanting nach Klettern wohlgemerkt und nicht nach dem Beantworten von E-Mails. Umgekehrt scheint es für eine anhaltende Motivation im sportlichen Training förderlich zu sein, sich diesen Reizen und Situationen in und vor Trainingseinheiten auszusetzen.

Im Sport heißt es also: Bewegungserfolge schaffen Motivation.

Die Schwierigkeiten der Neuanfänger

Wer sich zuvor nur selten bewegt hat, dem wird die plötzliche, regelmäßige körperliche Ertüchtigung besonders viel Anstrengungsbereitschaft abfordern. In den ersten Tagen trägt einen wahrscheinlich die Motivation, die aus dem Entschluss entwächst »Ich mache jetzt mehr Sport« – vielleicht unterstützt durch dieses Buch. Die Zeit danach ist erfahrungsgemäß die schwierigste. Nicht nachzulassen, wenn der anfängliche Schwung allmählich ermüdet, erfordert eine dauerhafte Motivation und Selbstregulation. Wir haben dabei aber die Zeit auf unserer Seite! Der Sport wird unsere Selbstregulation und unsere anderen exekutiven Funktionen stärken. Die wiederum unterstützen uns dabei, den Sport als ständigen Partner zu behalten. Entfalten die in den letzten Kapiteln beschriebenen neurologischen Veränderungen allmählich ihre Wirkung, wird sich Sport und Bewegung immer mehr von der lästigen Pflicht zum erholsamen Ausgleich wandeln. Es entsteht eine Spirale aufwärts: Je länger wir es also schaffen, uns regelmäßig zu bewegen, desto leichter wird es uns fallen. Wichtig hierbei ist, dass der Sport regelmäßig betrieben wird und sich möglichst unerwartete Erfolge einstellen.

Die Statistiken zeigen jedoch, dass jeder zweite, der mit einem Sportprogramm startete, nach sechs Monaten wieder ausgestiegen ist. Dies kann drei Gründe haben.

Grund 1: Frust statt Lust

Zunächst kann es sein, dass die belohnenden Aspekte körperlicher Aktivität durch negative Erfahrungen zunichte gemacht werden. Beginnen Sie mit einer neuen Sportart oder steigen Sie in einer Sportart wieder ein, gibt es viele Fallen, die einem die Motivation rauben können. Eine Problematik hängt mit Ihrem Leistungsniveau zusammen. Zu Beginn müssen Sie sich zunächst mit den Grundlagen auseinandersetzen, während andere neben Ihnen schon lange dabei sind und einen Leistungsunterschied sichtbar werden lassen. Statt durch den Sport mehr Selbstbewusstsein zu tanken, werden Sie in Ihrem Selbstbild eigener Fähigkeiten eher erschüttert. Es wird Ihnen wiederholt vor Augen geführt, dass Sie den Spielfluss im Basketball stören, im Fußball klare Chancen vergeben, beim Weitsprung als Einziger ständig übertreten, beim Seoi Nage im Judo den Partner nicht auf den Rücken hebeln können, Ihre gestellten Bälle im Volleyball nicht zu einem Angriffsschlag verwertbar sind oder Sie beim Joggen kaum den Berg hochkommen. Das kann die Motivation stark beeinträchtigen. Sie brauchen in solchen Fällen Geduld und müssen einige unangenehme, für Sie vielleicht auch beschämende Momente überstehen. Positive Effekte, seien sie konditioneller oder technischer Art, werden sich jedoch früher oder später einstellen.

Bei Wiederaufnahme einer in früheren Jahren betriebenen Sportart haben Sie in der Regel ein präzises geistiges Bild Ihres Leistungsvermögens. Häufig fußt dieses Bild auf früheren Eindrücken, und Sie sind körperlich und mental nicht mehr auf diese Bewegungsformen eingestellt. Die hohen Ansprüche an Ihr eigenes Leistungsvermögen können Sie zunächst nicht einlösen. Das birgt Frustrationspotenzial, zumal der Körper auf Ihren neuen sportlichen Elan recht langsam reagiert. Bis man beispielsweise bei Muskeln sichtbare Veränderungen erkennt, muss ein regelmäßiges Krafttraining mindestens über sechs Wochen absolviert werden. Sehnen und Bänder benötigen sogar fast ein Jahr, bis sie sich an gesteigerte Beanspruchungen angepasst haben.

Grund 2: Ungeduld

Dies führt uns zur zweiten Problematik. Viele Menschen starten in einen Sport mit viel zu hoher Intensität. Oft wird im Rahmen der ersten Euphorie ein »Kaltstart« hingelegt: Die ganze Freizeit wird schlagartig auf Bewegung ausgerichtet, Ziele werden gesetzt, Laufzeiten an die Pinnwand genagelt. Weil dann zunächst nur wenig Fortschritt erkennbar ist, wird schnell die Belastung gesteigert. Auf diese Weise nimmt man Bewegung zunehmend als Hetze und Qual wahr, der Spaß will sich nicht einstellen. Da zudem die Festigkeit der Sehnen und Bänder und das Kraftpotenzial der Muskulatur, die die Gelenke stützt, vergleichsweise langsam zunehmen, trifft die schlagartig erhöhte Belastung auf einen unvorbereiteten Körper. Im schlimmsten Fall drohen ein Überlastungssyndrom oder eine Verletzung, bevor sich die positiven Effekte des Sports überhaupt entfalten können. Die Folge: Man ist frustriert und wieder raus aus der regelmäßigen Ertüchtigung.

Dann kann es sein, dass Sie auf unangenehme Menschen treffen, die Ihnen den Spaß verderben. Als Neuzugang in einer Gruppe anzukommen, kann manchmal große psychische Anstrengungen erfordern. Fühlen Sie sich über eine längere Zeit in Ihrer neuen Gruppe nicht willkommen, wechseln Sie! Möglicherweise gibt es im Nachbarort ebenfalls eine Volleyballhobbymannschaft, oder Sie schauen sich in Ihrer Nähe nach einer anderen Sportart mit netteren Leuten um. Kurzum: Lassen Sie sich ausreichend Zeit bei der Auswahl, was Sie gerne tun möchten! Schließen Sie nicht gleich einen Jahresvertrag ab, wenn Sie irgendwo einen Sport beginnen.

Grund 3: Stagnation

Ein drittes Problem, mit dem sich Sportlerinnen und Sportler auseinandersetzen müssen, stellt die Stagnation der Anforderungen dar. Wie ich schon oben angedeutet habe, führen ständige Herausforderungen zur Auslösung von strukturellen Veränderungen im Gehirn, die den Geist beflügeln. Es ist das Unerwartete eines Handlungsergebnisses, das das Motivations- und Belohnungssystem in Dopamin baden lässt. Die Motivation sinkt oder steigt mit der Anforderung und deren erfolgreicher Bewältigung. Mit zunehmendem Könnensstand in einer Sportart werden die Zuwächse in Technik und Kondition fühlbar geringer. Der Aufwand wird höher, um spürbare Verbesserungen zu erreichen. Oder auch nur, um den erreichten Leistungsstand über die Jahre zu erhalten. Bleiben die Anforderungen im sportlichen Training scheinbar konstant, ist die Wahrscheinlichkeit hoch, dass die Motivation in der betreffenden Disziplin sinkt. Möglicherweise wird dies durch den persönlichen Gewinn an Geselligkeit und Spaß im Miteinander ausgeglichen, aber die Motivation wird auf Dauer höher sein, wenn das spaßige Miteinander mit wachsenden Herausforderungen kombiniert wird.

Generell gesagt sollten Sie für eine regelmäßige körperliche Aktivität einen sanften Einstieg wählen. Die Fortschritte lassen möglicherweise zunächst auf sich warten, aber sie werden sich einstellen, wie beispielsweise Verbesserungen körperlicher Art im Sinne einer besseren Ausdauer, verlorener Kilos, eines gesteigerten Muskelquerschnitts oder sich einstellender Erfolge bewegungstechnischer Art, sodass Bälle plötzlich präziser geschlagen, geworfen oder getreten werden können, die mentale und physische Beanspruchung sinkt oder bisher nicht beherrschte Bewegungstechniken gelingen.

Stellt Ihre neue Sportart überwiegend Anforderungen im technischen Bereich oder an Kraft oder Beweglichkeit, empfiehlt es sich, ergänzend einen Ausdauersport zu betreiben. Dadurch nützen Sie zusätzlich die positiven Effekte aerober Beanspruchung auf die Gehirnstruktur und das Wohlbefinden. Nachdem man beispielsweise sanft mit dem Judosport begonnen hat und einen Abend in der Woche dem Kampfsport widmet, kann man einen Nachmittag für einen Lauf reservieren und das Wochenende für eine Fahrradtour mit Freunden oder der Familie nutzen.

Neben einem sanften Start ist auch der Mut zu wechseln wichtig, sobald man merkt, dass man in der neuen Gruppe oder mit einer Sportart keine Freude hat. Sonst verzichten Sie nicht nur auf Spaß, sondern auf viele förderliche Effekte Ihren Geist betreffend.

Um die ersten Wochen in einer neuen Sportart zu überstehen und langfristig dabeizubleiben, können wir auf kleine Tricks für den Alltag zurückgreifen. Um die geht es im Folgenden.

Der schwere Weg im Alltag

Den Vorsatz zu mehr Bewegung in die Tat umzusetzen, kann auch an scheinbar schwer zu beeinflussenden Umständen scheitern, z. B. einem sehr eng getakteten Tagesablauf, der zwischen dem Wecken und Frühstück der Kinder, dem Haushalt, dem Kochen, der Arbeit, der heimischen Hausaufgabenbetreuung und dem Abendessen auf den ersten Blick wenig freie Zeit zur Verfügung stellt. Wenn man dann endlich loslegen will, ist man zu müde. Die freie Zeit verschiebt sich auf das Wochenende, und dort stehen die familiären Termine, geselligen Runden und Hobbys an, die wir unter der Woche missen mussten. Trotzdem bleibt mehr Zeit für sportliche Aktivitäten, als Sie vielleicht im ersten Augenblick meinen. Im Folgenden skizziere ich einige Tricks und Möglichkeiten, die helfen können, im durchgeplanten und hektischen Berufs-, Ausbildungs- und Familienalltag möglichst viel Zeit für Bewegung unterzubringen.

Jogging-Equipment doppelt kaufen

Joggen gehen können Sie nicht nur von zu Hause aus. Kaufen Sie sich Ihre Joggingbekleidung doppelt und deponieren Sie die Ersatzgarnitur samt Laufschuhen dort, wo Sie immer darauf zugreifen können, beispielsweise in der untersten Schublade des Büroschreibtischs oder im Auto – am besten legen Sie noch Duschutensilien, Handtuch und Wechselkleidung dazu. Eng zusammengewickelt passen die Laufutensilien in eine kleine Tasche. Es gibt immer wieder Situationen, in denen Sie unerwartet Zeit zur Verfügung haben und die Sie dann für Ihre geistige Fitness und Ihr Wohlbefinden nutzen können.

Dazu ein paar Beispiele alltäglicher Situationen, die Sie vermutlich mit Sport bisher noch nicht in Zusammenhang gebracht haben. Vielleicht sind diese ein Anreiz, einmal darüber nachzudenken und es im besten Fall bei der nächsten Gelegenheit auch auszuprobieren. Nehmen wir einmal an, Sie sind auf dem Rückweg von einem geschäftlichen Termin. Nun hören Sie im Radio, dass die Autobahn vor Ihnen wegen eines Unfalls gesperrt ist. Anstatt im Stau zu stehen oder über Schleichwege zu kurven, fahren Sie von der Autobahn ab und suchen Sie sich einen Parkplatz! Im Navigationsgerät oder auf dem Handy können Sie im kleinsten Kartenmaßstab nachsehen, welche Wege in der Nähe dieses Platzes liegen und ob es vielleicht eine kleine Rundstrecke gibt. Für eine halbe Stunde Bewegung ist fast überall Platz.

Ist eine Konferenz beispielsweise schneller als geplant beendet und Ihr nächster Termin steht erst zwei Stunden später an? Gehen Sie raus zum Laufen! Hindert Sie dann möglicherweise das schlechte Wetter am Joggen, kann ich Ihnen versichern, dass Sie den Regen nur während der ersten fünf Minuten körperlicher Aktivität als unangenehm empfinden werden. Danach haben Sie sich an die Nässe gewöhnt, denn Ihr Körper und die anliegende nasse Kleidung sind erwärmt. Zudem haben Sie bei schlechtem Wetter Ihre Laufstrecke wahrscheinlich für sich allein und können sich von externen Ablenkungen geistig leichter frei machen.

Oder verzögert sich ein Abflug und Sie hängen stundenlang am Flughafen fest? Schnappen Sie sich in diesen Fällen einfach Ihre Laufsachen und los geht's! Ich kenne einige Sportler, die haben für solche Fälle ihre Laufbekleidung samt Schuhe im Handgepäck. Viele Flughäfen bieten nicht nur für die Businessclass Duschmöglichkeiten an, und man kann sich dort in der Regel auch Seife, Deo und Handtücher ausleihen. Zudem liegen die Flughäfen technisch bedingt meist in offenen Landschaften und sind von vielen Feldwegen umgeben. Direkt am Frankfurter Flughafen beispielsweise gibt es einen großen Wald mit einem schachbrettartig angelegten Wegenetz. Hier benötigen Sie allerdings einen Notizzettel oder die Fotofunktion im Handy, um die Wegnummern und Abzweigungen, die Sie auf der Hinstrecke nehmen, zu notieren. Sonst werden Sie möglicherweise nicht mehr rechtzeitig zurückfinden.

Haben Sie Sorge um Ihre Frisur oder wollen Sie nicht verschwitzt wieder in Ihren Geschäftsanzug steigen, gibt es vielleicht eine Duschmöglichkeit, an die Sie zunächst gar nicht denken. Duschen finden sich an den Autobahntankstellen und Autohöfen, an jedem Flughafen und in jeder Sporthalle. In einer fremden Stadt können Sie zum Duschen in das Hallenbad gehen oder bei einem freundlichen Hotel nachfragen. Vielleicht lebt auch eine Freundin oder ein Freund in der Nähe, bei der/dem Sie kurz unter die Dusche springen können. Falls sich Ihre Bekannten darüber wundern, können Sie ihnen ja dieses Buch in die Hand drücken.

Musik macht Beine

Machen Sie es Ihrem Motivationssystem leicht! Wenn Sie einen Sport ausüben, bei dem Sie alleine sind, nehmen Sie Musik mit. Musik aktiviert das Dopaminsystem und damit unseren Anreiz- und Motivationsschaltkreis im Kopf. In den ersten Wochen wird Sie die Musik an den Anstiegen anschieben. Aufgrund der oben beschriebenen dopaminergen Zuordnung der Begleitumstände als Anreiz kann die Musik helfen, dass die Bewegung selbst zum Anreiz wird. Laufen Sie regelmäßig mit Musik und fühlen Sie sich einmal zu müde oder zu faul zum Joggen, dann reicht möglicherweise schon das Anspielen einer der im Lauf erlebten Titel, um den Antrieb in Ihnen zu aktivieren.

Allerdings ist dabei immer zu beachten, dass Sie sich mit Kopfhörern in die Gefahr begeben, andere Verkehrsteilnehmer zu übersehen und Warngeräusche nicht zu hören. Nicht nur aus diesen Gründen empfiehlt es sich in vielen Fällen, in der freien Natur zu joggen.

Bei modernen Abspielgeräten ist für den Sport weniger der Player, sondern der Kopfhörer entscheidend. Er sollte ein langes Kabel haben, damit er zwischen Hosentasche und Ohren auch noch Längenfreiheit für weite Bewegungen bietet. Zudem sollte er so fest am oder im Ohr sitzen, dass er auch bei leichten Erschütterungen nicht abrutscht und trotzdem bequem sitzt. Eine Möglichkeit, ständig zwischen

Musikstücken zu wechseln und die Lautstärke situationsangemessen regeln zu können sowie die Kabellänge und die Pendelbewegungen zu minimieren, ist, das Kabel vom Hals aus durch einen Armteil des Pullis zu ziehen und den Player in der Hand zu halten. So liegt das Kabel ständig am Körper und reist die Hörer durch minimale Pendelbewegungen bei Erschütterungen nicht gleich vom Ohr, und Sie haben ständig Zugriff auf Ihre Playerfunktionen. Allerdings ist die Laufleistung hinsichtlich der positiven Effekte auf den Geist zweitrangig. Wichtig ist, dass Sie sich wohlfühlen. In der Regel werden Sie den Player unbewusst auf derjenigen Seite haben, die Ihnen das Laufen angenehmer macht.

Mittlerweile gibt es auch Bluetooth-Kopfhörer, die leicht und wasserdicht sind und in der Regel so gut im Ohr sitzen, dass man damit sogar turnen kann. Damit sparen Sie sich den Kabelsalat.

Doppelter Espresso vor dem Training

Koffein ist hinsichtlich der Dopaminaktivierung und damit der Motivation ein ähnlicher Effekt wie Musik zuzuschreiben. Koffein wirkt im Gehirn hemmend auf die Freisetzung des Botenstoffs Adenosin, da es die Rezeptoren für diesen Botenstoff besetzt. Adenosin wiederum unterdrückt die Freisetzung von Dopamin. Das Koffein hebt damit die hemmende Wirkung von Adenosin auf, was in einer gesteigerten Dopaminfreisetzung resultiert. Das in Kaffee oder Espresso enthaltene Koffein kurbelt damit unser Motivationssystem im Gehirn an. Haben Sie Zeit. sich körperlich zu ertüchtigen, ist aber der innere Schweinehund zu groß, dann kann ein doppelter Espresso diesen zum Schmusetierchen machen. Später werden wir sehen, dass der doppelte Espresso auch vor dem Techniktraining im Lichte der Neurophysiologie Lerneffekte fördern sollte.

In den vorigen Kapiteln zu Motivation haben wir gesehen, dass über Dopamin Handlungen und Objekten Anreize zugeschrieben werden. Ein regelmäßiger Kaffee oder Espresso vor dem Sport wird durch die dadurch generell gesteigerte Freisetzung von Dopamin die Prozesse im Gehirn unterstützen, die die körperliche Aktivität selbst zur Belohnung werden lassen. Allerdings ist Koffein für Kinder und Jugendliche keine Option. Zudem kann der Gewöhnungseffekt bei regelmäßigen Kaffeetrinkern den Motivationsschub mindern.

Wenig Zeit? HITen Sie!

In diesem Buch finden Sie viele Argumente dafür, dass Sie als Arbeitskraft akut und langfristig bessere Leistungen bringen werden, wenn Sie sich regelmäßig bewegen. Vor allem Bürokräfte haben jedoch häufig das Gefühl, sie seien durch ihre Arbeit »an den Schreibtisch gefesselt« und dadurch automatisch zu mangelnder Bewegung verdammt. Dabei kann schon mit geringem materiellem und zeitlichem Aufwand ein beachtlicher Effekt erzielt werden. Eine Gymnastikmatte unter dem Schreibtisch und ein Wechselhemd im Büro reichen manchmal aus.

Ein geeignetes Fitnesskonzept bei chronischer Zeitknappheit stellt HIT (High Intensity Training, auf Deutsch Hochintensitätstraining) dar. Ursprünglich entstand das Konzept im Bodybuilding. Es zeichnet sich durch kurze, aber sehr intensive Trainingseinheiten aus.

Folgt man den in diesem Buch angestellten Überlegungen, sollte diese Trainingsform einige Effekte auf die exekutiven Funktionen im Gepäck haben. Und das tut sie tatsächlich: Kanadische Wissenschaftler um Said Mekari von der Acadia University untersuchten 2020 die Effekte von HIT und von einem moderaten, kontinuierlichen Training gleicher Gesamtbelastung auf die exekutiven Funktionen. Über fast zwei Monate mussten 25 junge Erwachsene dreimal wöchentlich entweder eine HIT-Einheit oder eine moderate Dauereinheit auf dem Fahrradergometer absolvieren. Die exekutiven Funktionen wurden vor und nach der mehrwöchigen Intervention erfasst. Beide Gruppen steigerten ihre exekutiven Funktionen, wobei die HIT-Gruppe größere Effekte zeigte.

Für viel beschäftigte Büromenschen hat HIT den Vorteil, dass hierbei der zeitliche Aufwand gering ist. Das HIT zielt auf die Kombination der drei Faktoren, die im Verdacht stehen, Muskelwachstum hervorzurufen: die maximale muskuläre Ausbelastung, die maximale Erschöpfung des Energiestoffwechsels im beanspruchten Muskel und die Initiierung von strukturbildenden Mikrotraumata im Muskel. Es geht darum, eine oder mehrere Übungen aus dem Gymnastik- und Fitnessbereich mit maximaler Anstrengung bis zum Muskelversagen durchzuführen. Da das Ausmaß der BDNF-Ausschüttungen im Gehirn mit der Intensität körperlicher Beanspruchung steigt, könnte der starke, positive Effekt der kurzen HIT-Einheiten auf die exekutiven Funktionen gerade in der starken Ausbelastung des Körpers liegen. Lässt der Berufsalltag also nur kurze Pausen zur Bewegung zu, können zwei oder drei Übungen hintereinander zu einem Dreiminutenprogramm kombiniert werden: beispielsweise Liegestütze bis zum Muskelversagen, dann Strecksprünge, bis man nicht mehr vom Boden abhebt, und dann nochmals Liegestütze, bis die Arme Sie nicht mehr in den Stütz bringen können.

Damit keine Verletzungen provoziert werden, sollte man sich am Anfang auf einfache Übungen beschränken. Starten Sie beispielsweise mit Liegestützen, können Sie in Ihren ersten HIT-Sessions die Knie mit auf den Boden nehmen. Um die Gelenke zu schonen und die Bewegung angenehmer zu machen, legen Sie eine weiche Gymnastikmatte unter Ihre Hände, Füße oder Knie. Sogenannte Liegestütz-Bars – also kleine Griffe mit Füßen für den Boden – helfen, Ihre Handgelenke zu schützen. Zeigt das HIT-Programm Wirkung, können Sie die Intensität langsam steigern, also zu schwierigeren Übungsvarianten übergehen oder Zusatzgewicht verwenden. Um die Beanspruchung hoch zu halten, erschweren Sie die Bedingungen, sobald Sie mehr als 20 Wiederholungen einer Übung schaffen! Bei den Liegestützen können Sie die Ausführung variieren, indem Sie das Gewicht jeweils mehr auf den rechten und dann auf den linken Arm legen. Sie können versuchen, sich so stark abzudrücken, dass Sie mit den Händen klatschen können. Sie können die Arme auch mal seitlich an den Rumpf anlegen oder die Liegestütze mit maximaler Armspannweite ausführen.

Im Zentrum der Idee von HIT steht, dass Sie sich in jeder Serie maximal auspowern. Das bedeutet, Sie führen jede Übung möglichst schnell und mit möglichst viel Kraft aus. Hohe Kraftanpassungen sind zu erwarten, wenn Sie die einzelnen Wiederholungen so lange ausführen, bis Sie keine weitere mehr hinbekommen. Trainieren Sie mit einer Serie klassischer Liegestütze, dann verringern Sie nach der letzten, die gerade noch so möglich war, die Belastung, indem Sie beispielsweise die Knie anstatt der Füße auf die Matte setzen, und probieren noch einige Wiederholungen. Dann wechseln Sie die Übung. Die sich nun anschließende Übung sollte eine andere Muskulatur ansprechen als die vorhergehende. Im direkten Anschluss an die Liegestütze vollführen Sie beispielsweise eine Reihe von Kniebeugen oder Strecksprüngen. Sobald Ihre Muskeln in den Beinen schmerzen und Sie kaum noch vom Boden kommen, geht es noch einmal an die Liegestütze.

Jürgen Gießing von der Universität Koblenz-Landau hat sich viel mit HIT beschäftigt. Wollen Sie über HIT-Sessions nicht nur Ihre geistigen Leistungen, sondern auch Ihre Muskulatur optimal entwickeln, empfiehlt Jürgen Gießing, hierbei die Bewegungsausführungen ohne Schwung zu holen und sehr langsam auszuführen, um die Muskulatur durch die dadurch verlängerte Anspannungszeit noch stärker zu belasten. Er betont, dass die Absenkungsphasen, wie sie beispielsweise bei Klimmzügen oder Liegestützen vorkommen, ebenfalls langsam ausgeführt werden sollten, da diese sogenannten exzentrischen Phasen für die Mikrotraumatisierung des Muskels und damit für einen optimalen Muskelaufbau sehr günstig seien.

Diese Trainingsform hat es in sich und sollte darum zunächst zu Hause und gut aufgewärmt ausprobiert werden. Gehen Sie bei den ersten Durchgängen noch nicht an Ihre Belastungsgrenzen, um Ihrem Körper Zeit zur Anpassung zu geben. Sie werden anfänglich einen Muskelkater bekommen. Ist die verfügbare Zeit nicht allzu knapp, empfiehlt es sich, im Anschluss eine kurze Runde zu joggen oder, wenn dies möglich ist, Rad zu fahren – dies beschleunigt die Regeneration nach der starken Irritation für Ihren Körper.

Nach einem sanften Start in HIT können Sie die Übungen bald zwei- bis dreimal in der Woche durchführen. Beachten Sie bei zeitlichen Engpässen bitte, dass die ersten Bewegungsausführungen noch nicht mit maximalen Krafteinsätzen vollzogen werden sollten, um keine Überlastungssyndrome zu provozieren! Wenn es Ihr Büroalltag zulässt, erwärmen Sie sich schon vorher etwas, vielleicht mit langsamen Kniebeugen oder Armkreisen etwa während eines Telefongesprächs.

HIT ist aber nicht nur etwas fürs Büro, sondern kann fast überall und jederzeit praktiziert werden, beispielsweise auch auf einer Raststätte oder einem Parkplatz. Eine Gymnastikmatte und ein Fläschchen Handdesinfektion im Auto können hierbei aus hygienischen Gründen hilfreich sein. Schämen Sie sich nicht vor den anderen Parkplatzbesuchern für Ihre Übungen! Halten Sie sich vor Augen, dass Sie diese Leute in Ihrem Leben vermutlich nie wiedersehen werden und ein scharfer Geist das kurze Einknicken Ihrer Eitelkeit sicher aufwiegen kann. Und vielleicht finden sich dort auch Menschen, die es Ihnen gleichtun. Sie können Ihnen ja nun einige Argumente hierfür liefern.

Für gut Trainierte – noch ein i hinzunehmen!

Sind Sie körperlich schon sehr fit? Dann empfiehlt sich bei zeitlichen Engpässen eine weitere Trainingsform, die dem HIT noch ein »I« im Namen hinzufügt: das HIIT (High Intensity Intervalltraining). Da hierbei der Puls bis an seine Grenzen geführt wird, ist dieses Training allerdings nur für Fortgeschrittene geeignet. Nach einer Aufwärmphase wird im HIIT für etwa 30 Sekunden eine maximale Beanspruchung durchgeführt, um danach für etwa 3 Minuten zu pausieren. Dieses Vorgehen wird bis zu sechsmal wiederholt. Als Bewegungsform bieten sich hierzu Lauf- Rad- und Schwimm-Sprints, Sprünge, Liegestützen, Crunches und andere Übungen an. Ein HIIT-Programm kommt von der Zeitdauer eher einem kurzen Krafttraining näher, jedoch liegt bei der Bewegungsausführung das Augenmerk stark auf einer hohen Bewegungsgeschwindigkeit und weniger auf hohen muskulären Spannungszuständen. Durch den metabolischen und mechanischen Stress, der durch die maximale Auslastung ausgelöst wird, sollen starke leistungsfördernde Effekte hervorgerufen werden. Aktuelle Studien bestätigen, dass HIIT in der Muskulatur zu ähnlichen Verbesserungen führt wie ein Ausdauertraining nach der Dauermethode – bei geringerem zeitlichem Aufwand. Insbesondere konnten eine Steigerung der maximalen Sauerstoffaufnahme und der anaeroben Kapazität nachgewiesen werden. Studienergebnisse über die Wirkung des HIIT auf die geistigen Leistungen existieren noch nicht. HIIT empfiehlt sich als Ergänzung zum herkömmlichen Training, wenn die Zeit einmal knapp ist. Für Anfänger ist diese Methode jedoch völlig ungeeignet.

Ausdauerbelastungen durchwechseln

Haben Sie sich nun entschieden, mit einem Ausdauersport zu starten, werden Sie nach den ersten Einheiten merken, dass Ihr Körper mit der ungewohnten Beanspruchung noch so seine Probleme hat. Nach dem Joggen können die Beine oder Gelenke schmerzen. Beim Radfahren trifft es oft den Nacken und das Gesäß. Hier empfehle ich, die Belastungen geschickt zu wechseln. Starten Sie beispielsweise am Mittwoch mit einem lockeren Lauf, seien Sie voller Elan und planen Sie für Freitag Ihre nächste Runde. Am Freitag aber fühlen sich Ihre Waden und Oberschenkel aufgrund der Mittwochseinheit träge an und schmerzen bei Bewegung. Dann setzen Sie sich auf das Fahrrad! Sie werden erleben, dass sich bei der anderen Bewegungsform Ihre Muskulatur geschmeidig und spritziger anfühlt. Ist umgekehrt nach einer längeren Radausfahrt Ihr Nacken verspannt und die Handinnenflächen aufgrund des ungewohnten Griffs aufgescheuert, gehen Sie bei der nächsten Gelegenheit laufen oder schwimmen.

Rad fahren mit Notizblock

Nehmen Sie beim Joggen, Radfahren, Langlauf immer einen Bleistift und Notizzettel mit (Kugelschreiber funktionieren bei Kälte und Nässe oft nicht). Oder vertrauen Sie auf die Memofunktion Ihres Handys. Walken, joggen oder radeln Sie regelmäßig, werden Sie auf Ihrer gelaufenen Strecke, geschuldet den oben beschriebenen Effekten körperlicher Aktivität auf Ihre exekutiven Funktionen, auf einen scharfen Geist zurückgreifen können. Die Chancen steigen, eine tolle Idee zu haben oder eine Lösung für ein bestehendes Problem zu finden. Möglicherweise können Sie Ihre wichtige Präsentation im Geiste präzise durchspielen. Und damit nach dem Sport nicht die Gefahr besteht, dass Sie sich nicht mehr an Ihre Einfälle erinnern, notieren Sie diese sofort in Stichworten.

Nehmen Sie Ihre Probleme mit auf den Weg! Dies hört sich im ersten Moment seltsam an. Die Chance ist jedoch groß, dass Sie diese während des Sports lösen oder relativieren können, höher als am Schreibtisch oder im Streit mit Ihrem Ehepartner. So können Sie sich möglicherweise damit auch Zeit im Büro einsparen oder die Nerven Ihrer Angehörigen schonen.

Die Familie legt los

Bei den Nagern haben wir gesehen, dass Gemeinsamkeit im Bewegungserleben die positiven Effekte der körperlichen Aktivität auf ihren Geist fördern wird. Starten Ihre Kinder, Ihr Partner oder Freund und Ihre Freundin mit einem Sport, starten Sie mit! Je nach Alter Ihrer Kinder können Sie deren Fahrradtour zu Fuß begleiten. Die Kinder radeln durch Wiesen und Wälder und Sie joggen. Wenn sie älter sind, können Sie vielleicht gemeinsam radeln.

Natürlich können Sie in der Regel nicht gleichzeitig mit Ihren Kindern beim Jugendtraining der Judo- oder Karateabteilung des örtlichen Vereins teilnehmen. Doch gibt es vielleicht eine Ecke in der Halle oder dem Sportplatz, in der Sie sich austoben können. Ob diese parallele Ertüchtigung zum Training der Kinder noch ein gemeinsames Sporttreiben darstellt, ist sicherlich strittig. Aber vielleicht finden Sie andere Eltern, die gerne mitmachen. Dadurch haben Sie die Möglichkeit, die Zeit, die Sie mit Warten oder Autofahren verbringen würden, sinnvoll für sportliche Bewegung zu nutzen. Zudem sind bei vielen Vereinen ausgestattete Kraft- oder Gymnastikräume angeschlossen, die Sie für ein kurzes Training oder eine HIT-Einheit nutzen können. Vielleicht schließen Sie sich mit anderen Eltern zusammen? Eine Laufgruppe der »Kinder fahrenden« Eltern parallel zum Nachwuchstraining? Warum beim E-Jugendtraining der Fußballabteilung beispielsweise auf dem Rasen nicht ein kleines Feld mit Trainingshütchen abstecken, auf dem die Papas locker eine Runde kicken können? Auch die Vereine können hierzu viel beitragen. Ein paralleles Bewegungsangebot für Eltern der D-Jugend-Handballer ist möglicherweise ein entscheidendes Kriterium für manche Eltern, gerade diesen Sportverein oder diesen Sport für ihre Kinder auszuwählen. Noch leichter ist es im Tennis. Während des Jugendtrainings kann der Nebenplatz für Eltern zum Schnupperspielen oder zum Trainieren geblockt werden. Und nach dem offiziellen Training dürfen die Kids die Eltern noch kurz über den Platz scheuchen.

Das Krafttraining optimieren

Wut, Ärger und Angst aktivieren im Körper Stressreaktionen, die uns auf eine Kampf- oder Fluchtreaktion vorbereiten. Ihr Berufs- und Lebensalltag sieht in der Regel aber nur wenige Möglichkeiten vor, tatsächlich den Kampf zu suchen oder die Flucht zu erproben. Wenn Ihr Vorgesetzter Sie ärgert, empfiehlt es sich in der Regel weder, sofort davonzurennen, noch, ihn zu verprügeln. Um Ihrem evolutionären Erbe gerecht zu werden und auch, wie wir oben gesehen haben, Ihren Geist vor den negativen Folgen dauerhafter Stressreaktionen zu schützen, bietet sich eine Ersatzreaktion an: der Sport. Wenn Sie als Reaktion auf Wut und Ärger Sport treiben, dann tun Sie genau das, was Sie als Ergebnis Ihrer evolutionären Entwicklung von mehreren Hunderttausend Jahren tun sollten.

Sie können im Zustand von Wut und Ärger im Sport sogar einen weiteren positiven Effekt mitnehmen, den die meisten Menschen gar nicht berücksichtigen. Bei Wut und Ärger sind sowohl Ihr Körper als auch Ihr Geist optimal auf körperliche Aktivität eingestellt. Sie können bei einer auf

Wut und Ärger folgenden körperlichen Anstrengung eine erhöhte körperliche Anpassungsreaktion erwarten.

Jede Muskelaktivität basiert auf den sogenannten motorischen Einheiten. Eine motorische Einheit besteht aus einer Nervenzelle mit einem langen Axon. Ein Axon ist ein schlauchartiger Fortsatz der Nervenzellen. Darüber ist die motorische Nervenzelle mit verschiedenen Muskelfasern innerhalb eines Muskels verbunden. Wenn eine motorische Einheit aktiv wird, dann werden Impulse an alle Fasern der motorischen Einheit verteilt. Ein Muskel wird von sehr vielen motorischen Einheiten angesteuert. Die motorischen Einheiten werden nach dem Alles-oder-nichts-Gesetz aktiviert. Das bedeutet, dass eine motorische Einheit entweder aktiviert ist oder nicht. Je mehr motorische Einheiten aktiviert sind, desto mehr Kraft übt der aktive Muskel aus. Die Reihenfolge, mit der verschiedene motorische Einheiten aktiviert werden, ist immer gleich. Kleine motorische Einheiten, die nur wenige Muskelfasern versorgen, besitzen niedrige Erregungsschwellen, große motorische Einheiten hohe. Letztere werden daher nur aktiv, wenn sehr große Kraft ausgeübt werden soll. Dabei steuern die größten motorischen Einheiten die am schnellsten zuckenden Muskelfasern (Fast-Twitch-Fasern) an, die die größte Kraft in sich tragen und die höchsten Kraftzuwächse durch Training zeigen. Untrainierte Personen sind in der Regel nicht in der Lage, alle ihre schnellen motorischen Fasern zu aktivieren. Nur sehr trainierte Kraftsportler schaffen das.

Man geht davon aus, dass nur rekrutierte motorische Einheiten trainiert werden. Wollen Sie effektiv Ihre Kraftfähigkeiten trainieren, ist es deshalb nötig, im Training die Belastungen so hoch zu halten, dass die Erregungsschwellen der großen motorischen Einheiten überschritten werden. Das größte Potenzial für Hypertrophie, das Dickewachstum der Muskulatur, besitzen diejenigen Muskelstrukturen, welche die höchsten Erregungsschwellen besitzen. Diese werden in der Regel erst aktiv, wenn der Widerstand oder das Gewicht so groß ist, dass Sie nicht mehr als zehn bis vierzehn Wiederholungen einer Kraftübung schaffen. Legen Sie diese Ausführung in einer kleinen Serie von drei bis fünf Durchgängen an, dann können Sie sicher sein, dass die beanspruchte Muskulatur an Volumen und Kraftfähigkeit zunimmt. Setzen Sie dabei zwischen den Serien Pausen von zwei bis vier Minuten und geben Sie dem Muskel zwischen 48 und 72 Stunden Pause zwischen den Trainingseinheiten. Ihre Muskulatur wird nach einigen Wochen regelmäßigen Trainings an Masse zunehmen und ihr Kraftpotenzial steigern.

Dabei ist das Dickenwachstum nicht unbedingt der entscheidende Faktor für die Steigerung der maximalen Kraft, die ein Muskel oder eine ganze Muskelschlinge aufbieten können: Kraftsteigerungen werden auch auf neuronale Veränderungen wie z. B. eine gesteigerte Aktivität motorischer Einheiten, eine Erhöhung ihrer Impulsfrequenzen sowie eine verbesserte Synchronisation bei der Aktivierung motorischer Einheiten zurückgeführt. Diese Veränderungen treten insbesondere in frühen Phasen eines regelmäßig durchgeführten Krafttrainings auf und werden vor allem über wiederholte exzentrische Beanspruchung der Muskulatur hervorgerufen, bei der die äußere Kraft größer ist als die aufgebrachte Muskelkraft und der Muskel somit nachgebend arbeitet. Erst nach längeren Trainingsperioden beobachtet man eine Vergrößerung des Muskelquerschnitts, welcher vermutlich auf einem Dickenwachstum der Muskelfasern, auf einer Zunahme der Faserzahl und einer Vermehrung des interstitiellen Bindegewebes gründet. Bis heute ist unklar, welcher Reiz auf die Muskelfaser einwirken muss, damit es zu einer Querschnittsvergrößerung der Muskelfasern kommt. In der Sportwissenschaft besteht allerdings weitgehend Einigkeit darüber, dass eine hohe Muskelspannung und ein gewisses Trainingsvolumen notwendig sind, damit starke Traumatisierungen des Muskelgewebes auftreten, die im Verdacht stehen, das Größenwachstum der Muskulatur entscheidend zu fördern.

Die Höhe der erreichten Muskelspannung und die Größe muskulärer Ausbelastung während der Trainingsübung hängt mit der Höhe der aufgewandten Anstrengung zusammen. Wie heftig Sie sich bei einer Krafttrainingsübung anstrengen, ist entscheidend für deren Effekte. Alles zu geben, klingt zunächst einfach, ist aber gar nicht so leicht. Ist Ihnen im Trainingsstudio eher nach Sofa als nach Schwitzen und Sie ziehen Ihr Training trotzdem durch, da es zeitlich nicht anders geht, werden Ihre Anstrengung und damit Ihre Effekte geringer sein. Spüren Sie noch die eine anstrengende Radtour vom Vortag im Körper oder kämpfen Sie nach über einer Stunde schon am achten Trainingsgerät und fühlen sich nun angenehm ausgelaugt, werden die danach folgenden Übungen geringere Effekte mit sich bringen. Wollen Sie optimale Effekte, setzen Sie die bedeutsamen Übungen an den Anfang Ihres Trainings und trainieren Sie in der Woche eher mehrmals kürzer als selten und länger. Im Hinblick auf den Zusammenhang zwischen hoher Muskelspannung, muskulärer Ausbelastung und akuter Anstrengung erscheint ideal, dann zu trainieren, wenn Sie einen Drang zum Austoben in sich spüren. Probieren Sie es aus! Je nach Kraftniveau empfehle ich hierzu Liegestütze oder Klimmzüge – möglicherweise mit einer Hilfsschlinge und dünnen, gut haftenden Handschuhen. Liegestütze können überall gemacht werden. Für Klimmzüge müssen Sie Ihre Umgebung nach geeigneten Trainingsmöglichkeiten absuchen, wie beispielsweise Reckstangen an Spielplätzen oder andere stabile Vorrichtungen. Benutzen Sie gegebenenfalls an Bändern befestigte Klimmzugringe. Ihre Rücken- und Schultermuskulatur wird es Ihnen danken!

Was tun, wenn man im Training zeitlich gebunden ist und sich dieser Drang, alles zu geben, nicht einstellt? Holen Sie sich eine hübsche Trainingspartnerin oder einen hübschen Trainingspartner, der Sie vor den Übungen in Motivationsgespräche verwickelt und bei jeder Übung anfeuert. Die Sportmediziner Wildor Hollmann und Heiko Strüder berichten von einer 13-prozentigen Steigerung der statischen Kraft bei Sportstudenten durch ein Motivationsgespräch direkt vor der Messung; um nochmals 8 Prozent wuchs die statische Maximalkraft, wenn eine attraktive Studentin während der Messung bewundernd ihre Blicke schweifen ließ. Ähnlich große Effekte auf die Kraft wurden beobachtet, wenn die Probanden angefeuert und ihnen hohe Kraftleistungen vorgetäuscht wurden.

Die akute Anstrengungsbereitschaft während der Krafttrainingseinheiten wird daher den Umfang der langfristig erzielten neuronalen Anpassungen und der Muskelquerschnittsvergrößerungen mitbestimmen. Damit hängt die Effektivität eines Krafttrainings auch davon ab, ob mit einem Gefühl von Müdigkeit trainiert wird, das Training unter Anfeuerung durchgeführt wird oder anregende Musik das Training begleitet. Auch der Aufforderungscharakter der Übungen wird damit entscheidend. Die bewundernde und anfeuernde Motivationspartnerin kann möglicherweise durch eine Gruppe von Gleichgesinnten, mit denen Sie sich zum Training treffen, oder, wer es sich leisten kann, durch einen persönlichen Coach ersetzt werden. Die Motivationsgespräche könnten möglicherweise durch Videos ersetzt werden.

Und ärgern Sie sich im Training oder trainieren Sie, wenn Sie sich wütend fühlen! Wut und Ärger steigern die Anstrengungsbereitschaft und es können somit kurzzeitig mehr motorische Einheiten aktiviert, eine höhere Muskelspannung erzielt und eine größere muskuläre Ausbelastung erreicht werden – alles entscheidende Faktoren für langfristige Kraftsteigerungen. Trainieren Sie nun mit »Wut im Bauch«, werden Sie vergleichsweise hohe Spannungszustände der Muskulatur erreichen und viele der motorischen Einheiten mit den hohen Erregungsschwellen ansprechen. Da ein Training dieser motorischen Einheiten die größten Kraftzuwächse hervorbringt und die erreichten muskulären Spannungszustände für Kraftzuwächse entscheidend sind, wird der Trainingseffekt größer ausfallen als bei einem Krafttraining unter ausgeglichener Stimmung.

Hinsichtlich der Schnelligkeitsfähigkeiten verhält es sich ähnlich. Auch hier stehen Wut und Ärger in Verdacht, gesteigerte Anpassungsleistungen hervorzurufen.

Wenn Sie Ihr Ehepartner wiederholt maßregelt, der Computer wieder einmal hängt, obwohl Sie ihn nun dringend benötigen, oder der Chef Ihren Urlaubsantrag nicht genehmigt, springen Sie unter die Hantelbank, absolvieren Sie Ihre HIT-Einheit oder rennen Sie ein paar Runden um den Häuserblock. Damit Sie dies tun können, sollte eine Hantelbank im Keller stehen, die Laufsachen und die Gymnastikmatte in einer Ecke des Büros liegen. Nach der Einheit können Sie dann noch einmal in Ruhe mit Ihrem Partner reden, den Computer neu starten und den Urlaub umplanen.

Nebenbei bemerkt sollten Sie allerdings Ihrem Gehirn zuliebe auf einen schnellen Muskelaufbau durch Anabolika verzichten. Eine britische Forschergruppe um Thomas Heffernan befragte über 100 junge Männer, die regelmäßig Krafttraining betrieben, nach deren Konsum von anabol-androgenen Steroiden. Die Wissenschaftler erschlossen die kognitiven Leistungen der Sportler über diverse Fragebögen, die Fragen lauteten beispielsweise: »Verlieren Sie öfters den gedanklichen Faden?« Oder: »Planen Sie, etwas in wenigen Minuten zu tun, und vergessen dies dann aber?« Die Befragten konnten dann von 1 (trifft nicht zu) bis 4 (trifft voll zu) antworten. Die Anabolikakonsumenten hatten in den gedächtnisbezogenen Fragebögen knapp 40 Prozent schlechtere Ergebnisse als die Kraftsportler ohne Steroide. Betrachtete man die Fragen zu den Leistungen der exekutiven Funktionen, dann war der Wert der anabolen Freizeitdoper um 32 Prozent geringer. Allerdings könnte eine Erklärung für diese Ergebnisse auch sein, dass es gerade die verminderten exekutiven Funktionen waren, die bei Kraftsportlern die Wahrscheinlichkeit eines Medikamentenmissbrauchs erhöhten.

Den Placeboeffekt mitnehmen

Alia Crum und Ellen Langer von der Harvard University in Cambridge durchleuchteten mehr als 80 weibliche Hotelangestellte hinsichtlich ihres körperlichen Gesundheitszustands und ihrer Fitness. Einer Hälfte der Probandinnen teilten die Untersuchungsleiter mit, dass ihre tägliche Arbeit, die insbesondere das Reinigen der Hotelzimmer umfasste, einem zweistündigen Fitnessprogramm entspreche und somit der Gesundheit sehr zuträglich sei. Den Hotelangestellten der Kontrollgruppe wurde diese Information nicht gegeben. Obwohl alle Probandinnen ihr Verhalten nicht veränderten, steigerte die informierte Reinigungsgruppe ihre körperliche Leistungsfähigkeit deutlich. Die informierten Probandinnen verringerten ihr Körpergewicht, ihren Blutdruck, den Fettanteil ihres Körpers und dadurch ihren Body Mass Index (BMI). Die Kontrollgruppe zeigte keine Veränderungen. Offensichtlich kann die Wahrnehmung unsere Körpervorgänge und unsere physische Leistungsfähigkeit beeinflussen.

In einer Folgestudie untersuchten Alia Crum und ihre Mitarbeiter die Wirkung des sogenannten *Placeboeffekts* direkt auf ein Hormon. Unser Hungergefühl wird durch das Hormon Ghrelin bestimmt. Wird es vermehrt ausgeschüttet, haben wir Appetit; sinkt der Spiegel von Ghrelin, stellt sich ein Sättigungsgefühl ein. Probanden tranken in dieser Studie einen 380 Kalorien »schweren« Milchshake. Der einen Gruppe erklärten die Versuchsleiter, dass dieser Drink auf einem neuen Diätkonzept basiere und nur 140 Kalorien habe, aber sehr gut schmecke. Der anderen Probandengruppe wurde vorgeschwindelt, der Drink sei eine reine Energiebombe und umfasse glatte 620 Kalorien. Tatsächlich beeinflussten diese Informationen den Hormonspiegel. Diejenigen, die meinten, sie hätten eine Kalorienbombe vor sich, zeigten einen starken Abfall des Ghrelinspiegels nach dem Konsumieren des Milchshakes und fühlten sich satt. Bei den anderen verhielt es sich genau umgekehrt. Der Ghrelinspiegel zeigte nur einen flachen Abfall, und die Probanden berichteten von einem anhaltenden Appetit. Augenscheinlich kann die Wahrnehmung unsere Körpervorgänge auf Hormonebene beeinflussen.

Christina Draganich und Kristi Erdal vom Colorado College ließen 164 Probanden in ihrem Schlaflabor übernachten. Am nächsten Morgen suggerierten sie der Hälfte ihrer Probanden, dass die Auswertungen der Analysen im Labor ergeben haben, dass diese in der Nacht schlecht geschlafen hätten. Den anderen wurde erklärt, sie hätten perfekt durchgeschlafen. In einem anschließenden Aufmerksamkeits- und Gedächtnistest schnitten die vermeintlich Ausgeschlafenen signifikant besser ab als diejenigen, die einen schlechten Schlaf vorgegaukelt bekamen.

Und auch im Sport konnte der Placeboeffekt beobachtet werden. In einer Studie der Universität Canterbury wurde Probanden mitgeteilt, dass der Hälfte von ihnen ein koffeinhaltiges Medikament verabreicht werde, während die andere Hälfte ein Placebo bekomme. Die Teilnehmer wurden danach gebeten, eine bestimmte Strecke zu radeln. In Wirklichkeit bekamen alle Teilnehmer ein Placebo, jedoch wurde der einen Hälfte der Probanden versteckt verraten, dass sie die Turbomedizin bekommen hätten, und der anderen Hälfte wurde suggeriert, das Placebo eingenommen zu haben. Die Radsportler zeigten im Durchschnitt eine Leistungssteigerung von 1,3 Prozent gegenüber ihrem Ausgangswert, wenn sie glaubten, das Medikament bekommen zu haben.

Diejenigen Probanden, die davon ausgingen, ein Placebo bekommen zu haben, zeigen eine Verminderung von 1,3 Prozent gegenüber ihrer Ausgangsleistung.

An der Universität Freiburg erfasste die Arbeitsgruppe um Hendrik Mothes über viele kurze Interviews bei 78 Erwachsenen die empfundene Anstrengung, während diese eine halbstündige Trainingseinheit auf dem Fahrradergometer absolvierten. Einer Gruppe der Probanden wurden zuvor in einem Video die positiven gesundheitlichen Aspekte des Radfahrens aufgezeigt, während die andere Gruppe ein Video sah, das die Erwartungen dämpfen sollte. Es zeigte sich, dass die gegenüber dem Radfahren zuvor positiv eingestimmte Gruppe weniger Anstrengung während der Radbelastung empfand.

Wurde Golfern suggeriert, dass sie den besten Putter einer beliebten Marke benutzen, steigerte dies signifikant ihre Golfperformance, wie die Forschergruppe um Frank Germann von der Universität Notre Dame zeigen konnte.

Der Placeboeffekt genießt keinen guten Ruf. Er wird oft als scheinbare Wirkung belächelt oder als »Beschummeln« des betreffenden Probanden abgetan. Dabei sind die positiven Effekte von Placebos real und objektiv messbar. Sie beweisen, dass wir mit unserem Bewusstsein unbewusste körperliche Vorgänge positiv beeinflussen können. Wenn Sie jetzt also Ihr persönliches Fitnessprogramm starten, seien Sie ruhig ein bisschen stolz auf sich! Genießen Sie den Erschöpfungszustand nach dem Sport! Hören Sie in Ihren Körper hinein und versuchen Sie, die positiven Veränderungen bewusst wahrzunehmen! Freuen Sie sich, wenn Ihre Fitness langsam besser wird! Wenn Sie das Gefühl verspüren, Ihre Feierabend-Joggingrunde heute besonders leichtfüßig bewältigt zu haben, erzählen Sie Ihrem Mann, Ihrer Frau, Ihrem Freund oder Ihrer Freundin davon! (Achtung: Erzählen Sie vielleicht nicht alle zwei Tage davon.) Mit Freude und Begeisterung können Sie die positiven Effekte der Bewegung steigern. Und da wir ja gesehen haben, wie positiv sich regelmäßige Bewegung auf das Wohlbefinden auswirkt, gibt es auch hierbei einen selbstverstärkenden Effekt, den Sie nutzen können.

Richten Sie Ihren Blick auf das Ziel

Die Sozialpsychologin Emily Balcetis von der Ohio University befasst sich in ihrer Forschung mit der Wahrnehmung visueller Objekte. Sie konnte in ihren Studien beispielsweise zeigen, dass Menschen, die von ihnen besonders begehrten Objekte größer und damit näher wahrnehmen als neutrale Objekte. Essen sieht für Menschen die gerade eine Diät halten, größer aus. Baseballspieler, die einen sportlichen Misserfolg hinter sich haben, sehen den Baseball kleiner als Baseballspieler, die gerade einen sportlichen Erfolg erlebt haben. Balcetis und ihre Mitarbeiter konnten zeigen, dass sportlich unfitte Personen eine vor ihnen aufgebaute Strecke mit Zielbereich signifikant als länger einschätzen als fitte, wenn alle Probanden diese Strecke danach mit kleinen Gewichten an den Beinen überwinden mussten. Folgt man diesen Befunden, dann wird Sie Ihr geistiges Auge zunächst etwas bremsen, wenn Sie nun mit regelmäßiger körperlicher Aktivität beginnen wollen. Aber es gibt Hoffnung: In einer Folgestudie führte die Arbeitsgruppe vor dem Gewichte-Lauf mit der Hälfte der unfitten Personen motivierende Gespräche, mit der anderen Hälfte nicht. Es zeigte sich, dass die Gruppe der unfitten, aber motivierten Probanden nun die Distanz so kurz wahrnahmen wie die Gruppe der körperlich Fitten. Zudem schätzten die Motivierten ihre Anstrengung während des Durchlaufens der Strecke signifikant als geringer ein. Bei den Unmotivierten trat keine Veränderung auf. Eine externe Motivationsspritze löst also die Bremse des geistigen Auges und lässt Sie während der Bewegung weniger leiden. Lassen

Sie sich also im Vorfeld und auch während Ihres Starts in eine bewegte Freizeit von Menschen oder Motivationsvideos begleiten, die Sie antreiben, Ihnen Mut zusprechen. So werden Sie anfangs weniger leiden. Und es gibt noch einen Tipp: Richten Sie Ihren Blick beim Bewegen auf ein Ziel. In einer weiteren Studie von Emily Balcetis wurde die Hälfte der Probanden angewiesen, während des Überwindens der vorgegebenen Strecke den Blick direkt auf das Ziel zu richten, während die andere Gruppe ihren Blick wandern lassen sollte. Die Gruppe, die das Ziel fokussierte, nahm im Vergleich zur Kontrollgruppe die Übung im Durchschnitt um 17 Prozent als weniger anstrengend wahr. Die größte Überraschung war hierbei jedoch, dass die Gruppe, die das Ziel im Blick hielt, es um 23 Prozent schneller erreichte als die anderen. Der Blick auf das Ziel beschleunigt offensichtlich die Beine und dämpft das Anstrengungsgefühl. Augenscheinlich sind hierbei die Parallelen zu dem Effekt, dass Athletinnen und Athleten oft bessere Laufzeiten erreichen, wenn sie sich hinter einen schnelleren Läufer »klemmen« können. Beginnen Sie gerade mit dem regelmäßigen Joggen oder Radfahren und knickt unterwegs Ihre Motivation ein, fokussieren Sie den Gipfel des Hügels, auf den Sie sich hinbewegen, oder richten Sie Ihren Blick auf Dinge, die auf Ihrer Strecke vor Ihnen liegen.

Bewegung bei der Arbeit – ein Tabu?

Wie es Detlev Ganten, Professor für Pharmakologie und Molekulare Medizin und Vorsitzender des Stiftungsrates der Stiftung Charité in Berlin, beschreibt, ist der Mensch als Folge des Selektionsdrucks auf Bewegung ausgerichtet. Der Körper von Menschen, die sich nur wenig bewegen, befinde sich evolutionär gesehen in einem höchst ungewöhnlichen Zustand. Wir können nun hinzufügen, das Gehirn der

Bewegungsträgen ebenfalls. Körperliche Betätigung kurbelt unseren Geist vielfältig an: Die exekutiven Funktionen werden gefördert. Wir können uns besser selbst regulieren, besitzen eine höhere Anstrengungsbereitschaft, geistige Operationen fallen uns leichter, und wir sind geistig flexibler. Gleichzeitig wird auf zellulärer Ebene die Kapazität unseres Denk- und Lernvermögens erhöht. Wir bekommen mehr Gehirngewebe und im Hippocampus sogar einige neue Nervenzellen. Also ab zum Sporttreiben!

Das klingt schön, ist aber im konkreten Fall oft gar nicht so einfach. Es gibt viele Lebensbereiche in unserer modernen Gesellschaft, in denen Bewegung ein Tabu ist; beispielsweise bei der Arbeit. Wer neben seinem Schreibtisch im Büro kurz eine Serie von Liegestützen absolviert, wird in den meisten Fällen für Verwunderung bei Kolleginnen und Kollegen und manchmal sogar für Missgunst und Ärger sorgen. Viele trainieren deshalb hinter geschlossener Bürotür – im Geheimen. Wer in der Fabrikhalle ein paar Strecksprünge absolviert, wird große Aufmerksamkeit auf sich ziehen. In unserer Gesellschaft wird die Bewegung der Freizeit zugeordnet. Dabei haben wir gesehen, dass Bewegung starke positive Effekte auf die Leistungsfähigkeit unseres Geistes hat und damit auch die Arbeitsleistung im Beruf kurz- und langfristig steigert. Bekannt ist, dass Bewegung uns vor Krankheiten schützt und, wie wir gesehen haben, unser Wohlbefinden steigert. Regelmäßige Bewegungspausen in Betrieben und Institutionen würden weniger Krankheitsausfälle zur Folge haben. Nach alldem, was Sie bisher in diesem Buch erfahren haben, liegt die Vermutung nahe, dass die Zeit, die für Bewegung in der Arbeitswelt aufgewendet werden müsste, in der Gesamtbilanz durch die Effekte auf die Arbeitsleistung mehr als nur kompensiert würde.

Sich außerhalb der Freizeit nicht zu bewegen, ist mit gesellschaftlichem Erfolg assoziiert, was vermutlich noch aus den Zeiten der Feudalherrschaft stammt, als es sich der Adel und die höfische Gesellschaft gut gehen lassen konnte, während das Volk schuftete. Der Chef fährt mit einem teuren Auto und selten mit einem teuren Fahrrad ins Büro. Um aber gerade in Drucksituationen, wie sie in einigen Berufen ständig auftreten, eine hohe Selbstregulation aufbringen und somit angemessene Entscheidungen treffen und einen »kühlen Kopf« bewahren zu können, dazu kann Bewegung sehr viel beisteuern.

Jeder, der sich aufmacht, mehr Bewegung in die Arbeitswelt zu integrieren, hilft, einen Sinneswandel anzustoßen. Vielleicht werden in naher Zukunft nicht nur Raucherzonen in Betrieben ausgewiesen, sondern zunehmend auch Bewegungsbereiche installiert, vielleicht sogar mit Duschmöglichkeiten. Nicht nur die Arbeitgeber würden davon profitieren, sondern auch die Gesellschaft. Wir alle würden gesünder, kreativer und innovativer werden.

6. Die Förderung exekutiver Funktionen bei Kindern und Jugendlichen

Kinder sind unregulierte Bewegungsturbos

Wie der Neuropsychologe Rodolfo R. Llinás beschreibt, brauchen nur Lebewesen, die sich bewegen, ein Nervensystem. Llinás illustriert dies anhand der *Ascidiacea*, auch Seescheide genannt. Dieses Manteltier ist in der ausgewachsenen Form sessil. Das heißt, die ausgewachsene Seescheide kann ihren Aufenthaltsort nicht mehr ändern. Im Larvenstadium kann sich die Ascidiacea für kurze Zeit im Wasser frei bewegen und ist dabei mit einem Gehirn von circa 300 Nervenzellen ausgestattet. Wenn die Seescheide einen geeigneten Untergrund findet, bohrt sie ihren Kopf in den Boden und wird sesshaft. Ist dieser Zustand erreicht, frisst sie den überwiegenden Teil ihres eigenen Gehirns auf. Offensichtlich wird dieses nun nicht mehr benötigt.

Brauchen wir Menschen unser Gehirn insbesondere für Bewegung? Interessant ist in diesem Zusammenhang, dass in den evolutionär sehr alten Bereichen unseres Gehirns die Areale, die Bewegungen kontrollieren, in direkter Nachbarschaft zu denen liegen, die Belohnungsvorgänge, Anreizverarbeitung und unsere Motivation regulieren. Erstere umfassen das dorsale Striatum, Letztere das ventrale Striatum.

Augenscheinlich wird die Verbindung zwischen Bewegung und Belohnung bei Kindern: Kinder wollen rennen, springen, Bälle treten und werfen. Sind keine Bälle da, greifen sie zu Steinen und Stöcken. Sie erleben es als lustvoll, Bäume oder Klettergerüste zu bewältigen, zu rutschen, zu schaukeln, zu hangeln. Kinder raufen gerne, spielen Fangen oder rennen um die Wette. Sprungbretter, Trampoline besitzen für Kinder hohen Aufforderungscharakter. Baumstämme und Mauern laden sie zum Balancieren ein. Nur Hunger oder Müdigkeit können sie bremsen. Bei Kindern manifestiert sich, was sich im Laufe von Hunderttausenden von Jahren im Genom festgesetzt hat. Bewegung ist im Menschen tief verankert. So überrascht es auch nicht, dass bereits vor mindestens 50.000 Jahren Kinder mit Steinen auf Ziele warfen, wie prähistorische Funde belegen.

Diese Gehirnbereiche für Bewegung, Belohnung und Motivation werden allesamt von Dopaminneuronen innerviert. In der Kindheit kommt es zu einer explosiven Vermehrung der Dopaminrezeptoren. Im Vergleich zu Erwachsenen besitzen Kinder deutlich mehr davon, die Menge nimmt im Laufe des Lebens stetig ab. Diese erhöhten Dopaminrezeptorendichten stehen in Verdacht, den kindlichen Spieltrieb und Bewegungsdrang zu vermitteln: Mäuse, bei denen ein deutlich erhöhter Bewegungsdrang beobachtet wird, zeigen im Vergleich zu ihren gemütlichen Kollegen eine erhöhte dopaminerge Aktivität, sie besitzen mehr Rezeptoren für den Botenstoff Dopamin und weisen anatomische Veränderungen im Dopaminsystem auf. Wie wir schon gesehen haben, führt bei Nagern die künstliche Unterdrückung dopaminerger Aktivität zu einer verminderten Anstrengung, trainierte Aufgaben zu bewältigen. Nach diesem Zusammenhang sorgt der gesteigerte Dopaminmetabolismus im kindlichen Organismus dafür, dass Kinder sich maximal mit ihrer Bewegungsumgebung auseinandersetzen und damit ihre innewohnenden Leistungsmöglichkeiten zur vollen Entfaltung bringen.

Im Hinblick auf den gesteigerten Dopaminumsatz ist es verständlich, dass viele Kinder kaum wissen, wohin mit ihrem Bewegungsdrang. Hinzu kommt, dass der präfrontale Kortex (PFC) und dessen dopaminerge Versorgung bei Kindern noch nicht ausgereift sind. Die Inhibition und Selbstregulation, die der PFC vermittelt und die dem Bewegungsdrang Einhalt gebieten könnten, sind bei Kindern stark vermindert. Kinder sind so gesehen unregulierte Bewegungsturbos. Auch dass Kinder oft die Tätigkeiten wechseln, erscheint damit plausibel: Machte Kindern im April noch Judo so viel Spaß, ist es im Juni plötzlich Fußball. Im nächsten Monat steht das Fahrradfahren im Mittelpunkt, um sich dann im Freibad auszutoben. Manche Eltern haben dabei Angst, ihren Kindern fehle es an Durchhaltevermögen. Das ist in vielen Fällen unbegründet. Die Kinder geben sich nur selbst immer neue Bewegungsaufgaben.

Bei Kindern geht es vor allem darum, ihrem Bewegungsdrang entsprechend Raum und Gelegenheiten zu bieten. Hinweise darüber, wie Kinder im Sport optimal lernen, werden Sie in diesem Buch noch viele finden. An dieser Stelle sei nur kurz auf die Ergebnisse einer japanischen Studie hingewiesen. Das Team um Kosuke Narita von der Gunma University schaute sich im Scanner die Gehirne von 50 Männern und Frauen im Alter von 20 bis 30 Jahren an. Dabei befragte man die Probanden nach ihrem Verhältnis, das sie bis zu einem Alter von 16 Jahren zu ihren Eltern hatten. Die Analyse ergab: Wer in der Kindheit eine überprotektive Erziehung erfuhr, also von den Eltern übermäßig behütet wurde, hatte deutlich weniger Substanz im PFC als jemand, der als Kind auch mal allein am Spielplatz herumtoben konnte. Das Defizit an Gehirnmasse im PFC war von der gleichen Größenordnung wie bei Erwachsenen, die als Kinder vernachlässigt wurden. Seien Sie also für Ihre Kinder da, aber lassen Sie Ihnen auch die Möglichkeiten, sich eigenverantwortlich verschiedensten Herausforderungen zu stellen! Der Sport bietet hierfür ein ideales Betätigungsfeld.

Kinder lieben es, wenn etwas plötzlich scheppert oder kracht. Vielleicht lässt sich bei den Bambinikickern oder -handballern die Motivation steigern und Lernvorgänge dadurch beschleunigen, dass es kracht und scheppert, wenn sie ein Ziel treffen oder die gewünschten Handlungseffekte auslösen, etwa mit einer Dosenpyramide im linken unteren Toreck oder einem Putzeimer auf dem Lattenkreuz. Genauso lassen sich Überraschungen mit dem Tennisschläger erleben. Kinder können Gummibälle mit ihrem Schläger über 50 Meter hoch schießen oder – Obstbauern entschuldigen bitte – kleine unreife Äpfel mit dem Tennisschläger über 100 Meter weit durch die Luft befördern. Um die Arbeitsgedächtniskapazität für das Spielgeschehen im Sport nutzen zu können, empfehle ich, die Spielregeln im Kindertraining in Geschichten zu verpacken. Kinder lieben Rollenspiele und Geschichten. Ihnen fällt es leicht, komplexe Verhaltensregeln einzuhalten, wenn diese in Geschichten oder Rollen verpackt werden. Erklärt man Kindern, dass der Ball ganz heiß wird, wenn man ihn in beide Hände nimmt, und er deshalb sofort »weggepasst« werden muss, dass in dem rot markierten Feld Haie schwimmen und man dieses nicht betreten darf oder dass der Torspieler ein großer Bär sein darf, der sich groß macht und Bälle jagt, sparen sich Trainerinnen und Trainer lange Erklärungen und ständige Hinweise.

Die exekutiven Funktionen bei den Kleinsten

Zuerst möchte ich voranstellen, dass das Wissen um die Bedeutung und Wirkung exekutiver Funktionen die Gefahr in sich trägt, bei allen Kindern unverhältnismäßig deutliche Defizite in den exekutiven Funktionen, insbesondere in der Selbstregulation auszumachen. Im Kindergarten, Supermarkt oder Freibad sieht man fremde oder die eigenen Kinder weinen, wenn ihnen etwas verwehrt wird. Viele Eltern kennen das Problem, dass Kinder nicht allein einschlafen wollen und ein großes Geschrei anstimmen, sobald sie das Kinderzimmer verlassen. Werden Kinder nebeneinander auf die Rückbank im Auto gesetzt, dann ist ein Streit nach einiger Zeit fast sicher. Auf dem Weg ins Bad zum Händewaschen sieht der Vierjährige sein Feuerwehrauto. Er wird im Bad nicht ankommen. Nachdem man allen Kindern im Bambinitraining erklärt hat, wer sich ein rotes und wer sich ein blaues Trikot holen soll, bleiben immer einige übrig, die ihre Zuteilung gleich wieder vergessen haben. Ein Kind wählt in der Eisdiele ein Zitroneneis aus. Nachdem das Geschwisterchen sich für Blaubeereis entschieden hat, schmeckt das Zitroneneis nicht mehr. Das Kind will nun ebenfalls dieses schöne Blau auf seiner Eiswaffel sehen.

Diese augenscheinlichen Defizite in Selbstregulation, Impulshemmung und Arbeitsgedächtnis sind in den meisten Fällen völlig normal. Die exekutiven Funktionen entwickeln sich erst im Laufe des Heranwachsens. Sie sind umso weniger ausgeprägt, je jünger die Kinder sind. Der präfrontale Kortex, die neuronale Zentrale dieser Fähigkeiten, ist erst ab etwa einem Alter von 20 Jahren vollständig ausgereift.

Was hilft Kindern, ihre exekutiven Funktionen optimal zu entwickeln? Meiner Meinung nach darf man nicht den Fehler begehen, die beobachteten förderlichen Effekte von Bewegung bei Heranwachsenden unreflektiert auf Kinder zu übertragen und Bewegung mit Sport gleichzusetzen. Im Hinblick auf Kinder sollte man zwei Dinge im Auge behalten. Wir haben gesehen, dass das kindliche Gehirn die Bewegungsmotivation eingebaut hat. Bekommen Kinder die Möglichkeit, sich auszutoben, werden sie es tun. Zudem waren im Tierversuch und beim Labortest mit Erwachsenen die Freiwilligkeit und der Spaß entscheidende Faktoren für positive Effekte von Bewegung auf die neuronalen Strukturen. Das ist bei Kindern natürlich genauso.

Es geht bei Kindern somit nur darum, Bewegungsanreize zu schaffen. Sie werden dann schon von sich aus loslegen, ihr selbstreguliertes Verhalten, ihre Impulshemmung und ihre Merkfähigkeit zu trainieren.

Wie das für Vorschüler aussehen kann, zeigt das Programm »Tools of the Mind«. Dies ist ein Kindergartenprogramm, das von Elena Bodrova und Deborah Lang entwickelt wurde und nachweislich große Effekte in Bezug auf die exekutiven Funktionen erzielt. In kleinen Spielen werden hierbei den Vorschülern Belohnungsaufschübe abverlangt. Sie müssen darüber hinaus Handlungen im Voraus planen, ihre Impulse hemmen und in unterschiedliche Rollen schlüpfen. Die großen Effekte dieses Programms auf die exekutiven Funktionen gründen vermutlich vor allem auf folgenden Aspekten:

Spiele stellen ein ideales Trainingsfeld für die exekutiven Funktionen dar. Spielen Kinder, haben sie Spaß. Freiwilligkeit und Motivation sind somit garantiert.

In Form von Wettspielen in kleinen Gruppen erleben es Kinder als spannend, auf ein Signal hin sofort still zu sein oder eine bestimmte motorische Handlung auszuführen, sich etwas zu merken und ihr Verhalten auf sich plötzlich verändernde Spielregeln hin anzupassen. Vor allem, wenn diese Wettspiele in Geschichten eingebettet sind, muss man Kinder dazu nicht aufwendig motivieren.

Schlüpfen Kinder in Rollen, dann versuchen sie, die gewählte Rolle möglichst lange durchzuhalten. Beispielsweise können Kinder nachweislich länger still stehen, wenn man so tut, als seien sie Soldaten, die Wache halten. Sie müssen sich ständig selbst regulieren, um der Rolle zu entsprechen. Die Prinzessin flucht nicht, der Ritter beschützt die Prinzessinnen und kümmert sich um die Burg. Der Pirat muss leise sein und sich anschleichen.

Wird das gemeinsame Spiel von einer Person angeleitet und intensiv betreut, haben Kinder vergleichsweise viele Gelegenheiten, ihre Selbstregulation und Impulskontrolle zu stärken. Die Kinder fühlen sich aufgefordert, die aufgestellten Regeln einzuhalten, entsprechende Manieren zu zeigen und Schimpfwörter zu vermeiden. Rituale wie gemeinsames Begrüßen und Verabschieden oder festgelegte Trinkpausen helfen den Kindern, sich selbstreguliert zu erleben. Solche Rituale erfordern eine Anleitung und Betreuung.

Viele der traditionellen Spiele, die von Kindern im Vor- und Grundschulalter gerne gespielt werden, fordern und fördern die exekutiven Funktionen. Wird die Musik bei »Reise nach Jerusalem« plötzlich unterbrochen, müssen sich alle einen Stuhl schnappen und still darauf sitzen. Derjenige, der leer ausgeht, fliegt raus. »Alle Vögel fliegen hoch« erfordert ständige kognitive Kontrolle und eine effektive Hemmung automatisierten Verhaltens. Wer bei »Auto« die Hände steigen lässt, hat die Runde verloren. »Ich packe meinen Koffer« – ein ideales Arbeitsgedächtnistraining.

Wie wir bereits gesehen haben, besitzt die Kombination von kognitiven und motorischen Anforderungen potenzierende Fördereffekte auf die exekutiven Funktionen. Bei diesen traditionellen Kinderspielen lässt sich die körperliche Beanspruchung von Kindern ohne großen Aufwand erhöhen. Beispielsweise kann man »Ich packe meinen Koffer« mit Pack- oder Laufbewegungen spielen. Bei »Alle Vögel fliegen hoch« kann man, anstatt nur die Arme zu heben, deutlich umfangreichere und komplexere Bewegungen ins Spiel einbauen. Die Kinder können dabei etwa von der Hocke aus möglichst hoch abspringen. Im Kinderspiel »Stille Post« denkt sich ein Kind eine Nachricht aus und gibt diese flüsternd von Mund zu Ohr an ein mitspielendes Kind weiter. Dieses wiederum gibt die Nachricht ebenfalls von Mund zu Ohr an das nächste Kind weiter. Auf diese Weise wandert die Nachricht durch die ganze Gruppe, bis der letzte Teilnehmer in der Reihe die Nachricht laut ausspricht. Stimmen die Nachrichten des ersten und letzten Kindes überein, gibt es einen Punkt. Dieses Spiel kann als Staffel mit kleinen Laufwegen gespielt werden. Damit stellt es hohe Anforderungen an die Impulshemmung der teilnehmenden Kinder, da sie während des Spiels leise rennen und still sein müssen, um die Informationsweitergabe nicht zu behindern. Gleichzeitig trainiert es das Arbeitsgedächtnis, weil sie sich die Botschaft viel länger merken müssen, als wenn alle nebeneinander sitzen.

Aber auch ganz alltägliche Bewegungssituationen helfen Kindern, ihre Selbstregulation auszubilden. Beobachtet man beispielsweise Kinder bei ihren ersten Versuchen, einen Ball zu prellen, dann sieht man, dass sie höchste Aufmerksamkeit auf den Ball und ihre Hand richten, sich durch nichts ablenken lassen und es immer und immer wieder versuchen. Ihre andauernde selektive Aufmerksamkeit und ihr Durchhalten werden in der Regel schnell belohnt. Sie schaffen es, den Ball erst dreimal und dann fünfmal zu prellen. Die Kinder erleben, dass Konzentrieren und Üben zu Erfolg führen können. Ähnliches geschieht bei Kindern, die Seilspringen, Fahrradfahren oder Rollschuhlaufen lernen.

Wie sieht eine für die exekutiven Funktionen förderliche Umgebung bei Kindern aus, die noch nicht das Kindergartenalter erreicht haben? In asiatischen Kulturen wird der Selbstregulation eine höhere Bedeutung zugemessen als in westlichen Gesellschaften. Asiatische Eltern vermitteln schon früh verschiedene Formen der Impulshemmung. Eine Studie zeigte, dass chinesische Vorschüler amerikanischen in der Impulskontrolle und Selbstregulation etwa ein halbes Jahr voraus waren. Die Kinder mussten in dieser Untersuchung beispielsweise nach links blicken, wenn sie ein Gesicht sahen, das nach rechts zeigte. Dreijährige Koreaner bewältigten solche Aufgaben so gut wie britische Kinder, die im Durchschnitt 17 Monate älter waren. Ich vertrete hier nicht die Ansicht, dass der asiatische Erziehungsstil der bessere ist. Ich möchte damit nur aufzeigen, dass frühe Einflussnahme auf die exekutiven Funktionen tatsächlich zu messbaren Effekten führt. Hierbei ist die elterliche Fürsorge sicherlich ein entscheidender Faktor. Die amerikanische Kriminologin Joan McCord setzte Daten, die in den 40er-Jahren des letzten Jahrhunderts über die Familie, Haushalte und das

Leben bestimmter Jugendlicher erhoben wurden, in Zusammenhang mit dem Verhalten dieser Menschen im späten Erwachsenenalter. Fehlende elterliche Aufsicht der damaligen Jugendlichen war die wichtigste Ursache für spätere Straftaten. Je mehr Zeit die Jugendlichen unter elterlicher Aufsicht verbrachten, umso geringer war die Wahrscheinlichkeit, dass sie später Straftaten begingen. In Verbindung mit den heutigen Kenntnissen über die Rolle der exekutiven Funktionen für Straffälligkeit und Sozialverhalten unterstreichen beide Studien die hohe Bedeutung elterlicher Fürsorge bei der Förderung exekutiver Funktionen im Kindesalter.

Was kann die Schule tun?

In deutschen Schulen sitzt man in der Regel fast die ganze Zeit. In den Pausen herumtobende Kinder sieht man fast nur noch in Grundschulen. Auf den weiterführenden Schulen sind es normalerweise nur noch eine Handvoll Jugendliche, die in der Pause kicken, Fangen spielen und herumrennen – meiner Beobachtung nach meistens nur aus der fünften und sechsten Klasse. Der Sportunterricht findet an weiterführenden Schulen überwiegend in den Nachmittagsstunden statt. Ähnlich wie der Kunstunterricht wird auch der Sportunterricht manchmal für ein ganzes Schuljahr komplett gestrichen oder um eine Wochenstunde gekürzt, wenn Sportlehrerinnen und -lehrer wegen Krankheit ausfallen oder an der Schule generell knapp sind. An den deutschen Grundschulen kann das Fach Sport mancherorts nur fachfremd unterrichtet werden. Wie groß wäre der Aufschrei bei Eltern und Politik, wenn über das ganze Schuljahr hinweg zwei Wochenstunden Mathematik ausfielen oder der Musiklehrer den Kindern die binomischen Formeln beibringen müsste? Sport hat als Unterrichtsfach an Schulen einen geringen Stellenwert.

Wie wir in den vorangegangenen Kapiteln gesehen haben, führt ein Mehr an Bewegung zu positiven Effekten auf die schulische Lernleistung. Nicht nur die sportliche Leistungsfähigkeit der Schüler und damit ihre körperliche Gesundheit werden langfristig unter einem bewegungsarmen Schulalltag leiden. Man verzichtet darüber hinaus auch auf die kurzfristigen und überdauernden Effekte auf die Lernleistung in den anderen Fächern. Nicht vergessen sollten wir auch die positiven Auswirkungen sportlicher Aktivität aufs allgemeine Wohlbefinden, was letztlich ein effektiver Schutz vor vielen mentalen und seelischen Problemen ist, die bei Kindern und Jugendlichen auf dem Vormarsch sind.

Im Folgenden möchte ich nicht über Bildungsideale oder die bildungspolitische Ausrichtung diskutieren. Das würde am Thema dieses Buchs vorbeiführen. Unabhängig von politischen Rahmenbedingungen gibt es eine Reihe konkreter Möglichkeiten, mit denen eine Schule den Kindern und Jugendlichen zu mehr Bewegung verhelfen kann. Die Schulen müssen mit einem bestimmten Kontingent an Lehrerstunden planen. Schulen haben ein festes, vergleichsweise kleines Kontingent von sogenannten Deputatsstunden, die nicht für den Fachunterricht vorgesehen sind und etwa für die Betreuung von Projekten und Arbeitsgemeinschaften eingesetzt werden können. Für die Betreuung von Bewegungsstunden außerhalb des Fachunterrichts stehen somit, wenn überhaupt, nur wenige Deputatsstunden der Schule zur Verfügung.

Eine Möglichkeit, um das Betreuungsproblem bei zusätzlichen Bewegungsangeboten zu entschärfen, besteht in einer Kooperation mit ortsansässigen Sportvereinen. Dabei stellt sich, neben der Bezahlung der Übungsleiter, generell jedoch ein Uhrzeitproblem. Die Schule benötigt die engagierten Helfer insbesondere um die Mittagszeit, wenn die Schülerinnen und Schüler Lücken im Stundenplan haben. Die Pause zwischen Vormittags- und Nachmittagsunterricht ist normalerweise die einzige große zusammenhängende Zeitspanne, in der ein Bewegungsangebot neben dem Fachunterricht implementiert werden kann. Die Betreuer aus den Vereinen haben sehr oft große Schwierigkeiten, zu diesen Uhrzeiten verfügbar zu sein. Eine andere Möglichkeit, die sich hierfür anbietet, sind ausgebildete *Schülermentoren*. Für Schulen in Baden-Württemberg gibt es die Möglichkeit, für bestimmte Sportarten Schülerinnen und Schüler über zentrale Lehrgänge zu sogenannten Schülermentoren auszubilden. Dies ist eine Art schulische Übungsleiterausbildung, bei der die Jugendlichen erfahren und einüben, wie man ein Training speziell in der Schule organisiert und durchführt. Schülermentorenlehrgänge werden beispielsweise im Fußball, Volleyball, Basketball, Handball, Hockey, Badminton, Leichtathletik und Turnen angeboten. Die Schülermentoren können Lehrkräfte bei der Betreuung von Bewegungsangeboten begleiten und damit Betreuungsengpässe entschärfen. In Baden-Württemberg beispielsweise gibt es seit einigen Jahren die Möglichkeit, das Freie Soziale Jahr (FSJ) im Bereich »Schule und Sport« zu absolvieren. Mithilfe dieser sogenannten FSJler können den Kindern und Jugendlichen vielfältige außerunterrichtliche Schulsportangebote bereitgestellt werden.

Pausensport ist eine weitere Möglichkeit für ein Bewegungsangebot und bietet sich vor allem für Schulen mit längeren Pausen zwischen dem Fachunterricht an. Beispielsweise kann man während der »großen Pause« die Sporthalle öffnen, damit sich die Schülerinnen und Schüler dort an Bällen und einfacheren Sportgeräten austoben können. Um allzu große Verschmutzung zu vermeiden, sollten die Schüler die Halle in Socken betreten. Mit der Hilfe von Schülermentoren kann auf diese Weise eine einzelne Lehrkraft die ganze Sporthalle zur beaufsichtigten Bewegungshalle werden lassen.

Der Weg zur Sporthalle ist in den meisten Schulen so weit, dass er nur für große Pausen lohnt. Für kleine Pausen könnten spezielle Bewegungsplätze innerhalb der Schule ausgewiesen werden. Es gibt immer mehr Schulen, die nach dem Doppelstundenmodell organisiert sind. Dabei werden grundsätzlich zwei Schulstunden à 45 Minuten hintereinander in einem Fach unterrichtet. Dabei kann eine kleine Pause innerhalb der 90 Minuten abgehalten werden. Hier könnte es eine Option sein, dass die Lehrkraft eine Fünf-Minuten-Bewegungspause anbietet. Die Klasse könnte das Klassenzimmer geschlossen verlassen und sich bei Ball- oder Fangspielen kurz verausgaben. Bewegt sich die Klasse intensiv, dann sollten in der anschließenden Unterrichtsphase weniger Disziplinprobleme und eine insgesamt erhöhte Arbeitsgedächtnisleistung auftreten. So lässt sich der zeitliche Verlust von Unterrichtszeit durch eine Bewegungspause über eine erhöhte Lernbereitschaft kompensieren.

Gesichert gilt mittlerweile, dass regelmäßige Bewegungspausen im Unterricht langfristig zu Steigerungen der Konzentrationsfähigkeit von Kindern führen. Dabei reichen schon Bewegungsphasen von fünf Minuten: Annette Worth und ihr Team von der Pädagogischen Hochschule Karlsruhe ließen einige Grundschulklassen über drei Wochen im Fachunterricht fünfminütige Bewegungspausen absolvieren. Dabei zeigte sich, dass die Kinder mit Bewegungspausen im Vergleich zu den Kindern in Klassen ohne Bewegungspause nach dem Interventionszeitraum einen signifikant stärkeren Anstieg ihrer Konzentrationsfähigkeit aufwiesen.

Oft liegen die Probleme allerdings nicht nur an der Betreuung, sondern auch am mangelnden Platz. An manchen Schulen ist die Sporthalle selbst über die Mittagszeit nahezu ausgebucht und somit stehen für zusätzliche Bewegungsangebote keine Räumlichkeiten zur Verfügung. Dieses Problem lässt sich etwas entschärfen, wenn die Schülerinnen und Schüler Spaß daran finden, sich im Freien auszutoben. Den meisten Jugendlichen ist dies bei trockenem Wetter in der Regel sogar lieber. Dafür bieten sich zum Beispiel Rasenflächen neben dem Schulgebäude oder ein angeschlossener Sportplatz an. Die Kinder und Jugendlichen müssen dann aber, insbesondere im Winter, mit Kälte, Schnee und Regen kämpfen. Bei entsprechender Kleidung ist das Austoben auch bei Minustemperaturen durchaus möglich. Damit die Kinder aber nicht die dicke Sportkleidung mit zur Schule schleppen müssen und diese danach völlig verschmutzt nach Hause bringen, kann man einen Trockenraum in der Schule einrichten. Nach Rücksprache mit dem Hausmeister und dem Schulträger kann man dafür möglicherweise einen Teil des Heizungskellers reservieren. Dort lagert dann die Outdoor-Kleidung samt den Schuhen. Vor dem Einsatz holen die Kinder die Kleider ab, ziehen sich um und bringen die Sachen nach Sport und Duschen wieder zurück in den Heizungsraum. Diese trocknen dann bis zum nächsten Einsatz.

Um die körperliche Fitness und die schulische Lernleistung zu fördern, richtete der Sport- und Physiklehrer Nicolas Wolf 2018 am Elisabeth-Selbert-Gymnasium Filderstadt (Baden-Württemberg) eine Klimmzugtrainingsstätte ein. An fest an den Wänden der Flure montierten Klimmzugstangen können Schülerinnen und Schüler während des Fachunterrichts sich eine kurze Bewegungsauszeit nehmen und Klimmzüge trainieren. Der Kraft- und Gesundheitscoach Wolfgang Unsöld entwickelte für dieses Projekt ein Trainingsprogramm, das schnelle Trainingserfolge ermöglicht und dabei den besonderen zeitlichen, räumlichen und sicherheitsbezogenen Anforderungen genügt sowie die unterschiedlichen Leistungsvoraussetzungen berücksichtigt. Es umfasst auch exzentrische Übungsausführungen mit häufigen Griffwechseln, sodass auch Jugendliche, die noch keinen Klimmzug ohne fremde Hilfe beherrschen, effektiv trainieren können.

In Deutschland starten immer mehr Schulen mit dem Ganztagesbetrieb. Hier endet die Schule nicht zur Mittagszeit, sondern die Schülerinnen und Schüler werden über die Mittagspause betreut, können in der Schulmensa essen und haben Zugang zu Räumen, in denen sie sich selbstständig beschäftigen können. In eine solche Organisationsform lässt sich Bewegung ideal einbinden. Bewegen sich die Schülerinnen und Schüler ausgiebig während der Mittagspause, wird dies positive Effekte auf das Verhalten der Klassen im Nachmittagsunterricht nach sich ziehen und sich langfristig positiv in den Schulleistungen niederschlagen.

Am Bildungszentrum Weissacher Tal in Baden-Württemberg können die Schülerinnen und Schüler der Unterstufe aus einem täglich wechselnden Angebot an Bewegungsformen wählen. In der Mittagspause werden montags Volleyball, Thai Chi und Hausaufgabenbetreuung angeboten, dienstags und donnerstags stehen »Ballschule« und »Fitness« zur Auswahl. Mittwochs können die Kinder und Jugendlichen zwischen allgemeinen Bewegungsspielen und einer Hausaufgabenbetreuung wählen. Freitags stehen Tennis und Volleyball auf dem Programm. Finanziell unterstützt wird das Bewegungsangebot von lokalen Sponsoren und dem Sportkreis. Zudem kooperiert die Schule hierbei mit den örtlichen Sportvereinen.

In zwei großen Pausen von jeweils zwanzig Minuten wird die Sporthalle geöffnet. Bei mir im Mathematikunterricht können sich die Klassen innerhalb der Doppelstunde vor dem Schulgebäude fünf Minuten mit Bällen und Spielen austoben. Die Bemühungen, ein Bewegungsangebot neben dem Sportunterricht zu installieren, sind für die Schulen organisatorisch aufwendig, aber finanziell überschaubar. Der Gewinn wiederum ist hoch. Neben den generell akzeptierten gesundheitlichen Wirkungen und den in diesem Buch erläuterten Effekten auf die schulische Lernleistung sind die identitätsstiftenden Effekte eines Mehr an Bewegung und Spiel in der Schule nicht zu unterschätzen. Wenn sich Kinder und Jugendliche außerhalb des regulären Unterrichts über verschiedene Klassen und Klassenstufen hinweg gemeinsam bewegen, zusammen trainieren und an schulischen Wettkämpfen teilnehmen, wenn Schülerinnen und Schüler höherer Klassen Jüngere anleiten, dann sind die Chancen hoch, dass es den Zusammenhalt aller Beteiligten einer Schule untereinander festigt. Die Schülerinnen und Schüler werden sich stärker mit ihrer Schule identifizieren, was sich positiv auf das Arbeitsklima aller Beteiligten auswirkt.

Die exekutiven Funktionen im Sportunterricht fördern

Sportunterricht ist ein ideales Handlungsfeld, um die exekutiven Funktionen von Kindern und Jugendlichen zu fördern. In den vorangestellten Kapiteln haben wir gesehen, dass Bewegung förderlich wirkt, wenn sie freiwillig erfolgt, dass sich Kinder ihre Förderung selbst abholen, wenn sich die Möglichkeit anbietet, dass aerobe Betätigungen förderliche Effekte auf die Lernleistung besitzen und dass kognitive Aufsetzer die Effekte auf die exekutiven Funktionen potenzieren. Haben Kinder und Jugendliche Spaß beim Bewegen, dann ist die Freiwilligkeit mehr als erfüllt. Das bedeutet jedoch nicht, dass man im Sportunterricht nur noch auf die Wünsche der Klasse eingeht. Das Erwerben vielfältiger Fertigkeiten in verschiedenen Sportarten ist zentraler Bestandteil von Lehr- und Bildungsplänen und ein ideales Trainingsfeld für die exekutiven Funktionen. Auch lässt sich das Erleben und Entwickeln von Freude an der sportlichen Bewegung nur über die Auseinandersetzung mit einem breiten Spektrum an Bewegungsangeboten verwirklichen.

Die aerobe Ausdauer sollte bei Kindern über Spiel- und Bewegungsformen entwickelt werden, die neben andauernden Phasen mittlerer und hoher körperlicher Aktivität auch schnelle Antritte, maximale Bewegungsgeschwindigkeiten und Krafteinsätze abfordern. Meiner Ansicht nach wäre es fatal, dass sich die Kinder im Sportunterricht nun möglichst viel rein ausdauernd bewegen oder sie auf der 400-Meter-Leichtathletikbahn Runden drehen. Der menschliche Körper verfügt über verschiedene Muskelfasern. Jeder Muskel besitzt einen Anteil an langsamen, aber ausdauernden Muskelfasern (Slow-Twitch-Fasern) und einen bestimmten Anteil an anderen Muskelzelltypen, die schnelle Bewegungen und hohe Kraftwerte ermöglichen (Fast-Twitch-Fasern). Der prozentuale Anteil an schnellen Muskelfasern bestimmt die maximal mögliche Kontraktionsgeschwindigkeit des Muskels. So überrascht es nicht, dass beispielsweise die maximale Laufgeschwindigkeit eines Menschen hochsignifikant positiv mit dem Prozentsatz an schnellen Muskelfasern korreliert. Das Verhältnis zwischen schnellen und langsamen Muskelfasern ist stark genetisch beeinflusst. Kinder weisen im Vergleich zum Erwachsenen einen höheren prozentualen Anteil sogenannter Intermediärfasern auf. Bei Jungen wird der Anteil auf etwa 13 Prozent geschätzt, während er bei erwachsenen Männern nur noch 2 bis 3 Prozent beträgt. Man geht davon aus, dass sich diese Intermediärfasern zu schnellen Muskelfasern wandeln, wenn Kinder frühzeitig schnelligkeitsorientiert trainiert werden. Umgekehrt führt eine frühe Ausdauerorientierung vermutlich zu einer Umwandlung der Intermediärfasern in langsam zuckende Fasern. Diese Verschiebung ist auch durch spezifisches Schnelligkeitstraining im Erwachsenenalter nicht mehr vollständig umzukehren. Der Grund liegt offensichtlich in der elektrischen Aktivität der Nerven, die die jeweiligen Muskelfasern ansteuern. Tauscht man bei Tieren die schnellen und die langsamen Muskelfasern versorgenden Nerven, verändern die Muskelfasern ihre Eigenschaften und chemische Zusammensetzung. Die schnellen Muskelfasern werden langsamer und ausdauernder, die langsamen Muskelfasern schneller. Bei Kaninchen konnten mittels Langzeitstimulation, die die elektrische Aktivität der langsamen Muskelfasern versorgenden Nerven simulierte, schnelle Muskelfasern in langsame umgewandelt werden. Da der Mensch maximale Bewegungsgeschwindigkeiten nur für eine gewisse kurze Zeit aufrechterhalten kann und nach einigen Sekunden die Geschwindigkeit senken muss, er sich aber ausdauernd viele Stunden lang bewegen kann, ist der Schnelligkeitsreiz für die Muskelfasern zeitlich unverhältnismäßig gering. Die Anpassung auf die Ausdauerleistung erfolgt somit deutlich schneller und geht zu Lasten der maximalen Kontraktionsgeschwindigkeit der Muskulatur. Deshalb kann selbst durch ein spezifisches Schnelligkeitstraining der prozentuale Anteil der schnellen Muskelfasern nur unwesentlich vergrößert werden. Durch Training kann lediglich der Querschnitt der schnellen Muskelfasern gesteigert werden. Werden Kinder frühzeitig einseitig ausdauerorientiert trainiert, verschlechtern sie ihre vorgegebene Muskelfaserzusammensetzung im Hinblick auf ein hohes Schnelligkeitspotenzial.

Im Sportunterricht sind Spielformen, die Schülerinnen und Schüler zwar grundlegend aerob beanspruchen, aber auch Bewegungsschnelligkeit abfordern, dem systematischen Ausdauertraining vorzuziehen. Es geht darum, die bisher im Sportunterricht angestrebte Ausgewogenheit an unterschiedlichen Belastungsformen beizubehalten und innerhalb der Bildungsvorgaben Bewegungsformen auszumachen, die für Kinder und Jugendliche hohen Aufforderungscharakter besitzen und bei denen sich das oben beschriebene Konzept der kognitiven Aufsetzer leicht verwirklichen lässt.

Diejenigen Bewegungsformen, bei denen die meisten Schulkinder und Jugendlichen einer Klasse Freude haben und Spannung erleben, sind Bewegungsspiele oder Staffelwettbewerbe. Lässt man Schulklassen wählen, so werden fast ausschließlich Spielformen gewünscht, bei denen es gilt, in Mannschaften zusammenzuspielen, sich nicht abwerfen oder fangen zu lassen oder schnell eine Sicherheitszone zu erreichen, Bällen auszuweichen und diese zu treten oder zu werfen. Diese Spiele bekommen dann oft verwunderliche Namen wie Zombieball, Völkerball, Bankball, Häschen jagen, Jägerball oder Tigerball. Diese lassen sich gut zur Erwärmung und zur Schulung der konditionellen und koordinativen Fähigkeiten einsetzen und erfordern in vielen Fällen sportartübergreifende Bewegungstechniken. In der Grundschule und in den Klassenstufen 5 bis 7 stehen auch Staffelwettbewerbe generell hoch im Kurs. Hintereinander möglichst schnell einen Hindernisparcour zu durchqueren oder Bälle durch vorgegebene Zonen zu bewegen, wird von Kindern mit viel Geschrei und Freude begleitet.

Diese Spiele werden in Abgrenzung zu den »großen Spielen« wie beispielsweise Fußball, Basketball, Handball, Volleyball »kleine Spiele« genannt. Das Ehepaar Erika und Hugo Döbler hat Hunderte solcher kleinen Spiele, die teilweise Kinder schon seit dem 18. Jahrhundert begeistern, in einer Sammlung dargestellt und geordnet. Im Sinne der geistigen Förderung von Schülerinnen und Schülern sind diese Spiele ideal, denn sie besitzen einen hohen Aufforderungscharakter und bieten eine große Variabilität der körperlichen Beanspruchung.

Der Sportunterricht bietet sehr viele Möglichkeiten fürs Training »mit kognitiven Aufsetzern«. Wie oben beschrieben, lassen sich die förderlichen Effekte von Sport auf die exekutiven Funktionen potenzieren, indem in die Bewegungen und Spielformen zusätzliche Aufgaben implementiert werden, deren erfolgreiche Bewältigung Anforderungen an das Arbeitsgedächtnis, die Inhibition, die kognitive Flexibilität und insgesamt an die Selbstregulation stellt.

Beispielsweise können Schüler in Übungsreihen zum Hand- oder Basketball die Passart wechseln, sobald ein Pfiff ertönt oder ein Spieler mit einem blauen T-Shirt den Pass bekommt. Bei Spielformen mit mehreren Toren geben solche Signale, die akustischer oder visueller Natur sein oder auch eine Auslösehandlung darstellen können, vor, auf welche Tore gespielt wird oder welche Spieler miteinander spielen.

Kindern können innerhalb einer Klasse verschiedene Tiere zugeordnet werden. Dabei starten plötzlich alle Säugetiere, alle Fleischfresser oder alle Tiere, die ein A im Namen haben, prellend auf die linke Hallenseite oder finden sich kurzfristig zu einer Mannschaft zusammen. Die Anforderungen lassen sich sehr einfach an das steigende Leistungsvermögen anpassen. Wer in den vorherigen Durchgängen oft erfolgreich war, darf mehrere Tiere gleichzeitig vertreten und muss sie sich damit merken. Dabei können laminierte Tierkarten mit einer kleinen Wäscheklammer an ein um den Oberkörper hängendes Parteiband angeheftet werden. So sehen alle Mitstreiter die Tierzuordnung, jedoch nicht der betreffende Spieler.

In Mittel- und Oberstufenklassen bietet sich an, statt Tiere Personen des öffentlichen und medialen Lebens auszuwählen. Auch die im Handel erhältlichen Spielkarten mit Figuren aus »Star Wars« oder Spielern der Fußballbundesliga eignen sich gut. Zudem sind auf solchen Karten immer bestimmte Eigenschaften und Punkte aufgedruckt, die sich in Signalzuordnungen einbinden lassen. Wer sich die Items nicht merken kann, darf jedoch kurz spicken. Ähnlich wie im Biathlon muss dieser Spieler aber daraufhin eine kleine Strafrunde oder Übung absolvieren.

Der Einsatz einer Verkehrsampel oder des Stroboskops aus der Physik bietet hierbei besonderen Spaß und kann geschickt zur Förderung der exekutiven Funktionen eingesetzt werden. Leuchtet die Ampel beispielsweise Rot oder blitzt das Stroboskop, dann dürfen die Schülerinnen und Schüler beim Tigerball das Wurfobjekt nicht mehr nach hinten passen. Bei Staffelspielen kann ein Wechsel der Ampelfarbe oder ein anderes Zeichen zum Beispiel bedeuten, die Fortbewegungsart zu verändern. Das Stroboskop sollten die Lehrkräfte jedoch in einen vergitterten Ballwagen setzen, damit es durch fliegende Spielgeräte keinen Schaden nehmen kann.

7. Exekutive Funktionen machen sportlichen Erfolg

Die Forschergruppe um Torbörn Vestberg vom Karolinska Institut Stockholm in Schweden schickte 31 männliche und 26 weibliche Fußballer in eine 40-minütige Testbatterie zur Erfassung des Niveaus ihrer exekutiven Funktionen. Etwa die Hälfte der Spielerinnen und Spieler kam aus der höchsten schwedischen Liga, die anderen aus der zweiten und dritten Liga. Die schwedischen Forscher überraschten die Fachwelt damit, dass Fußballerinnen und Fußballer der ersten Liga über bessere exekutive Funktionen verfügten als die Kickerinnen und Kicker der anderen Ligen. Nicht nur das. Die Fußballspieler schnitten in den Tests zur Erfassung der exekutiven Funktionen im Vergleich zu einer Kontrollgruppe, die aus Nichtsportlern bestand und in Alter und Geschlecht ebenso gemischt war, deutlich besser ab.

In einer Folgestudie betrachteten die Forscher die Leistungen der Fußballer beim Schießen von Toren und dem Vorbereiten von Toren in den Ligaspielen zwei Jahre später. Die Auswertung ergab, dass diejenigen Spielerinnen und Spieler mit den besseren exekutiven Funktionen auch eine höhere Anzahl von Toren und Torvorbereitungen auf ihrem Konto zu verbuchen hatten.

Hans-Erik Scharfen und Daniel Memmert von der Deutschen Sporthochschule Köln konnten 2019 bei hochtalentierten Nachwuchsleistungsfußballern zeigen, dass eine hohe Arbeitsgedächtnisleistung mit besseren Leistungen im Dribbling, Jonglieren und der Ballkontrolle einhergehen.

Augenscheinlich stehen Sport und exekutive Funktionen in wechselseitigem Verhältnis zueinander. Einerseits fördert Sport die exekutiven Funktionen, was sich in einer erhöhten geistigen Lernleistung niederschlägt. Andererseits hängt der sportliche Erfolg zu einem bestimmten Teil vom Niveau der exekutiven Funktionen ab – zumindest im Fußball. Möglicherweise offenbaren sich die exekutiven Funktionen im Fußballsport in einer größeren Handlungsschnelligkeit, einem schnelleren Entscheiden und angemessenen Handeln, einem besseren selbstregulierten Verhalten in Drucksituationen und einem effektiven Rückgriff auf das Arbeitsgedächtnis, wenn es darum geht, vielfältige Spielzüge und Bewegungsmuster zu erlernen und flexibel anzuwenden.

Diese Eigenschaften sind auch in anderen Spielsportarten wie beispielsweise Basketball, Handball, Volleyball oder American Football grundlegend. In diesen Sportarten wird ein explizites Training der exekutiven Funktionen, etwa nach dem Ansatz der kognitiven Aufsetzer, zu besseren Leistungen der Spielerinnen und Spieler führen. Möglicherweise sind bessere Leistungen in den exekutiven Funktionen auch mit besseren Leistungen in Individualsportarten assoziiert. Zum Beispiel erfordert eine hohe Spielleistung im Tennis, Badminton oder Tischtennis ebenfalls ein schnelles Entscheiden und angemessenes Handeln. Der Freikletterer muss am Fels ebenfalls schnell seine Griffe planen und oft in Bruchteilen von Sekunden anwenden und dabei die geeignete Route wählen. Im Skislalom gilt es, ständig Bewegungen im Voraus zu planen, im Geiste zu behalten und diese zeitlich und räumlich präzise abzurufen, will der Skifahrer die Ideallinie halten. Diese Fähigkeiten bestimmen mit Sicherheit auch den Erfolg im Rennsport. Motorsport oder beispielsweise auch das Freiklettern stellen in der Regel keine sehr hohen Anforderungen an die aeroben Ausdauerfähigkeiten. Deshalb empfiehlt es sich, das Training auf der Rennstrecke und am Fels oder Campusboard durch aerobe Ausdauereinheiten zu ergänzen, um die nachgewiesenen Effekte dieser körperlichen Beanspruchungsform auf die exekutiven Funktionen nicht zu verschenken.

Teil 2

WIE DIE BEWEGUNG IN DEN KOPF KOMMT

8. Von der Nervenzelle zum Tennisvorhandschlag

Bisher haben wir festgestellt, dass Bewegung das Gehirn fit macht und dieses sich gebrauchsabhängig verändert. Wir haben gesehen, welche Bewegungsformen die besten Effekte haben und welche Gehirnareale dabei beansprucht werden. Wir haben den Botenstoff Dopamin kennengelernt und gesehen, welch wichtige Rolle er für unsere Motivation und für die positiven Auswirkungen von Bewegung auf unseren Geist spielt. Dies war bisher ein sehr allgemeiner Blickwinkel. Was passiert aber ganz konkret im Gehirn, wenn man etwa einen Tennisvorhandschlag lernt? Die Hirnforschung kann auch diese Frage schon sehr weitgehend beantworten – und damit werden wir uns in den nächsten Kapiteln beschäftigen. Dabei werden wir wieder dem Striatum, unserem Hauptbahnhof im Gehirn, und unserem Lieblingsbotenstoff, dem Dopamin, begegnen. Mit dem Wissen über die neuronalen Vorgänge, die beim Erlernen und Ausführen von Bewegungen ablaufen, können wir unser Training verbessern – egal, ob wir selbst sportliche Höchstleistungen erbringen wollen oder als Trainerin oder Trainer unseren Schützlingen eine optimale Leistungsentwicklung ermöglichen möchten.

Neuronale Repräsentationen – Schaltkreise im Gehirn

An der Kontrolle und dem Erlernen willkürlicher Bewegungen sind nahezu der gesamte *Kortex*, auch Großhirnrinde genannt, sowie Strukturen, die darunterliegen und stammesgeschichtlich älter sind, wie die *Basalganglien* und das Kleinhirn beteiligt. Die Großhirnrinde macht etwa die Hälfte des gesamten Gehirngewichts aus und liegt wie ein Mantel und stark gefaltet über den Basalganglien und den anderen subkortikalen Strukturen. Die Faltungen sind vermutlich im Laufe der Evolution entstanden, da die Oberfläche des Kortex schneller gewachsen ist als der Schädel. Vorne im Kortex, also hinter unserer Stirn, sitzt der Ihnen schon bekannte PFC, also der präfrontale Kortex, der für die exekutiven Funktionen höchste Bedeutung besitzt. In den Basalganglien liegt das Striatum.

Zoomen wir zu Beginn einmal ganz nah heran und schauen uns an, was an den Verbindungen zwischen Nervenzellen abläuft, wenn wir uns bewegen. Die Kommunikation zwischen Neuronen geschieht über deren Synapsen. Die Synapsen dienen der Übertragung von Erregung von einem Neuron zum nächsten, genau genommen dienen sie als veränderbares Hindernis in der Erregungsübertragung. Die Signalübertragung geschieht in den meisten Fällen über chemische Botenstoffe, den sogenannten *Neurotransmitter*. Wird ein Neuron aktiv, erreicht eine elektrische Erregung dessen angeschlossene Synapsen. In dieser Form wird die Erregung über den kleinen synaptischen Spalt zwischen der vor- und der nachgeschalteten Synapse getragen – aber nur dann, wenn die an der Synapse ankommende Erregung eine bestimmte kritische Schwelle überschreitet. In diesem Fall schüttet die vorgeschaltete Synapse Botenstoffe in den synaptischen Spalt aus. Die Botenstoffe binden sich auf der anderen Seite des Spalts an Rezeptoren, worauf das Signal wieder in ein elektrisches umgewandelt wird. Sie können sich die Rezeptoren als eine Art Tunnel vorstellen, der normalerweise geschlossen ist. Wenn der passende Botenstoff sich an den Rezeptor bindet, öffnet sich der Tunnel für einen kurzen Moment und geladene Teilchen, wie Natrium-, Kalium-, Chlorid- oder Calcium-Ionen, können hindurchspazieren. Dadurch entsteht eine Spannung, welche das Neuron befähigt, elektrische Signale zu senden.

Den Botenstoff Dopamin haben wir ja schon kennengelernt. Weitere wichtige Botenstoffe im Gehirn sind beispielsweise Serotonin, Adrenalin, Noradrenalin und Acetylcholin. Im Gehirn existieren auch sogenannte elektrische Synapsen, die ohne Botenstoffe auskommen. Eine in jedem Fall entscheidende Eigenschaft der Synapsen ist, dass die kritische Schwelle, die entscheidet, ob ein Signal übertragen wird oder nicht, veränderlich ist. Zwischen zwei Neuronen kann es also sowohl zu einer Verstärkung als auch zu einer Abschwächung der Übertragungsstärke kommen. Die Umstellung der Synapsenstärke wird von einer veränderten synaptischen Biochemie und Gestalt begleitet. Wie Sie später sehen werden, steckt in diesen veränderten Synapsenstärken Ihr gesamtes sportliches Können.

Von einer *Repräsentation* spricht man, wenn ein Neuron oder eine Neuronengruppe durch ein bestimmtes Signal aktiviert wird. Man sagt, dieses Signal wird von den aktivierten Neuronen *repräsentiert.* Die Repräsentation kann man mit einem elektrischen Schaltkreis vergleichen, der sichtbar wird, sobald Strom fließt. Führt ein Volleyballer einen Schmetterschlag aus, so trägt er die Repräsentation der Bewegung bereits in seinem Gehirn. Bei der Ausführung des Schlags wird aus der »schlafenden« Bewegungsrepräsentation eine aktive. Welche Neurone bei einem Schmetterschlag aktiviert werden, wie also der Schaltplan der Repräsentation aussieht, wird über die Synapsenstärke geregelt. Ist die kritische Schwelle an einer Synapse für das erregende Signal zu hoch (also die Synapsenstärke zu niedrig), wird es blockiert. Ist die Synapsenstärke ausreichend, wird das Signal an das benachbarte Neuron weitergegeben. Dadurch wird dieses Neuron aktiviert und sendet nun selbst wieder elektrische Erregungen an seine Synapsen aus. Aus der Gesamtheit aller aktiven »feuernden« Neuronen entsteht also das neuronale Abbild der motorischen Aktion, die zu diesem Zeitpunkt vom Bewegenden ausgeführt wird.

Bewegung als Puzzle topografischer Karten

Mittels Ableitungen der minimalen elektrischen Ströme an den Neuronen, bildgebenden Verfahren und Computersimulationen konnten viele geordnete Repräsentationen von Merkmalen im Kortex und anderen Gehirnbereichen nachgewiesen werden. Ähnlich wie von Straßen und Hausnummern in einem Ortsplan konnten von den Repräsentationen sogenannte *topografische Karten* erstellt werden. Im Gehirn, so zeigt sich dabei, gilt das Prinzip der kurzen Wege: Neurone, die für ähnliche Aufgaben zuständig sind, liegen nah beieinander. Beispielsweise liegen die in der für die motorische Ansteuerung und die sensorische Wahrnehmung der Finger zuständigen Hirnregionen Neuronen in derselben Reihenfolge wie die Finger selbst. Entsprechendes gilt auch, wenn die Nachbarschaft nicht einfach räumlich, sondern in einem abstrakteren Sinne zu verstehen ist. Im visuellen Bereich des Kortex sind die auf die Erkennung von Kanten spezialisierten Zellen – ja, so etwas gibt es in Ihrem Kopf – so angeordnet, dass die von benachbarten Zellen bevorzugten Kantenorientierungen im Winkel nur wenig voneinander abweichen. Die Neurone, mit denen wir Tonhöhen erkennen, liegen wohlgeordnet in einer Reihe vom tiefsten bis zum höchsten Ton. Im sogenannten *somatosensorischen Kortex*, der unter anderem unsere Berührungsempfindungen vermittelt, existiert eine topografische Karte, die unsere Körperoberfläche repräsentiert. Auch im *motorischen Kortex*, der in die Bewegung einzelner Körperteile eingebunden ist, führen benachbarte, neuronale Aktivitäten zur Erregung benachbarter Muskelgruppen.

Die Großhirnrinde ist voll von topografischen Karten. Viele repräsentieren den Körper und den umgebenden Raum in verschiedenen Koordinatensystemen und Bezugsrahmen. Einige sind kopf-, andere rumpf-, arm- oder handzentriert. Man geht davon aus, dass diese Kartenstruktur ein allgemeines Organisationsprinzip des Kortex darstellt und noch viele unentdeckte Karten höherer Ordnung existieren. Deren Nachweis gelingt nicht, da die Eingangssignale nicht von der Außenwelt stammen, sondern von anderen Hirnbereichen und daher Ordnungsgesichtspunkte schwer auszumachen sind.

Von den topografischen Karten zum Körperschema

Die Entdeckung der topografischen Karten wurde nicht zuletzt aufgrund des von Wilder Penfield und Theodore Rasmussen entworfenen Homunculus weltbekannt, der den Menschen anhand einer symbolischen Nachzeichnung der mit den Kortexarealen assoziierten Körperteile darstellt. Der Homunculus ist gegenüber der tatsächlichen Körpergestalt stark verzerrt. Sowohl bei Tieren als auch beim Menschen steht die kortikale Repräsentation der Körperoberfläche im Verhältnis zu ihrer tastsinnlichen Bedeutung und nicht im Verhältnis zu ihrer tatsächlichen Fläche. Die kortikale Repräsentation der Hände ist zum Beispiel größer als die der Füße. Die Repräsentation der dominanten Hand ist größer und erscheint komplexer als die der nicht dominanten Hand.

Im Penfield'schen Homunculus liegt das Gesicht neben der Hand und die Genitalien neben den Füßen. Diese Ordnung galt lange als rätselhaft. 1998 veröffentlichte Martha Farah hierzu eine interessante Vermutung. Im Mutterleib liegen die Föten in einer ganz bestimmten Weise, wobei die Hände am Gesicht anliegen und die Beine so angewinkelt sind, dass sich die Füße neben den Genitalien befinden. Es ist naheliegend anzunehmen, dass dadurch im Gehirn des Fötus oft gleichzeitig ähnliche sensorische Eindrücke von Füßen und Genitalien (oder den Händen und dem Gesicht) ablaufen. Gestützt auf rechnerische Modelle besagt die Vermutung von Martha Farah, dass sich das Gehirn des Fötus entsprechend der verwandten Eindrücke organisiert und daher nach dem Prinzip der kurzen Wege die kortikale Repräsentation der Füße tatsächlich neben der Repräsentation der Genitalien zu liegen kommt. Es liegt nach dieser Hypothese also an der raumzeitlichen Regelhaftigkeit der verarbeiteten Information im Mutterleib, dass bei allen Menschen die kortikale sensomotorische Repräsentation so seltsam geordnet ist. In ganz seltenen Fällen können die Grenzen der Repräsentation einzelner Körperteile zerfallen. In der Neuropsychologie wurde von einzelnen Patienten berichtet, die einen Orgasmus nicht nur in ihren Genitalien, sondern auch in ihren Füßen spüren konnten.

Unser Körpergefühl ist ein physiologisches Konstrukt, das vom Gehirn auf Grundlage solcher Körperrepräsentationen aufgebaut wird. Diese neuronalen Karten, in denen die Repräsentationen sitzen, bilden sich durch eingehende Signale aus und werden ständig aktualisiert. Die eingehenden Signale können von anderen kortikalen Karten stammen oder von unseren Sinneszellen. Der Mensch hat sie nicht nur für Berührung und Schmerz. In unserem Gewebe sitzen Sinneszellen, die kleinste Bewegungen und Ortsveränderungen, Dehnungen von Muskeln und Sehnen, Drehungen von Gelenken und Veränderungen in der Belastung der Knochen registrieren. Diese mentale Repräsentation unseres Körpers und unseres Könnens, das sogenannte *Körperschema*, lässt uns passgenau die Zahnbürste in unseren Mund führen oder die Kaffeetasse präzise ergreifen, ohne dass wir darüber nachdenken müssen. Nehmen Sie etwa Ihren Badmintonschläger in die Hand oder ziehen Sie sich die Inlineskates an, dann greift Ihr Gehirn auf die entsprechenden neuronalen Repräsentationen zurück, die sich über viele Übungsstunden aus den raumzeitlichen Regelhaftigkeiten der Signale in Ihr neuronales Netzwerk eingeschrieben haben. Ihr Körperschema passt sich den neuen Umständen an.

Ihr Körperschema lässt sich kurzfristig hinters Licht führen. Mit schnellen Vibrationen lassen sich die Sinneszellen in den Muskeln austricksen. Sie brauchen hierzu einen Summer wie etwa einen elektrischen Rasierer oder eine elektrische Zahnbürste. Fixieren Sie diesen mithilfe eines Klebebands oder einer zweiten Person in der Ellenbeuge. Schließen Sie dann Ihre Augen und betätigen Sie den Summer. Ihr Arm wird sich anfühlen, als schrumpfe er. Die Vibrationen irritieren die dehnungsempfindlichen Rezeptoren in den Muskelspindeln. Diese schicken unter Vibration fälschlicherweise die Information ans Gehirn, dass sich gerade die Muskellänge verändert. Es gibt auch Stellen an jedem Gelenk, bei denen ein angelegter Summer den Eindruck eines sich verlängernden Gliedmaßes hervorruft. Finden Sie heraus wo!

Karten ändern sich durch Gebrauch

Das Gehirn besitzt die bemerkenswerte Fähigkeit, die topografischen Karten den Erfordernissen ihres Gebrauchs beständig anpassen zu können. Die Arbeitsgruppe um Michael Merzenich von der University of California in San Francisco beobachtete vor vielen Jahren, dass bei Affen, denen zwei Finger operativ miteinander verbunden wurden, die beiden separaten Repräsentationen dieser Finger zu einer gemeinsamen kortikalen Repräsentation fusionierten. Die Repräsentationen entzweiten sich, sobald die Finger wieder voneinander getrennt wurden. Der gebürtige Spanier Alvaro Pascual-Leone, der an der Albert-Ludwigs-Universität Freiburg Medizin und Neurophysiologie studierte und heute als Professor für Neurologie an der Harvard Medical School lehrt, konnte in den 1990er-Jahren zeigen, dass die kortikalen Karten der Finger bei einem täglich zweistündigen Training einer Fingerübung auf einer Klaviertastatur nach einer Woche signifikant an Größe zunahmen. Mittels bildgebender Verfahren konnte nach einem dreiwöchigen Training einer Bewegungsabfolge der Finger die Vergrößerung der kortikalen Bewegungsrepräsentation beobachtet werden. Eine deutsche Arbeitsgruppe um den heutigen Professor für Klinische Psychologie und Neuropsychologie an der Universität Konstanz, Thomas Elbert, beobachtete an professionellen Geigenspielern eine Vergrößerung des kortikalen somatosensorischen Bereichs für die Finger der linken Hand, mit der die Musiker die Saiten ihres Instruments greifen. Diese Repräsentationen bilden sich durch Gebrauch aus.

Vergleichbares gilt für Sportler, deren kortikale Karten sich ebenfalls durch sportliches Training verändern. Experten im Badmintonspiel besitzen im Vergleich zu Novizen größere motorische Repräsentationen der Hand. Eine französische Forschergruppe um Hervé Devanne konnte zeigen, dass Volleyballspieler im Vergleich zu Läufern größere und vermehrt überlappende Repräsentationen bestimmter Muskeln des Schulterbereichs besitzen. Zudem wurde bei den Angreiferinnen im Volleyball der Schlagarm auf der dominanten Körperseite von einem größeren kortikalen Bereich angesteuert als der Arm auf der nicht dominanten Seite. Beim Tai Chi wird während der langsamen Bewegungsausführungen die mentale Aufmerksamkeit auf die Körperextremitäten wie Arme, Hände und Finger gerichtet. Langjähriges Praktizieren von Tai Chi führt dadurch zu einer gesteigerten taktilen Schärfe. Das bedeutet, dass Tai Chi beispielsweise am Arm der Sportlerinnen und Sportler den minimalen Abstand verringert, bei dem zwei unterschiedliche Berührpunkte gerade noch als unterschiedlich wahrgenommen werden können. Dies verweist auf eine überdauernde Anpassung der kortikalen sensorischen Karten.

Solche gebrauchsabhängigen Anpassungen treten nicht nur im Kortex, sondern vermutlich in allen Gehirnbereichen auf. Wissenschaftler der Korea University of Medicine beispielsweise verglichen die Gehirne von professionellen Shorttrackläufern mit denen von Sportmuffeln. Beim

Shorttrack, einer speziellen Form des Eisschnelllaufs, wird auf einer Kreisbahn gegeneinander ein Rennen gefahren. Die Hirnscans offenbarten, dass bei den Shorttrackläufern die rechte Hemisphäre des Kleinhirns deutlich größer war als bei den Sportmuffeln. Wieso trifft es den rechten Bereich des Kleinhirns? Das Kleinhirn ist insbesondere in die Bewegungskoordination und die Gleichgewichtsreaktionen eingebunden. Da beim Shorttrack üblicherweise gegen den Uhrzeigersinn gelaufen wird, stehen die Läufer überwiegend auf dem kurvenäußeren Bein, dem rechten. Dieses wird vermehrt von der rechten Hemisphäre des Kleinhirns angesteuert. Jahrelanges Eisschnelllauftraining lässt nicht nur die Beinmuskulatur, sondern auch das Kleinhirn wachsen.

Bei einem Affen antworteten nach einem zweiwöchigen Training im Umgang mit einem Rechen Neurone, die zuvor nur den Greifraum des Affen repräsentierten, plötzlich auch auf den mit dem Rechen erreichbaren Raum – aber nur, wenn das Werkzeug tatsächlich benutzt und nicht einfach nur gehalten wurde. Ähnliches konnte die Forschergruppe um Alessandro Farnè und Lucilla Cardinali der Claude-Bernard-Universität in Lyon vor ein paar Jahren beim Menschen nachweisen. Die Forscher ließen 14 Probanden mit einem 40 Zentimeter langen mechanischen Greifarm ein kleines Objekt mehrmals ergreifen. Direkt im Anschluss veränderte sich ohne den künstlichen Greifer für eine kurze Zeitspanne die herkömmliche Greifbewegung. Die Bewegung wurde langsamer. Ein Training mit einem Gewichtsstück konnte diesen Effekt nicht erzielen. Es kann daher ausgeschlossen werden, dass die beobachtete Verlangsamung der natürlichen Greifbewegung auf eine Ermüdung der Hand zurückzuführen war. Allein der Gebrauch des Geräts veränderte kurzzeitig das raumzeitliche Muster der Greifbewegung. Die große Überraschung zeigte sich in einem Folgeexperiment: Der Gebrauch des Greifarms führte dazu, dass sich die von den Probanden wahrgenommene Länge ihres Arms um einige Zentimeter vergrößerte. Gemessen wurde dies, indem die Versuchspersonen nach dem Training mit dem mechanischen Arm bei verbundenen Augen mit einem Finger der anderen Hand auf Punkte über ihrem Ellenbogen und ihrem Handgelenk zeigten und dieser Abstand erfasst wurde.

Diese Vorgänge könnten die neurobiologische Grundlage dafür darstellen, dass Sportler mit zunehmendem Trainingsalter ihr Sportgerät als Teil ihres Körpers erfahren. Der Tennisschläger wird zur Verlängerung der Hand, der Ski zur Verlängerung des Fußes. Tatsächlich erfährt die Hand des Tennisspielers über den Schläger alle auftretenden mechanischen Kräfte. Mit entsprechendem Training wird ein heranfliegender Tennisball mit dem Schläger präziser getroffen als mit der Hand gefangen. Verändern sich die mechanischen Eigenschaften eines Sportgeräts, dann stimmen für kurze Zeit die entsprechenden neuronalen Repräsentationen nicht. Deshalb hängen manche professionellen Skirennläufer so sehr an ihrem alten Rennschuh oder dem vorjährigen Skimodell, da hierbei über eine lange Zeit intensiven Trainings eine perfekte Passung zwischen Kortex und den Geräteigenschaften hergestellt wurde.

Die Anpassungsleistung neuronaler Karten

Neuronale Karten koordinieren unsere Position im Raum, zum Ball, sagen Flugkurven und Treffpunkte anfliegender Bälle und anderer Sportgeräte vorher, bewerkstelligen Wurf-, Greif- und Schlagbewegungen, lassen uns koordiniert ducken, springen, ausweichen, drehen, rollen und rennen. Während Wachstumsschüben können Kinder und Jugendliche zeitweilig die Passung zwischen dem Körpergefühl und der Einbettung in die Welt ein wenig verlieren. Die Anpassungen der neuronalen Karten halten in diesem Fall nicht mit den schnell ablaufenden Veränderungen der Bein- oder Armlänge Schritt. Sicher beherrschte Bewegungen können von den Heranwachsenden plötzlich nicht mehr in Perfektion ausgeführt werden, manche Bewegungsabläufe erscheinen grob und staksig. Aufgrund der dargelegten Zusammenhänge ist es für den Sportler in solchen Fällen bedeutsam, weiter am Training festzuhalten. Je häufiger der »neue« Körper »gebraucht« wird, desto besser können sich die neuronalen Karten an die sich verändernden, körperlichen Verhältnisse anpassen. Nur durch Übung und Training kann sich das Körperschema den neuen Gegebenheiten anschmiegen.

Wenn Sie sich bewegen, trainieren Sie im Grunde immer Ihre neuronalen Karten. Wird die Organisation dieser Karten im Tierversuch künstlich unterbunden, dann ist motorisches Lernen fast nicht mehr möglich.

Rainer Wollny von der Martin-Luther-Universität Halle-Wittenberg suchte in bewegungsbiografischen Daten und dem kalendarischen Alter der Menschen Antworten auf die Frage, warum manche Menschen Bewegungen besser lernen als andere. Er fand heraus, dass die Quantität und Qualität vorangegangener Lernerfahrungen herausragende Bedeutung für die motorischen Optimierungsfähigkeiten besitzen. Dabei hatte das kalendarische Alter seiner Untersuchungsteilnehmer nur einen geringen Einfluss auf deren motorische Lernleistungen. Häufiger Gebrauch trimmt die topografischen Karten. Vielfältige Bewegungserfahrungen formen ein großes Repertoire von Bewegungsrepräsentationen aus, auf die Menschen zurückgreifen können, wenn sie vor neuen Bewegungsaufgaben stehen.

1920 wurde in Indien ein etwa achtjähriges Mädchen aus einem Wolfsrudel befreit. Das »Wolfsmädchen« Kamala brauchte sehr lange, bis es lernte, aufrecht zu stehen und einige Schritte auf zwei Beinen zu gehen. Hatte sie es eilig, ließ sie sich stets wieder auf alle viere fallen. Kamalas koordinative Fähigkeiten gingen nicht über die der Wölfe hinaus. Ihr Beispiel zeigt: Das menschliche Gehirn und die typischen menschlichen Fähigkeiten entwickeln sich nicht von selbst. Die Ausformung menschlicher motorischer Leistungen erfordert eine adäquate soziale und motorische Einbettung in der Kindheit.

Die Anpassungskapazität kortikaler Karten ist im Kindesalter größer als im Erwachsenenalter. Die oben berichteten kortikalen Veränderungen der linken Hand von professionellen Geigenspielern waren umso größer, je früher die Geigenspieler mit dem Spielen des Instruments begonnen hatten. Dies steht in Einklang mit Studien zur Neurorehabilitation und dem Alter der Patienten. Durchtrennt man beispielsweise in einer Operation einen Nerv, der die Hand versorgt, dann wachsen mit der Zeit neue Nervenfasern vom Punkt der Durchtrennung aus entlang der alten Fasern zur Hand und zu den Fingerspitzen. Landen diese neuen Nervenfasern an der Haut, dann ist der Tastsinn zunächst noch nicht hergestellt. Das Gehirn muss erst mittels des eintreffenden Inputs diese neuen Nervenfasern richtig kartografieren. Dieser Vorgang dauert im Alter deutlich länger als in jungen Jahren. Bei Patienten, die im Alter von zehn Jahren operiert wurden, ist nach zwei Jahren bei allen der Tastsinn wieder vorhanden, bei Vierzigjährigen sind es nach zwei Jahren weniger als 20 Prozent. Dabei wird der Tastsinn bei allen Patienten wieder vollständig hergestellt, nur die Zeitdauer vergrößert sich im Alter deutlich.

Die sinkende Anpassungsfähigkeit wird auch beim Spracherwerb deutlich, wie Studien aus den USA zeigten. Kinder, die vor dem siebten Lebensjahr aus China und Korea in die USA kommen, erlernen Englisch nahezu fehlerfrei. Schon mit zwölf Jahren lassen sich Unterschiede in der sprachlichen Qualität messen, und wer erst mit 17 Jahren einwandert, kämpft in der Regel sein Leben lang mit der neuen Sprache.

Die altersbedingten Unterschiede in der Anpassungsfähigkeit neuronaler Karten zeigen sich nicht nur beim Menschen. An der Stanford University wurden jungen Eulen

Prismenbrillen aufgesetzt, die ihre Blickrichtung und damit ihre Wahrnehmung veränderten. Die Jungtiere benötigten drei Wochen, um sich daran zu gewöhnen. Als sie erwachsen waren, konnte man ihnen die Prismenbrillen beliebig auf- und absetzen. Sie hatten keine Umstellungsprobleme. Eulen, denen die Prismenbrillen nicht in der Kindheit, sondern erst im ausgewachsenen Stadium aufgesetzt wurden, lernten dagegen nicht mehr, sich an die veränderte Wahrnehmung zu gewöhnen.

Unser sportliches Können versteckt sich in dem landkartenartig organisierten Netzwerk der Nervenzellen in unserem Gehirn. Durch aktive Auseinandersetzung mit der Bewegungsumwelt ändern sich Feinstruktur und Organisation der neuronalen Karten. Jedes Mal, wenn wir eine Herausforderung bewältigt haben, werden die Karten angepasst – und das ein Leben lang. Egal, ob Sie schon als Kind das Skifahren erlernten oder ob Sie erst mit grauen Haaren damit angefangen haben, die weißen Hänge herunterzurutschen, die sensorischen und motorischen Karten in Ihrem Gehirn haben sich in beiden Fällen darauf angepasst. Allerdings fallen die Veränderungen in der Kindheit stärker aus. Die größere Anpassungsleistung neuronaler Karten in jungen Jahren berücksichtigend, sollte man Kindern schon früh eine vielfältige Bewegungsumwelt bieten, damit sie das Anpassungspotenzial der neuronalen Karten voll entwickeln können. Lassen Sie Ihren Kindern den nötigen Freiraum, die Lernumgebung aktiv zu erkunden! Nur so können sie selbstständig vielfältige Handlungs-Effekt-Verknüpfungen auslösen, die fürs motorische Lernen so wichtig sind. Die Vielfalt der Anregungen fördert in der Auseinandersetzung mit der Umwelt das Gehirnwachstum und die Gehirnausreifung, was sich in einer höheren Lernleistung niederschlägt.

Müssen Sie Ihren Kindern eine maximal anregende Umgebung und Lernmöglichkeiten bieten, um sie optimal zu fördern? Wie sie oben gesehen haben, bewältigten Ratten, die in einer anregenden Umgebung aufwuchsen, Lernaufgaben schneller und besaßen mehr Synapsen und Neurone. Hinsichtlich einer frühen motorischen Förderung ist der Schluss »je anregender, desto besser« nicht zu ziehen: Bei den Experimenten entsprachen die anregenden Laborumgebungen eher der normalen Umgebung einer wild lebenden Ratte. Abwasserkanäle und Müllhalden sind alles andere als anregungsarm. Aufgrund der sich vergleichsweise langsam entwickelnden Kompetenzen und Fertigkeiten besteht beim Menschen im Unterschied zur Ratte das Problem der Angemessenheit der Anregung. Bei Ratten ist das Gehirn nach einigen Monaten ausgereift. Beim Menschen ist die Gehirnreifung auch im Vergleich zu Primaten stark verzögert. Die funktionelle Verdrahtung kortikaler Areale, insbesondere des präfrontalen Kortex (PFC), geschieht beim Menschen sehr allmählich und erst nach der Geburt. Wie bereits erwähnt ist der PFC beim Menschen erst mit etwa 20 Jahren voll ausgereift. Computersimulationen von neuronalen Netzwerken, die sich eigens mit den Wechselwirkungen von Gehirnreifung und Lernen beschäftigen, zeigten, dass die Reifung des Gehirns genauso abläuft, wie ein guter Lehrer vorgehen würde. Wie es der deutsche Hirnforscher Manfred Spitzer beschreibt, ist der Gedanke im Grunde ganz einfach: Wenn wir in der Schule ein kompliziertes Stoffgebiet lernen würden, dann sorge der Lehrer dafür, dass wir mit einfachen Beispielen beginnen und sich uns daraus zunächst einfache Zusammenhänge erschlössen. Seien diese erst einmal gefestigt, kämen im nächsten Schritt etwas kompliziertere Strukturen »oben drauf«, die man nur richtig verstehe, wenn man zunächst die einfachen gelernt habe. Und so gehe es weiter, Schritt für Schritt, bis wir ausgehend vom Einfachen hin zum Schwierigen einen insgesamt komplexen Stoff beherrschen würden. Im Leben jedoch sei die Sache anders: Sobald wir das Licht der Welt erblicken würden, würden die unterschiedlichsten Reize auf uns einprasseln, deren Struktur und

Charakteristik von ganz einfach bis ganz kompliziert reiche. Die Tatsache, dass sich das Gehirn entwickle und zunächst nur einfache Strukturen überhaupt verarbeiten könne, stelle nun genau den beschriebenen Ablauf sicher. Weil das Gehirn zunächst nur Einfaches lernen könne, würden die Grundlagen richtig gelegt, auf die die Entwicklung später aufbaue.

Finden wir die richtige Entwicklungsgeschwindigkeit, können wir optimal lernen. Ein Zweijähriger oder ein Fußballanfänger werden beim Kopfballtraining mit einer Profimannschaft ihr Können wenig verbessern. Auf die Angemessenheit der Bewegungsumwelt kommt es an. Bei der Vermittlung motorischer Fertigkeiten gehe es nach dem Sportdidaktiker Herbert Leikov darum, den Lernenden »dort abzuholen, wo er stehe«. Starten Sie oder Ihre Schützlinge in einer Sportart neu, müssen Sie ausgehend von den jeweils später geforderten Fertigkeiten diese in einfache, leicht zu erlernende Grundkomponenten unterteilen. Bevor man sich etwa an einen Handstützüberschlag vorwärts wagt, sollte der Lernende eine Körperkrümmung vorwärts, eine Körperkrümmung rückwärts und den kurzzeitigen Stütz im Handstand halten können. Auf diesen Überlegungen gründen in der Regel zum Beispiel methodische Übungsreihen, wie Sie sie vielleicht aus dem Sportunterricht oder dem sportlichen Training kennen. Solche Übungsreihen bringen den Lernstoff in eine aufsteigende Ordnung, die vom Lernenden der Reihe nach abgearbeitet werden soll. In den meisten Fällen beginnt die Reihe zunächst mit einfachen Bewegungssituationen und bietet mit fortschreitendem Können immer komplexere koordinative Aufgaben.

Trainierte Synapsen

Wie wir gesehen haben, führt motorisches Training zu Vergrößerungen kortikaler Repräsentationen. Beim Geigenspieler nehmen die Repräsentationen der Finger mehr Raum ein, beim Volleyballer die Repräsentationen der Schultern. Ist dies darauf zurückzuführen, dass die zuständigen topografischen Karten mit jeder technischen Verbesserung erweitert werden? Auf den ersten Blick scheint dies plausibel. Würden für eine bestimmte Bewegung mehr Neurone aktiv, wären eine entsprechend feinere und genauere Steuerung und Kontrolle der Bewegung möglich. Folgt man der Idee, ergibt sich aber ein Platzproblem. Jede starke Vergrößerung kortikaler Kartenrepräsentationen ginge irgendwann auf Kosten benachbarter Repräsentationen. Bei einem Geigenvirtuosen müsste also die Handschrift leiden. Nun haben wir im ersten Teil des Buchs gesehen, dass der »Gehirndünger« BDNF die Gehirnmasse im PFC wachsen lässt. Schafft sich das Gehirn also mehr Platz, wenn es für die Repräsentationen zu eng wird? Allerdings besitzt auch dieser Vorgang Grenzen. Würden durch Gebrauch alle Gehirnbereiche anwachsen, würde es unter der Schädeldecke reichlich eng werden. Die Natur muss also eine Alternative eingerichtet haben.

Die Theorie der Repräsentationen im Gehirn geht auf den kanadischen Neurophysiologen Donald Hebb zurück. Er stellte 1949 ein Modell vor, wie die Speicherung von Erlerntem im Gehirn ablaufen könnte. Nach Hebbs Theorie liegt für jeden Gedächtnisinhalt eine Repräsentation vor, also ein Schaltkreis aktiver Nervenzellen im Gehirn, wobei jedes Neuron innerhalb der Repräsentation ein bestimmtes Merkmal kodiert. Hebb postulierte schon damals, dass sich die Repräsentation über die Synapsenstärke formieren müsste. Wenn die Neurone häufig gleichzeitig erregt werden, würden sich die Synapsen zwischen diesen Neuronen verändern und die Verbindung würde gestärkt. Werden also bestimmte Neurone oft gemeinsam aktiv, etwa beim Üben einer Bewegung, würde damit die Übertragung zwischen diesen Neuronen immer leichter werden. Die Repräsentation der Bewegung, also der Schaltkreis als Ganzes, müsste damit immer leichter zu aktivieren sein. Laut dieser Theorie verhält sich das Gehirn wie ein Baumeister, der immer die Wege ausbaut, auf denen der meiste Verkehr herrscht.

Die von Hebb postulierten synaptischen Veränderungen wurden in den letzten dreißig Jahren in vielen Gehirnbereichen beobachtet. Den Durchbruch erzielte hierbei der gebürtige Österreicher Eric Kandel, der 1939 in die USA emigrierte. Er konnte den Zusammenhang zwischen einem Lerneffekt und einer erhöhten Synapsenstärke an Meeresschnecken belegen, wofür er im Jahre 2000 den Medizin-Nobelpreis erhielt. Die Schnecken wurden mit einer elektrischen Sonde gereizt, woraufhin sie ihre Fühler einzogen. Irgendwann zogen sie die Fühler auch ein, wenn die Sonde nicht unter Strom stand. Sie hatten sich das unangenehme Ereignis gemerkt. Gleichzeitig veränderte sich die Kommunikation der Nervenzellen. An zwei Neuronen – das eine sensorisch und das andere motorisch – zeigte Eric Kandel, dass sie einander immer stärkere Signale zusandten, je eingeprägter das trainierte Verhalten wurde.

An isolierten Neuronen der Meeresschnecke in einer Nährlösung konnte er schließlich auch bestätigen, dass Neurone ihre Verbindung zueinander stärken, wenn sie wiederholt miteinander regelhaft, also *korreliert*, aktiviert werden. Das bedeutet, dass die einer Synapse vorgeschaltete und die nachgeschaltete Zelle gleichzeitig aktiv sein müssen, damit eine Synapse ihre Übertragungseffizienz steigert. Also genau das, was Hebb in seinem Modell propagierte.

Die nachhaltige Steigerung der Synapsenstärken wird als *Langzeitpotenzierung* (LTP – kurz für »long term potentiation«) bezeichnet. Es wurde kurz nach Kandels Entdeckungen auch die überdauernde Verminderung der Synapsenstärken beobachtet, was als *Langzeitdepression* (LTD – kurz für »long term depression«) bezeichnet wird. Mittlerweile konnten die Veränderungen der Synapsenstärke bei vielen Spezies und in vielen Gehirnregionen beobachtet werden. Man geht davon aus, dass es sich hierbei um einen universellen Mechanismus handelt: Lernen ist die durch Aktivität ausgelöste Veränderung synaptischer Verschaltungen. Unser gesamtes sportliches Können steckt also in der Übertragungsstärke der Synapsen.

Nach der Hebb'schen Theorie kann man auch den Effekt von Übung erklären. Wiederholt man mehrmals die gleiche Bewegung, werden immer wieder die gleichen Neurone gemeinsam aktiviert. Allein daraus sollte sich die Repräsentation der Bewegungen immer schärfer ausbilden, die über die Übungswiederholungen hinweg ähnlich war. Vor allem in der populärwissenschaftlichen Sportliteratur wird diese Modellvorstellung oft als Begründung für die herausragende Stellung des Übens und der hohen Trainingsumfänge im Spitzenbereich benutzt. Wir werden aber später noch sehen, dass die Vorgänge in Wahrheit etwas komplexer sind.

Inzwischen steht fest, dass sich Synapsen sogar komplett neu bilden, wie Jeffrey Kleim von der Arizona State University an Ratten nachweisen konnte. In Studien der University of Oxford und des University College London gelang der Nachweis für das menschliche Gehirn anhand von Probanden, die an einem mehrwöchigen Jongliertraining teilnahmen. Die Neubildung von Synapsen bedeutet, dass Neurone in Kontakt treten, die vorher nichts miteinander zu tun hatten.

Durch Lernen werden in unserem Gehirn Verschaltungen geschaffen und Schaltkreise angelegt. Die Neurone werden untereinander besser vernetzt. Die Information in unserem Gehirn steckt also nicht in den Neuronen, sondern in den Verbindungen dazwischen. Jedes Neuron kann dabei in mehreren Schaltkreisen eingebunden werden. Das Platzproblem unter unserer Schädeldecke wird dadurch auf geradezu geniale Weise entschärft. Bestünde unser Gehirn aus fünf Neuronen, gäbe es zwölf verschiedene Wege zwischen den Nervenzellen, die für Repräsentationen genutzt werden könnten, bei zehn Neuronen wären es schon über 180.000, bei 100 Neuronen ist es eine Zahl mit 155 Stellen. Die 100 Milliarden Nervenzellen in unserem Gehirn bieten also ein praktisch unendliches Reservoir möglicher Verknüpfungen.

Nervenzellen arbeiten im Team

Bisher standen die Synapsen im Mittelpunkt. Was machen eigentlich deren Chefs, die Neurone? Ein Neuron kann zwei entscheidende Dinge: aktiv sein, was man auch *feuern* nennt, und nicht aktiv sein. Wenn ein Neuron feuert, dann sendet es minimale elektrische Ladungen an seine Synapsen. Entscheidend ist dabei die Frequenz, also die Anzahl elektrischer Entladungen pro Zeiteinheit. Entladungen treten überwiegend im Frequenzbereich von 1 bis etwa 100 Hertz (Entladungen pro Sekunde) auf. Ein einzelnes Neuron kann in der Regel in verschiedenen Frequenzen feuern. Dies kann man beispielsweise durch sogenannte Einzelableitungen messen. Dabei werden ganz dünne, nadelförmige Sonden auf eine Nervenzelle gesetzt, die deren elektrische Entladungen erfassen. In motorischen Kortexbereichen, die, wie der Name schon sagt, für unsere Bewegung zuständig sind, korrespondiert die Frequenz mit unterschiedlichen Merkmalen von Bewegung. Über solche Einzelableitungen fand man etwa Neurone, deren Aktivitäten mit der jeweils eingesetzten Kraft, mit der Geschwindigkeit oder mit der Richtung von Arm- oder Beinbewegungen in Zusammenhang standen. Einzelne Neurone scheinen bestimmte Funktionen innerhalb einer motorischen Aktion zu übernehmen.

Würden allerdings Bewegungsmerkmale allein durch die Frequenz der Aktivierung eines einzelnen Neurons kodiert, wären der Genauigkeit enge Grenzen gesetzt. Die Abstufungen der eingesetzten Kraft bei einer Armbewegung wären durch das Frequenzspektrum des dafür zuständigen Neurons beschränkt. Zudem hätte der Ausfall eines einzelnen Neurons fatale Folgen. Würde eine solche »Krafteinsatz«-Nervenzelle für den Arm geschädigt, wären schlagartig keine koordinierten Armbewegungen mehr möglich. In Wahrheit ist das Gehirn zum Glück recht unempfindlich gegenüber dem Verlust von Neuronen. Dies ist ein weiterer Vorteil davon, dass die Information in Repräsentationen gespeichert wird. In den Schaltkreisen sind die Neurone nur Durchgangsstationen. Wenn eine Nervenzelle ausfällt, kann sie in der Repräsentation durch eine andere ersetzt werden.

Wir haben gesehen, dass sich Bewegungsrepräsentationen über Veränderungen von Synapsenstärken ausbilden. Die Voraussetzung für die Auslösung der synaptischen Stärkenveränderung ist die korrelierte Aktivität derjenigen Neurone, die über die Synapse miteinander in Kontakt stehen. Ein Neuron des Kortex besitzt typischerweise Tausende bis Zehntausende synaptische Eingänge und ist somit den Aktivitäten einer ganzen Population von Zellen ausgesetzt. Wie reagiert nun dieses gesamte Ensemble an Neuronen aufeinander? Eine Arbeitsgruppe um Apostolos Georgopoulos registrierte in den 1980er-Jahren mittels eingesetzter Elektroden die Aktivität mehrerer Hundert Neuronen im motorischen Kortex von Affen. Die beobachteten Neurone waren für die Bewegungsrichtung des Armes verantwortlich. Georgopoulos und seine Mitarbeiter konnten zeigen, dass die gemeinsame Aktivität aller abgeleiteten Neurone die Richtung und die Geschwindigkeit der Armbewegung kodierte. Jedes einzelne Neuron war dabei für eine bestimmte Richtung zuständig. Wurde eine Bewegung in genau diese Richtung ausgeführt, feuerte es maximal, mit steigender Abweichung von seiner Lieblingsrichtung mit entsprechend niedrigerer Frequenz.

Die Frequenz der Entladungen und die Richtung kann

man als einen Vektor definieren, den sogenannten Richtungsvektor des Neurons. Vektoren sind mathematische Größen, die sich durch eine Stärke und eine Richtung ausweisen. Man kann sich Vektoren als Pfeile vorstellen. In diesem Fall entspricht die Länge des Pfeils der Frequenz, mit der das Neuron feuert, die Richtung der Pfeilspitze gibt die Lieblingsrichtung des Neurons an. Vektoren können einfach addiert werden, indem man alle Pfeile hintereinander legt. Georgopoulos und sein Team rechneten auf diese Weise die Richtungsvektoren der gesamten Zellpopulation zusammen. Der resultierende Vektor entsprach in Richtung und Geschwindigkeit genau der ausgeführten Armbewegung des Affen. Hierfür verwendete die Forschungsgruppe den Begriff des *Populationsvektors.* Dadurch wird im Vergleich zum Richtungsvektor eines einzelnen Neurons eine viel genauere Bewegungssteuerung möglich. Je mehr Einzelvektoren addiert werden, desto kleinere Nuancen in der Stärke und der Richtung des Vektors lassen sich abbilden. Wie Folgestudien zeigten, scheint auch die eingesetzte Kraft über Populationen von Nervenzellen repräsentiert. Forschern der Arbeitsgruppe um Georgopoulos ist es sogar gelungen, nur aus den neuronalen Aktivitäten der Zellpopulationen im motorischen Kortex eines Affen die Bewegungsfolge seiner Arme vorherzusagen.

Kurz gesagt: Die Neurone in einer Repräsentation arbeiten als Team. Das gilt nicht nur für die Kodierung von Bewegungen, sondern auch für die Repräsentationen ganz anderer Arten von Information. Im Hippocampus gibt es sogenannte *Ortszellen*, die für unsere Orientierung zuständig sind. Im Laborversuch mit Ratten stand die Frequenz, mit der die Ortszellen feuerten, in Zusammenhang mit dem Aufenthaltsort der Ratte. Matt Wilson und Bruce McNaughton konnten in den 1990er-Jahren über die gewichtete Summe der Aktivität aller Ortszellen genau den Platz bestimmen, an dem sich ein Tier gerade aufhielt. In einem Folgeexperiment konnten die beiden zeigen, dass sich die Ortszellen neu verschalten, wenn die Ratte in eine neue Umgebung kommt. Hatten die Ratten plötzlich Zugang zu einem neuen unbekannten Käfigteil, dauerte es nur 20 Minuten, bis die Ortszellen die neue Umgebung entsprechend über ihre Populationscodes repräsentierten.

Gleichklang schafft Zusammengehörigkeit

Der Mensch kann unglaublich viele unterschiedliche Bewegungen ausführen. Sein Repertoire an Bewegungen ist geradezu astronomisch hoch. Gleichzeitig haben viele unserer Bewegungen ähnliche Anteile: Ob wir uns beispielsweise am Knie kratzen oder am Ellenbogen, macht für den Arm und die Schulter einen Unterschied, für die Finger jedoch nicht. Würde jede Bewegung mit einer eigenen Repräsentation abgebildet, wäre das wahrscheinlich wenig effizient. Gäbe es einen festen Schaltkreis »Knie kratzen« und einen festen Schaltkreis »Ellenbogen kratzen«, müssten viele Informationen doppelt gespeichert werden. Stattdessen spricht vieles dafür, dass sich das Gehirn für jede Situation neu organisiert. Uns eine hohe motorische Flexibilität zu ermöglichen, gelingt dem Gehirn vermutlich dadurch, dass es neuronale Aktivitäten kurzzeitig miteinander kombiniert und so dynamisch unterschiedliche Neuronenpopulationen aktiviert. Eine Gehirnzelle kann in viele unterschiedliche Repräsentationen eingebunden sein und für jedes mögliche Bewegungsmuster steht somit eine andere Neuronenkombination bereit.

Durchdenken wir beispielsweise einen Tennisvorhandschlag. Dafür muss zuerst die Flugkurve des Balls berechnet und anschließend die Bewegung auf den anfliegenden Ball abgestimmt werden. Während der Ausholbewegung des Arms muss der Oberkörper gedreht, dann erst die eigentliche Schlagbewegung ausgeführt werden. Damit eine solch komplexe Bewegung gelingt, müssen eine Vielzahl von Gehirnbereichen koordiniert miteinander kommunizieren – und zwar innerhalb von Sekundenbruchteilen. Angesichts der unterschiedlichen Funktionen, die daran beteiligt sind – von der visuellen Wahrnehmung, dem Gleichgewichtssinn bis zur Ansteuerung der Muskeln –, werden die entsprechenden Areale zum Teil sehr weit auseinanderliegen. Es besteht, wie man sagt, ein *Bindungsproblem*. Hier stellt sich nämlich die Frage, auf welche Weise eine so große Anzahl von räumlich verteilten Neuronen kurzzeitig zu Verbänden und damit zu kohärenten Bewegungsrepräsentationen zusammengefasst wird.

Die beste Antwort auf diese Frage stammt aus Deutschland. Laut dem Gehirnforscher Wolf Singer und dem Neuroinformatiker Christoph von der Malsburg gelingt es über die Taktung, mit der die Neurone ihre elektrischen Entladungen feuern. Diesem Vorschlag zufolge finden sich alle Neurone zu einer Repräsentation zusammen, die in diesem Moment im Gleichklang feuern – auch, wenn sie im Gehirn weit auseinanderliegen. Wie rechnerische Simulationen zeigen, lassen sich über leichte Abweichungen in der Taktung weitere Teilensembles bilden. Damit ist innerhalb der Neuronenpopulation eine interne Ordnung und Strukturierung möglich. Das bedeutet, dass bei einer Ausführung des Tennisvorhandschlags innerhalb der hierbei aktiven, synchronisierten Neuronenpopulation das Neuronenensemble, das die Bewegung des Handgelenks führt, in einer anderen Phase aktiv ist als das Neuronenensemble, das beim Schlag den Oberkörper koordiniert.

Die Modellvorstellung von Singer und von der Malsburg wird von vielen Beobachtungen aus Tierversuchen gestützt. Am Sehsystem von Affen und Katzen zeigte sich, dass Neurone innerhalb einzelner kortikaler Areale ihre Entladungen synchronisieren können. Darüber hinaus wurde nachgewiesen, dass solche Synchronisationen über die Grenzen des

Sehsystems der Tiere hinweg und sogar zwischen Arealen verschiedener Gehirnhälften auftreten. Auch mit dem Lernen konnte die Synchronisation der Neurone verknüpft werden. Bei Affen feuerten bei einer Handbewegungsaufgabe die Neurone mit zunehmender Trainingsdauer immer mehr im Gleichklang.

Die Synchronisation betrifft jedoch nicht nur motorische Geschehnisse: Die Arbeitsgruppe um Guillén Fernandéz zeigte, dass das erfolgreiche Erinnern von zuvor gelernten Wörtern im Hippocampus und weiteren Arealen viele tausend Nervenzellen schlagartig im Gleichtakt feuern lässt.

Eine wichtige Rolle bei der Organisation der Neuronenpopulationen spielen die zu Beginn dieses Kapitels erwähnten elektrischen Synapsen. Sie können Nervenimpulse ohne die Hilfe von Neurotransmittern übertragen und damit nahezu verzögerungsfrei weiterleiten. Mit den elektrischen Synapsen können auch weit entfernte Areale schnell erreicht werden. Sie sind so etwas wie das ICE-Netz unseres Gehirns.

Fazit: Die Neurone spielen in wechselnden Teams. Wer mit wem zusammenspielt, hängt von der zu lösenden Aufgabe ab. Der Gleichtakt ihrer Aktivierung ersetzt das Mannschaftstrikot.

Gleichklang befeuert Synapsen

Über die Synchronisation der Entladungen können weit über das Gehirn verteilte Nervenzellen als zusammenhängend ausgewiesen und innerhalb von Sekundenbruchteilen in einer Repräsentation organisiert werden. Der Tennisvorhandschlag wird zu gesteigerten, neuronalen Synchronisationen unter anderem zwischen und in den Bereichen führen, die für die Hand, den Arm und die Repräsentation des Schlägers, für die Positionen des Körpers auf dem Platz und für den anfliegenden Tennisball zuständig sind.

Die herausragende Eigenschaft synchroner Entladungstätigkeit ist, dass sie – nach allem, was wir bisher über neuronales Lernen erfahren haben – freie Fahrt ins Gedächtnis ermöglicht. Sortieren wir noch einmal unser bisheriges Wissen: Jedes Neuron unseres Gehirns kann in verschiedenen Frequenzen winzige elektrische Entladungen an die verbundenen Nervenzellen entsenden. Die Verbindungen zwischen den Neuronen sind die Synapsen. An einer Synapse wird ein Signal nur dann weitergeleitet, wenn die elektrische Erregung einen bestimmten Schwellenwert überschreitet. Dieser wird von der Synapsenstärke bestimmt. Wird eine Verbindung oft benutzt, erhöht sich die Synapsenstärke, und die Signalübertragung kann leichter ausgelöst werden.

Ein Neuron feuert immer so stark, wie es von vorgeschalteten Neuronen aktiviert wird. Treffen die Erregungen der vorherigen Nervenzellen synchron ein, können sich die Signale optimal addieren. Damit erhöht sich die Wahrscheinlichkeit, dass auch die Schwelle zu nachgeschalteten Neuronen überwunden wird. Werden die nachfolgenden Nervenzellen somit häufiger aktiviert, wird die Synapsenstärke auf den Verbindungen erhöht, was wiederum die Aktivierung erleichtert. Der Schaltkreis zwischen den synchron schwingenden Neuronen wird damit immer mehr gefestigt, die Zusammengehörigkeit des Ensembles wird also gestärkt. Alle Informationen in unserem Gehirn werden über Schaltkreise, die Repräsentationen, gespeichert. Durch die Synchronisierung der beteiligten Neuronen wird eine Repräsentation immer schärfer innerhalb des neuronalen Netzwerks abgebildet.

Gehen wir noch einmal zurück zu unserem Tennisvorhandschlag und schauen uns an diesem Beispiel an, wie so etwas genau abläuft: Nehmen wir an, im Gehirn eines Tennisanfängers werden im Training des Vorhandschlags zwei Neuronenverbände gleichzeitig über eine Sekunde lang aktiv; beispielsweise der Neuronenverband, der die Ausholbewegung des Schlagarms repräsentiert, und der Neuronenverband, der während der Ausholbewegung den Oberkörper dreht. Die Neurone feuern in der Regel in Frequenzbereichen von etwa 1 bis 100 Hertz. Je mehr Neurone aktiv sind, desto größer ist die Wahrscheinlichkeit, dass rein zufällig Neurone im Gleichtakt feuern. Feuert etwa eine Nervenzelle mit 8 und eine andere mit 16 Hertz, dann kann sich trotzdem ein Gleichtakt einstellen, weil jede Erregung vom ersten Neuron mit jeder zweiten Erregung des zweiten Neurons auftritt. Addieren sich auf diese Weise Signale von Neuronen aus der Population »Oberkörper« und der Population »Schlagarm«, dann entstehen Querverbindungen zwischen beiden Populationen. In der Sekunde, während der die Populationen »Oberkörper« und »Schlagarm« gemeinsam feuern, werden die Querverbindungen achtmal aktiviert. Bei jedem weiteren Vorhandschlag besteht nun wieder die Möglichkeit, dass diese Querverbindungen aktiviert werden. Aus dem wiederholten Ablauf dieses Vorgangs verstärken sich die Synapsen, und die Querverbindungen werden gefestigt. Die zuvor unabhängig voneinander aktivierten Ensembles von Nervenzellen werden zunehmend in eine gemeinsame Repräsentation des Tennisvorhandschlags eingebunden. Durch die Synchronisation ist eine neue Bewegungsrepräsentation entstanden – und genau das ist Lernen oder, wie ein Neurologe sagen würde, *synaptische Plastizität.*

Der Impulsgeber für viele unserer Handlungen ist der präfrontale Kortex (PFC), unser Manager im Gehirn. Vor allem Handlungen, die wir bewusst steuern, werden im PFC initiiert. Wenn Affen ihre Aufmerksamkeit auf bestimmte Symbole in Bildern richten, zeigt sich eine Synchronisation zwischen dem PFC und dem visuellen Kortexbereich. Diese Synchronisation tritt nicht auf, wenn sie die Bilder nur oberflächlich betrachten. Das fand Robert Desimone vom Massachusetts Institute of Technology heraus. Eine weitere Erkenntnis von Desimones Versuchen ist, dass der präfrontale

Kortex ein paar Millisekunden früher mit seiner Aktivität beginnt als das visuelle System. Möglicherweise nützt der PFC die Synchronisation neuronaler Entladungen, um dem visuellen System Anweisung zu geben, wo es genauer hinschauen soll.

PFC und visueller Kortexbereich liegen sehr weit auseinander. Der PFC vorne, hinter der Stirn und das visuelle System im Hinterkopf. Wenn wir unsere Aufmerksamkeit auf etwas richten, formieren sich sehr weit verteilte Neurone zu einem Team. Wie wir eben gelernt haben, kann die Synchronisation synaptische Plastizität auslösen. Nehmen wir mal an, die Synchronisation unter der Führung des PFCs stelle einen universellen Vorgang dar, der in der gesamten Großhirnrinde auftreten könnte. Dann müssten wir motorische Lernvorgänge auslösen können, indem wir unsere Aufmerksamkeit auf die zu lernende Bewegung richten. Wenn uns beispielsweise der Skitrainer anleitet, das schwunginnere Knie bei den Kurzschwüngen stärker einwärts nach vorne zu kippen, werden wir unsere Aufmerksamkeit im darauffolgenden Trainingslauf auf die Kniebewegung richten. Unsere Aufmerksamkeit zwingt Neurone der sensorischen und der motorischen kortikalen Bereiche, die innerhalb des Skischwungs in die Kniebewegung eingebunden sind, stärker in einen Gleichtakt. Diese Synchronisation fördert synaptische Plastizität, also das Lernen. Die Bewegungsrepräsentation des Skischwungs wird sich dadurch vergleichsweise schnell verändern. Führt es dazu, dass der Kurzschwung besser klappt, werden immer weniger bewusste Korrekturen notwendig. Die Repräsentation wird gefestigt, und der PFC kann sich Stück für Stück wieder aus der Kontrolle zurückziehen. Die Bewegung ist automatisiert und bedarf keiner direkten Aufmerksamkeit mehr.

Umgekehrt lässt sich hiermit das Phänomen erklären, dass sich bei sportlichen Experten die Bewegungsqualität verschlechtert, wenn diese ihre Aufmerksamkeit auf eine bestimmte Komponente innerhalb der sicher beherrschten Bewegung richten. In diesem Fall könnte die durch die Aufmerksamkeit induzierte Synchronisation den präzisen Gleichtakt des Neuronenensembles der sicher beherrschten Bewegung stören.

9. Das Dopaminsystem: Die Guten ins Köpfchen

Vom Zufall zur Optimierung

Neuronale Plastizität entsteht über die Synchronisation von Neuronenensembles. Wenn Neurone im Gleichklang feuern, wird die Synapsenstärke zwischen ihnen erhöht, wodurch ihre Verbindung leichter aktiviert werden kann. Über diesen Mechanismus können sich die Repräsentationen unserer motorischen Fähigkeiten stärker ausformen und sogar neue Verbindungen zwischen den Repräsentationen entstehen. Am Beispiel des Tennisvorhandschlags habe ich gezeigt, wie sportliches Training synchrone Aktivitäten auslösen kann und damit zu Umorganisationen neuronaler Karten führt.

Wir haben also geklärt, über welchen Mechanismus sich das Gehirn zu verändern vermag, aber bedeutet das schon Lernen? Reicht es aus, wenn wir einfach jede häufig auftretende Synchronisation von Neuronen als neue Repräsentation in unser Bewegungsrepertoire aufnehmen? Gehen wir noch einmal zurück zu jenem Tennisvorhandschlag. Nehmen wir an, wir stehen das erste Mal auf dem Tennisplatz. Uns werden wohl die meisten Schläge misslingen. Manchmal treffen wir den Ball nicht, in einigen Versuchen landet der Ball auf unserer Schlägerfläche, aber er springt davon nicht wieder zurück ins Feld, die Ausholbewegung passiert immer wieder zu spät oder wir stehen zu nah zum Ball. Einige wenige Male schaffen wir es, den Tennisball erfolgreich zu treffen und zurückzuspielen. Über die gesamte Tennistrainingseinheit hinweg werden in unserem Gehirn wiederholt bestimmte Neuronenpopulationen aktiviert. Dabei feuern viele Neuronen immer wieder im Gleichtakt.

Nach dem, was ich in den vorangegangenen Kapiteln erklärt habe, verändern die Synapsen der in die jeweiligen Bewegungsvollzüge eingebundenen Neurone daraufhin ihre Stärke. Eine Bewegungsrepräsentation formt sich aus. Würde die korrelierte Aktivität jedes Bewegungsvollzugs zu synaptischen Stärkenveränderungen führen, entspräche die Bewegungsrepräsentation qualitativ dem Durchschnitt sämtlicher Bewegungsvollzüge. Die Repräsentation würde in diesem Fall eigentlich weit mehr schlechte Bewegungskomponenten als gute umfassen. Wir würden all die in vielen Trainingsstunden aufgetretenen Bewegungsfehler in unseren Bewegungsrepräsentationen mitschleifen. Zudem würden völlig unsinnige Zusammenhänge entstehen: Hätten wir zum Beispiel zwei Stunden lang gegen die Sonne trainiert, so würden wir bei der nächsten Trainingseinheit ständig die Augen zusammenkneifen, weil die Bewegung der Gesichtsmuskeln zufällig gleichzeitig mit unserem Vorhandschlag auftrat.

Das Beispiel verdeutlicht, dass eine ziellose neuronale Plastizität nicht zu dem gewünschten Effekt führt. Damit wir etwas lernen, muss eine Auswahl erfolgen. Das Gehirn darf sich nur die guten und erfolgreichen Bewegungsversuche einverleiben und muss die misslungenen schnell wieder vergessen. Aus eigener Erfahrung wissen wir, dass wir besser werden, je mehr und länger wir Skateboard, Ski oder Mountainbike fahren und je forcierter wir den Handstützüberschlag, den Speerwurf oder den Kempa-Trick im Handball trainieren. Dabei kann uns auch eine hohe Anzahl misslungener Bewegungsvollzüge und Fehlversuche nicht vom Lernen abhalten, solange nur einige wenige Versuche gelingen. Die Fehler im Bewegungsablauf verschwinden nach und nach, wir werden immer besser.

Damit aus einer zufälligen Veränderung der neuronalen Karten eine stetige Anpassung und Verfeinerung wird, müssen zwei Bedingungen erfüllt werden:

1. Es muss eine Bewertung stattfinden, mit der das Gehirn gute und schlechte Handlungsergebnisse voneinander zu unterscheiden vermag.
2. Die Tür zum Lernen muss auf Grundlage dieser Bewertung geöffnet und geschlossen werden.

Der dopaminerge Vorhersagefehler

Schauen wir uns noch einmal die Studien von Wolfram Schultz an, die wir in den Kapiteln zur Motivation kennengelernt haben. Wolfram Schultz untersuchte vor vielen Jahren an der Schweizer Universität Fribourg das Striatum von Affen. Es war damals schon bekannt, dass Belohnungen wie süßer Saft oder leckeres Futter bei Affen zu Dopaminausschüttungen im Striatum führen. Der Schweizer Hirnforscher lehrte die Affen, auf verschiedene Reize hin schnell einen Hebel zu drücken. Als Belohnung erhielten die Tiere Apfelsaft. Mithilfe von Mikroelektroden registrierte Schultz die Nervenimpulse der Dopamin ausschüttenden Neurone. Zu Beginn des Trainings feuerten die Dopaminneurone jedes Mal, wenn ein Affe für seine Reaktion mit Saft belohnt wurde. Es trat eine kurze, sehr starke (sogenannte *phasische*) Dopaminaktivität auf. Mit zunehmendem Training wurden die Dopaminausschüttungen jedoch immer schwächer. Am Ende des Trainings, als die Affen die Zusammenhänge zwischen der motorischen Aktion und den Effekten verinnerlicht hatten, löste der Erhalt der Belohnung keine besondere Aktivität der Dopaminneurone mehr aus. Das Aktivitätsniveau entsprach dem Ausgangsniveau vor den Versuchen. Nun feuerten die Dopaminneurone allerdings, wenn die Affen die Versuchsapparatur erkannten, wenn sie also Signale wahrnahmen, die die Belohnung vorhersagten. Die Aktivität war aber schwächer als bei Erhalt der Belohnung in den Anfangsphasen des Trainings. Blieb am Ende des Trainings die Belohnung überraschend aus, beobachtete Schultz eine starke Verminderung der Aktivität der Dopaminneurone, die schlagartig und zeitgleich mit dem erwarteten Zeitpunkt der Belohnungsgabe eintrat.

Folgestudien bestätigten die Vermutung von Wolfram Schultz, dass die Aktivität dieser Dopaminneurone offensichtlich eine Art »Belohnungsvorhersagefehler« widerspiegelt, der sich aus der Differenz zwischen erwarteter und erfolgter Belohnung ergibt: Große Mengen von Dopamin werden ausgeschüttet, wenn die Belohnung nicht erwartet wird oder besser als erwartet ist. Die dopaminerge Aktivität bleibt unverändert, wenn eine Belohnung wie erwartet eintritt; sie wird unterdrückt, wenn eine Belohnung ausbleibt oder schlechter als erwartet ausfällt. Im obigen Beispiel ergibt sich vor dem Erlernen der Zusammenhänge zwischen Reiz, Drücken des Hebels und Belohnung ein positiver Belohnungsvorhersagefehler, da keine Belohnung erwartet wird, diese aber nach dem Betätigen des richtigen Hebels erfolgt. Nach dem Erlernen der Zusammenhänge ergibt sich ein Belohnungsvorhersagefehler von null, da der süße Saft, der nach dem Hebeldrücken fließt, genauso erwartet wird. Ist der Zusammenhang zwischen Hebeldrücken und süßem Saft gelernt, so ergibt sich ein negativer Belohnungsvorhersagefehler, wenn die süße Belohnung nach dem Hebeldrücken plötzlich ausbleibt. In weiteren Studien konnte gezeigt werden, dass das Dopaminsignal tatsächlich sogar feine Abstufungen des Belohnungsvorhersagefehlers reflektiert.

Inzwischen kann man sagen, dass Menschen in Sachen Dopaminausschüttung genau gleich reagieren wie Affen – außer, dass Apfelsaft bei Tests mit Menschen als Belohnung wenig geeignet ist und die Versuchsteilnehmer als belohnendes Ereignis beispielsweise Geld erhalten. Auch in der dopaminergen Belohnungsvorhersage ähneln wir unseren nächsten Verwandten. Das konnte ich zusammen mit Jürgen Beckmann und Afra Wohlschläger am Münchner Klinikum rechts der Isar beobachten. Schaut ein Skiprofi Videos von Skitricks, die er selbst oft trainiert hat, werden die dopaminergen Bereiche im Striatum aktiviert. Der Sportler reagiert also wie die Affen an der Universität Fribourg, die die Versuchsapparatur sahen. Schaut er hingegen Videos von Kunststücken der Kunstradfahrer, treten keine Dopaminausschüttungen auf.

Wie die Arbeitsgruppe um Cary Zink und Gregory Berns von der Emory University in Atlanta nachweisen konnte, explodieren die Dopaminausschüttungen geradezu, wenn der Erhalt der Belohnung von der Versuchsperson auf deren eigenes Verhalten zurückgeführt wird – was gerade im Sport praktisch immer der Fall ist. Unerwartet positive Effekte motorischer Handlungen führen also zu starker Aktivität der Dopaminneurone. Landet ein Turner nach mehreren missglückten Versuchen eines Flick-Flacks erstmals auf den Füßen, steht ein Skateboardfahrer seinen ersten Ollie-Kickflip, schnellt der Wurfarm eines Handballers beim Sprungwurf zum ersten Mal im richtigen Moment nach vorne, wird das Striatum in seinem Gehirn mit Dopamin überflutet.

Mit dem Dopaminsystem haben wir also den idealen Kandidaten, mit dem sich die Optimierung der neuronalen Bewegungsrepräsentation steuern lässt. Gelingt uns ein noch nicht beherrschter Bewegungsablauf plötzlich und unerwartet, sollte er gelernt werden. Es kommt zu einer phasischen Dopaminausschüttung. Klappen die Bewegungen wie gewohnt, dann ist das zwar erfreulich, es besteht aber kein Handlungsbedarf. Der Dopaminspiegel reagiert nicht. Misslingt uns eine Bewegung, die wir eigentlich beherrschen, dann sollten wir die Bewegungsvariante auf keinen Fall lernen. Die Dopaminausschüttung wird gehemmt. Dieses ganze Geschehen spielt sich in allen Gehirnbereichen ab, die mit den Dopaminneuronen vernetzt sind, also insbesondere auch im Striatum, der zentralen Instanz unserer Handlungs- und Bewegungsorganisation. Dort laufen über schleifenartig organisierte Leitungsbahnen Signale aus allen motorischen Bereichen der Großhirnrinde (Kortex) zusammen. Dies ist der ideale Platz für das dopaminerge Bewertungssignal.

Ein Sahnehäubchen gibt's noch oben drauf: Erinnern wir uns nun daran, was wir im Kapitel zur Motivation gelernt haben. Plötzliche Dopaminausschüttungen im ventralen Teil des Striatums führen zur Ausschüttung von Opioiden, die uns glücklich machen. Gelingt uns im Sport ein unerwartet positives Handlungsresultat, das heißt, gelingt uns eine Bewegung besser als jemals zuvor, fühlen wir Glück und Freude. Ich bin mir sicher, dass jede Sportlerin und jeder Sportler mir beipflichten kann, dass dies der Fall ist! Das »wanting« dieses Ereignisses wieder zu erreichen, wird von Dopamin gesteuert. Die Dopaminausschüttung führt also dazu, dass lernen Spaß macht und wir die Tätigkeit, bei der wir etwas lernen, wieder und wieder ausführen möchten.

Das Dopaminsystem erfüllt die erste Bedingung. Die Bewertung, ob eine motorische Aktion sinnlos ist oder in unser Repertoire aufgenommen werden soll, kann über den Vorhersagefehler geschehen. Jetzt müssen wir noch die zweite Bedingung prüfen: Wirkt Dopamin auf die Stärke von Synapsen?

Dopamin baut Synapsen um

Verschiedene Forschergruppen konnten mittlerweile nachweisen, dass synaptische Stärkenveränderungen im Striatum und in dessen Schleifen vom und zum Kortex nicht nur die korrelierte Aktivierung der eingebundenen Neurone, sondern tatsächlich auch die phasische Ausschüttung von Dopamin erfordert. Die Arbeitsgruppe um den Hirnforscher Andreas Luft von der Universität Zürich wies jüngst nach, dass Dopamin auch für synaptische Plastizität im motorischen Kortex notwendig ist und ohne Dopamin motorisch nicht gelernt wird. In Tierversuchen gelang der Nachweis, dass das Erlernen von Handlungen und deren Effekten nur gelingt, wenn die Dopaminrezeptoren aktiviert werden. Ohne Dopamin keine Langzeitpotenzierung, also keine neuen Repräsentationen! Nicht nur das: Menschen, die Medikamente nehmen, die die Dopaminaktivität erhöhen, zeigen eine bessere Lernleistung. Das konnten Studien von italienischen Forschergruppen und auch der Arbeitsgruppe um Birgit Abler vom Universitätsklinikum Ulm nachweisen. Umgekehrt bremsen Medikamente, die die Dopaminaktivität hemmen, die Lerngeschwindigkeit.

Unser genetisches Erbe hat einen Einfluss auf unsere Dopaminspiegel. Schon vor einigen Jahren publizierte ich die Vermutung, dass sich diese Variationen bestimmter Gene auf das motorische Lernen auswirken. 2013 konnten Klaus Blischke, Manfred Agethen, Daniel Krause und ich diese Vermutung tatsächlich bestätigen: Menschen mit einer Genvariation, die mit tendenziell höheren Dopaminspiegeln assoziiert ist, automatisieren Bewegungen schneller als Menschen mit einer Genvariation, die mit einem generell niederen Dopaminspiegel in Zusammenhang steht.

Dopamin macht also Lernen. Es muss dafür die Synapsen anregen, ihre Stärken zu erhöhen. Bei der phasischen Dopaminausschüttung baden ganze Gehirnbereiche in dem Botenstoff. Irgendwie muss geregelt sein, dass nur die richtigen Synapsen auf das Dopamin reagieren. Es dürfen nur Synapsen verstärkt werden, deren Neurone an der positiv bewerteten motorischen Aktion beteiligt waren. Zudem stellt sich noch ein zweites Problem: Die Bewertung einer motorischen Aktion erfolgt natürlich erst hinterher. Das bedeutet, die Nervenzellen, die an einer erfolgreichen motorischen Aktion beteiligt waren, müssen irgendwie für eine eventuell nachfolgende phasische Dopaminausschüttung markiert werden.

Hierzu hat die Natur den Synapsen im Striatum eine besondere Eigenschaft mitgegeben: Striatale Neurone sind nach ihrer Aktivität noch für Sekunden danach durch erhöhte Erregbarkeit markiert und für Stärkenveränderungen an ihren Synapsen offen. Die erst nach Bewegungsausführung auftretende Dopaminausschüttung ruft somit nur an den »nachleuchtenden« Neuronen synaptische Veränderungen hervor. Es wird also nur an denjenigen Synapsen gelernt, deren Neurone den Bewegungserfolg verursacht haben. Es existieren zudem Hinweise darauf, dass die Synapsenstärken der »nachleuchtenden« Neurone vermindert werden, wenn die Dopaminaktivierung gehemmt wird.

Trainiert eine Nachwuchsleichtathletin beispielsweise den Speerwurf und spürt zum ersten Mal, wie sie die Energie aus der Auflösung ihrer Körperspannung in den Speer hineinlegen konnte, werden ihre Dopaminneurone schlagartig aktiv, und große Mengen dieses Botenstoffs landen in ihrem Striatum und in ihrem Kortex. Die Dopamindusche aktiviert das ventrale Striatum, und Opioide bereiten der Leichtathletin plötzlich ein gutes Gefühl. Gleichzeitig werden an denjenigen Synapsen im Striatum und den Schleifen zwischen Kortex und Striatum Stärkenveränderungen hervorgerufen, deren Neurone in den überraschend erfolgreichen Vollzug des Speerwurfs eingebunden waren.

Wo entsteht die Vorhersage?

Wenn wir beispielsweise unseren ersten Cork10 auf den Skiern erfolgreich landen oder im Volleyball den entscheidenden Punkt mit einem überraschend dynamischen Schmetterschlag holen, werden die Dopaminneurone phasisch aktiv. Das Gehirn bewertet die motorische Aktion auf Basis der zuvor gestellten Vorhersage. Damit ein dopaminerger Vorhersagefehler auftreten kann, muss zuerst einmal ein erwartetes Ergebnis da sein. Bei diesen Beispielen wird augenscheinlich, dass das erwartete Normergebnis, das als

Richtmaß für die Bewertung dient, nicht »von Natur aus« in unseren Dopaminneuronen stecken kann. Die Unterschiede zwischen dem Erlegen eines Mammuts und eines Cork10 sind zu groß. Darüber hinaus können wir nur etwas lernen, wenn die Vorhersagen immer wieder an die vorangegangenen Erfahrungen angepasst werden. Dass dies tatsächlich der Fall ist, haben wir am Beispiel der Affen gesehen, die die Apfelsaft-Belohnung irgendwann eingeplant hatten. Die Dopaminneurone müssen also mit den bereits angelegten Repräsentationen kommunizieren. Mit zunehmendem Können müssen Vorhersagen immer präziser ausfallen. Sonst würde Elisabeth Seitz am Stufenbarren die Reckstange nach dem Salto mit ihren Händen öfter mal um ein paar Zentimeter verfehlen und unsanft auf dem Boden landen.

Das Dopaminsystem umfasst nicht mehr als 40.000 Nervenzellen. Dies entspricht nicht einmal einem Millionstel aller Neurone im Gehirn. Für die vielfältigen Aufgaben wäre das Dopaminsystem allein nicht geeignet. Den Dopaminneuronen helfen die Kollegen aus dem präfrontalen Kortex, dem obersten Kontrollzentrum unseres Gehirns – genauer aus dem orbitofrontalen Kortex. Diese Region, die hinter der Stirn über unseren Augen liegt, ist eng mit dem Dopaminsystem rückgekoppelt. Leitungsbahnen der Dopaminneurone ziehen zum orbitofrontalen Kortex. Genauso ziehen Leitungsbahnen der Neurone des orbitofrontalen Kortex, die über mehrere Synapsen verschaltet sind, zurück zu den Dopaminneuronen und auch zum Nucleus accumbens, dem Kern im Striatum, der die Opioide ausschüttet, die uns die guten Gefühle bereiten. Patienten mit Schädigungen im orbitofrontalen Kortex haben Probleme mit der Unterscheidung von schlecht und gut, mit der Unterdrückung von unmittelbaren Bedürfnissen und bei der Verfolgung von Zielen. Im orbitofrontalen Kortex sind langfristige Bewertungen gespeichert. Dieser Bereich lernt wie jeder Bereich im Gehirn. Genauso wie wir beim regelmäßigen Üben in unseren Synapsen eine zunehmende Repräsentation des Handballsprungwurfs, eines bestimmten Fremdwortes oder des Lösungsverfahrens von mathematischen Gleichungen entwickeln, bilden sich über Erfahrungen im Laufe eines Lebens im orbitofrontalen Kortex Bewertungen von verschiedenen Objekten, Handlungen, Situationen und Mitmenschen aus – und sicherlich auch von gelungenen Bewegungen.

Der orbitofrontale Kortex ist damit in alle Entscheidungen eingebunden, die wir treffen, wenn unser Verhalten nicht automatisiert abläuft. Der orbitofrontale Kortex lenkt uns zum Italiener, lässt uns von einem Porsche träumen und lieber Badminton als Tischtennis spielen.

Im Kopf zählen die Effekte

In der Sportwissenschaft wird angenommen, dass Bewegungsrepräsentationen nicht nur die motorischen Kommandos umfassen, was immer das auch ist. Man geht davon aus, dass auch die Sinneseindrücke, die zum Steuern der Handlung notwendig sind, sowie das Normergebnis zur Berechnung der Vorhersage in einer funktionalen Beziehung zu den Repräsentationen stehen.

Wenn wir einen Ball prellen, gehören das Fühlen des Balls beim Kontakt mit der Hand, das Sehen der Ballbewegung und das Hören der Prellgeräusche zu einer festen Wahrnehmungseinheit. Wird beim Prellen beispielsweise die akustische Wahrnehmung ausgeschaltet oder das Prellgeräusch über Kopfhörer zeitversetzt übertragen, treten Störungen im Bewegungsvollzug auf. Die Arbeitsgruppe um den Kognitionswissenschaftler Wolfgang Prinz vom Max-Planck-Institut in München zeigte, dass Menschen durch das Ansteuern einfacher Effekte fast unmöglich erscheinende Bewegungen ausführen können. Probanden bekamen die Aufgabe, zwei sichtbare Zeiger, die auf einer Platte montiert waren, über zwei Kurbeln zu drehen. Einer der beiden Zeiger kreiste im Verhältnis von 1:1 zur Kurbel, der andere wurde über ein Zahngetriebe so übersetzt, dass sich die Hand schneller drehen musste. Die Probanden sollten so kurbeln, dass die Zeiger synchron, spiegelsymmetrisch oder um eine halbe Umdrehung versetzt kreisten. Ohne den Blick auf die Zeiger ist es eine fast unlösbar schwere Koordinationsaufgabe, die Hände in unterschiedlichen Frequenzverhältnissen zu drehen. Ging es darum, die Zeiger auf der Platte zu synchronisieren, schafften alle Probanden die gestellte Aufgabe. Diese gelang den Versuchspersonen vermutlich dadurch, dass sie die Hände nicht direkt ansteuerten, sondern der angestrebte Effekt, die Zeiger synchron zu bewegen, die Handbewegungen führte. Ähnliches können Sie erleben, wenn Sie versuchen, mit beiden Händen im Verhältnis 1:3 zu klopfen. Dies gelingt kinderleicht, wenn man sich dazu einen Walzertakt denkt.

Wenn wir einen Ball werfen, dann ist der gesamte Bewegungsvollzug auf das Ziel gerichtet. Die höchst komplizierten und ineinander übergehenden Bewegungen der Beine, des Rumpfes, der Schulter, des Arms und der Hand ordnen sich diesem Ziel unter. Wenn wir eine Hürde überlaufen, in ein Trampolin einspringen, im Wasser den Kraul-Armzug ausführen oder mit den Skiern einen Buckel »schlucken«, koordinieren wir unsere Bewegungen bezogen auf die umweltbezogenen Ereignisse, nicht auf unsere Muskeln, Gelenke und Körperteile. Letztere nehmen wir während der Bewegungsausführung kaum wahr. Interessant ist in diesem Zusammenhang, dass Könner im Sport differenzierter wahrnehmen als Anfänger. Dieser Effekt zeigt sich nur im jeweiligen Handlungsfeld des Könners und fällt ihm unter Umständen gar nicht bewusst auf. Es ist davon auszugehen, dass sich bei Experten im Sport ganz spezifische Aktions-Effekt-Verknüpfungen ausgebildet haben, die nur in geringem Maße auf die generelle Wahrnehmung Einfluss haben. Die

Repräsentation einer Bewegung ist also ein Gesamtpaket. Es umfasst nicht nur die Ausführung der Bewegung, sondern auch die Verarbeitung der sensorischen Wahrnehmung, die zum Steuern der motorischen Aufgabe notwendig ist. Die Signale unserer Sinne werden dabei verarbeitet, ohne dass sie unbedingt bis in unser Bewusstsein vordringen. Mit Ihren in diesem Buch erworbenen Kenntnissen können wir jetzt hier noch ein bisschen weitergehen als die aktuelle Sportwissenschaft: Der Ort dieser Verschaltung zwischen Sensorik und Motorik ist das Striatum. Striatum und Kortex sind im Gehirn sehr eng miteinander verbunden. Nervenfasern vom Kortex ziehen sich wie ein Netzwerk von Gleisen zum Striatum und führen von dort wieder zurück in den Kortex. Das Striatum stellt sozusagen den Hauptbahnhof des Gehirns dar, und die Kortexbereiche sind die mit der Bahn zu versorgenden Orte und Städte. Wird eine solche Schleife zwischen Kortex und Striatum aktiviert, dann erregt dies fast ein Fünftel der Neurone im Striatum. Das neuronale Netzwerk ist dort also besonders dicht und engmaschig. Dies ist ein Indiz dafür, dass im Striatum besonders viele Informationen gleichzeitig verarbeitet werden.

Wenn wir eine Bewegung ausführen, dann verarbeitet das sogenannte sensorische System im Kortex die Effekte dieser Bewegung. Dort landen die Informationen aus den Rezeptoren im Körper über die Stellungsveränderungen der Gelenke, Sehnen und Muskeln sowie die Meldungen aus Augen, Ohren und Rezeptoren der Haut über die Geschehnisse um uns herum. Über die Schleifen werden diese Informationen ins Striatum verschickt und dort mit den Signalen aus den motorischen Bereichen des Kortex verschaltet. Suzanne Haber, weltweit renommierte Neuroanatomin an der University of Rochester des US-Bundesstaats New York, und ihre Mitarbeiter konnten die entsprechenden synaptischen Verknüpfungspunkte vor Kurzem lokalisieren. Die Synapsen im Striatum und in den Schleifen zwischen Kortex und

Striatum verändern ihre Stärken auf phasische Dopaminausschüttungen hin. Das bedeutet, dass im Striatum immer genau die Verknüpfungen zwischen Sensorik und Motorik verstärkt werden, die an erfolgreichen Bewegungsausführungen beteiligt sind – was erklärt, warum die Wahrnehmung sich parallel zur Bewegungsausführung verfeinert.

Falls Ihnen jetzt noch immer nicht der Kopf raucht, können wir noch einen Schritt weitergehen: Die Bewegungsrepräsentationen in unserem Gehirn beinhalten nämlich sogar noch mehr. Die Ausführung einer Bewegung unterliegt immer gewissen Schwankungen. Auch Bewegungen, die wir sehr gut beherrschen, werden wir niemals genau gleich ausführen. Gehen wir zum Beispiel geradeaus, wird die Länge der Schritte variieren, was für das Ergebnis der motorischen Aktion jedoch egal ist. Besonders wenn wir eine neue Bewegung üben, werden bei jeder Ausführung in gewissen zeitlichen und räumlichen Grenzen Abweichungen zu den vorherigen Bewegungsvollzügen auftreten. Beim Handstützsprungüberschlag etwa werden möglicherweise die Hände immer wieder um einige Zentimeter versetzt auf dem Sprungtisch platziert und der Körper einmal stärker oder schwächer gekrümmt. Solange der Überschlag gelingt, ist die Variabilität in der Ausführung nicht von Belang. In gewissen Grenzen ähnliche motorische Aktionen provozieren mit geringen Abweichungen ähnliche sensorische Effekte. Wird im sportlichen Training eine Bewegung immer besser ausgeführt, gelingen also in Folge immer wieder unerwartet erfolgreiche Bewegungen, dann wird eine Bewegungsrepräsentation in den Synapsenstärken ausgeformt. Die sensorischen und motorischen Invarianzen, die hierbei auftraten, werden dabei mit aufgenommen. Repräsentiert wird also der Prototyp einer Aktions-Effekt-Verknüpfung, der dem Durchschnitt aller unerwartet erfolgreichen Bewegungsvollzüge entspricht, inklusive der Bandbreite möglicher Bewegungsvariationen, die zum gewünschten Effekt führen.

Die Meldungen aus der Sensorik dienen nicht nur der Rückkopplung und Feinjustierung, um eine Bewegung erfolgreich auszuführen, sondern auch der Organisation der Bewegungsrepräsentationen. Wie wir gerade gesehen haben, erfolgt das Lernen einer Bewegung über die ausgelösten Effekte. Der präfrontale Kortex, der Manager unserer Bewegungen, wird auf diese Effektrepräsentationen zugreifen, um bestimmte Bewegungsrepräsentationen zu aktivieren und dadurch bestimmte motorische Handlungen auszulösen.

Der US-Forscher, Schriftsteller und Musiker Michael Graziano und sein Team von der Princeton University stimulierten elektrisch Nervenzellen im motorischen Kortex von Affen. Dabei regten sie nicht, wie es in der Hirnforschung bis dahin üblich war, die Nervenzellen in kurzen Abständen über Bruchteile von Sekunden an, sondern deutlich länger pro Einheit. Dabei wurden zur Überraschung aller komplette Bewegungsabläufe provoziert. Bei Stimulation einer bestimmten Stelle schloss sich beispielsweise die Hand zu einer Greifstellung und die Schulter und der Ellenbogen wurden so bewegt, dass die Hand sanft vor den Mund geführt wurde und dort verharrte, bis die Stimulation beendet war. Die Reizung einer anderen Stelle bewirkte eine Drehung des Ellenbogens und der Schulter in der Art, dass die Hand in eine Position etwa zehn Zentimeter vor der Brust zur Ruhe kam. Videoauswertungen des natürlichen Verhaltens ergaben, dass dies gängigen Handlungen von Affen entsprach. Greifen die Primaten kleine Objekte, führen sie in etwa 60 Prozent der Fälle die Hand zum Begutachten vor die Brust und zu fast 40 Prozent vor den Mund. Die Forscher versetzten die Stimulationsstellen immer wieder um Zehntelmillimeter und erkannten, dass diese Neurone Greifbewegungen zu allen Punkten im gesamten Raum kodierten, den die Affen mit den Händen erreichen konnten. Allem Anschein nach ist der gewünschte Effekt »Objekt in der Hand« das führende Ordnungskriterium, nach dem die motorischen Repräsentationen organisiert sind. Diese *multimodalen Neurone* sitzen in der Organisationshierarchie weit oben. Sie bilden den Schalter, der den ganzen Bewegungsablauf auslöst. Solche hierarchisch hochstehende, multimodale Neurone gibt es in vielerlei Ausführungen: Stimulationen an anderen Stellen provozierten beispielsweise ein Zurückweichen, ein Abblocken oder eine andere Schutzreaktion der Affen. Die chemische Stilllegung der entsprechenden Neurone verhinderte solche Verteidigungsreaktionen, auch wenn man die Affen stark erschreckte. Die chemische Aktivierung hingegen versetzte die Affen in einen Zustand, bei dem schon der kleinste Auslöser eine vollständige Flucht- und Abwehrreaktion auslöste. Offensichtlich regelt das Aktivierungsniveau dieser Chef-Neurone auch die Effektstärke der motorischen Antwort.

Bei der Ausformung von Bewegungsrepräsentationen kann manchmal auch etwas schiefgehen. Im Striatum werden dann in seltenen Fällen die motorischen Signale und sensorischen Rückmeldungen von Bewegungen mitverschaltet, die eigentlich gar nichts mit dem Effekt, der die phasische Dopaminausschüttung ausgelöst hat, zu tun haben. Dies könnte erklären, wieso einige Tennisspielerinnen und -spieler beim Aufschlag oft seltsam anmutende Arm- und Handbewegungen vorschalten, bevor sie den Ball anwerfen. Diese Bewegungen wurden in frühen Trainingseinheiten – möglicherweise als Rhythmushilfe – immer vor dem Aufschlag ausgeführt. Diese waren damit bei vielen unerwartet erfolgreichen Aufschlagsbewegungen der Tennisspielerinnen und -spieler mit dabei. Ist die Bewegung so unorthodox, dass sie sonst praktisch nie ausgeführt wird, ist die Gefahr hoch, dass sie als ursächlich für den Bewegungserfolg interpretiert und damit dopaminerg in die Bewegungsrepräsentation des Tennisaufschlags eingeschrieben wird, obwohl ihr keine funktionale Relevanz zukommt, ja sie sogar eher hinderlich erscheint.

In den 1980er- und 1990er-Jahren war Steve Caballero jungen Skateboardern ein großes Vorbild. Caballero wurde mit Skoliose geboren, sodass sich sein Kopf leicht zur Seite neigt und er beim Skaten einen Arm immer in einer etwas abgeknickten Position hielt. Die Kids kopierten nicht nur seine Tricks, sondern – vermutlich unbewusst – dabei auch seine Kopf- und Armhaltung. Jahre später beobachtete man in Skateparks immer wieder Fahrer, die bei Ausführung mancher Tricks, unter anderem des sogenannten Caballerial, in diese Kopf- und Armhaltung zurückfielen. Diese Eigenheit hat sich dopaminerg über viele Trainingssessions in die Bewegungsrepräsentation eingeschrieben. Es gestaltet sich als sehr schwierig, unsinnige Bewegungsanteile wieder aus einer Repräsentation herauszulösen, denn sie werden jedes Mal mit angestoßen, wenn von den multimodalen Neuronen das Signal kommt, den Bewegungsablauf zu starten. Eine Trennung ist nur mit starker bewusster Aufmerksamkeit möglich, was – wie wir bereits gesehen haben – wieder die Feinjustierung des automatisierten Bewegungsablaufs stören kann. Letztlich kann man sie, solange sie die Ausführung nicht stören, als Eigenarten ansehen, die den persönlichen Stil der Sportlerin oder des Sportlers ausmachen.

10. Vom Dopamin, vom Lernen und vom Glücklichsein

Es ist schon sehr auffällig: Egal, welchen Mechanismus wir untersuchen, Dopamin spielt darin immer eine der Hauptrollen. Dopaminspiegel beeinflussen unsere geistigen Leistungen und unsere Bereitschaft, uns anzustrengen; erst durch Dopamin werden Eindrücke zu Anreizen, es vermittelt uns Motivation, und Dopamin ist der Stoff, mit dem unsere Synapsen lernen. Wie passt das alles unter einen Hut?

Die Verursacher des ganzen Zirkus sind die Dopaminneurone. Sie sitzen bei uns tief im Gehirn, genauer im Mittelhirn, einer sehr alten Struktur, die in der gedachten Verlängerung unserer Halswirbelsäule in den Tiefen des Gehirns liegt. Diese Neurone produzieren das Dopamin und schütten es an ihren Synapsen aus, wenn sie aktiv werden. Das Dopaminsystem umfasst vergleichsweise wenige Neurone. Es ist trotzdem so mächtig, weil es im Gehirn sehr weit verzweigt und gut vernetzt ist. Die Dopaminneurone schicken Leitungsbahnen unter anderem in den präfrontalen Kortex (PFC), in viele andere Bereiche des Kortex, in die Hippocampi und ins Striatum. Werden die Dopaminneurone im Mittelhirn aktiv, wird an den Enden der Leitungsbahnen Dopamin freigesetzt, das überall dort seine Wirkung entfaltet, wo Dopaminrezeptoren sitzen.

Die vielfältigen Wirkungen von Dopamin erklären sich über die unterschiedlichen Endpunkte der Dopaminleitungsbahnen. Im Striatum gibt es zwei Bereiche mit einer hohen Dichte an Dopaminrezeptoren. Im ventralen (bauchseitigen) Teil des Striatums liegt der Nucleus accumbens, unser »Lustknoten« im Gehirn. Wir haben gesehen, dass der Nucleus accumbens durch die Aktivität der Dopaminneurone im Mittelhirn aktiv wird und daraufhin Opioide im

Gehirn freisetzt, die uns ein gutes Gefühl bereiten. Gleichzeitig entsteht das Bedürfnis (»wanting«), diese Geschehnisse wiederzuerlangen, den im Moment der Ausschüttung vorherrschenden Situationsbezügen wird ein hoher Anreiz zugeordnet. Die direkte Stimulation von Dopaminneuronen im Nucleus accumbens führt im Tierversuch dazu, dass die gleichzeitig auftretenden natürlichen Belohnungen wie Futter oder Zuckerwasser einen unverhältnismäßig hohen Anreiz zugeschrieben bekommen und sie von den Versuchstieren im Übermaß konsumiert werden.

Die höchste Dichte an Dopaminrezeptoren überhaupt findet sich im dorsalen (dem Rücken zugewandten) Teil des Striatums, der, wie wir in vorangegangenen Kapiteln gesehen haben, die zentrale Schaltstelle für die Initiierung motorischer Aktionen und für motorisches Lernen ist. Dort wird nur gelernt, wenn Dopamin phasisch, also schlagartig in großen Mengen freigesetzt wird.

Im PFC beeinflusst Dopamin die Arbeitsgedächtnis- und Aufmerksamkeitsleistung. Gleichzeitig fördert Dopamin die synaptische Plastizität in den Hippocampi. Damit fördert es die Übertragung von Information ins Langzeitgedächtnis und initiiert Lernvorgänge abstrakter, nicht motorischer Gedächtnisinhalte. Wir können uns also unter der Dopamindusche besser konzentrieren und Informationen besser im Geiste verarbeiten und merken.

In der Zusammenschau betrachtet, sorgt die Aktivität der Dopaminneurone im Gehirn für ideale Lernverhältnisse: Wir sind plötzlich konzentrierter und merkfähiger, unsere Gedächtnissysteme werden schlagartig formbar, sowohl motorisch als auch kognitiv, und dem Geschehen wird ein hoher Anreiz zugeschrieben. Als Dank hierfür stellt sich für uns noch das gute Gefühl ein. Wir haben Spaß. Besser geht's nicht!

Dazu löst das Dopaminsystem mit all seinen Effekten auf die angeschlossenen Netzwerke die wesentliche Aufgabe der

Auswahl: Wir lernen nur das, was sich auch wirklich lohnt. Das System springt an, wenn uns etwas unerwartet Positives gelingt.

Wir führen ständig Handlungen aus. Damit prasseln auf unser Gehirn dauernd Rückmeldungen über die Effekte unserer Handlungen und die Geschehnisse in unserer Umgebung ein. Davon können wir nicht alles lernen – wir sollten es auch nicht. Beherrschen wir eine Fertigkeit und die Bewegungsausführungen oder Handlungen laufen nach Plan, dann haben wir es nicht nötig zu lernen. Besitzen die einprasselnden Informationen für uns keine Bedeutung, dann brauchen wir sie nicht zu beachten und sie uns schon gar nicht zu merken. Passiert jedoch etwas, das besser ist als erwartet, ist es dazu für uns noch von Bedeutung und haben wir es durch unser Tun verursacht, dann sorgt das Dopaminsystem dafür, dass alle lernrelevanten Netzwerke online gehen. Wir verleiben uns die Fertigkeit, die Rahmenbedingungen und Merkmale der Situationen ein. Mit dem Gelernten wird eine Vorhersage berechnet, die uns zukünftig in ähnlichen Situationen helfen wird. Wird auch diese Vorhersage wieder durch ein überraschend positives Ereignis übertroffen, geht der Prozess noch einmal von vorne los. Wir lernen also immer mehr. Und durch die Opioidausschüttungen fühlen wir uns zudem noch gut dabei! Der Situation wird ein positiver Anreiz zugeordnet und wir streben danach, uns diese positiven Geschehnisse und Erlebnisse möglichst oft zu verschaffen.

Die heutige Zivilisation hat uns erfreulicherweise viele Lebensrisiken abgenommen. Wenn wir »mit beiden Beinen im Leben stehen«, wenn wir zum Beispiel unsere Schul- oder Berufsausbildung abgeschlossen und einen festen Job haben, erscheint uns Neues zu lernen zwar als wünschenswert, aber nicht als essenziell wichtig. Zu der Zeit, als sich das menschliche Gehirn evolutionär formte, war das allerdings noch ganz anders. Möglichst viel über die Welt zu lernen, damit

Vorhersagen treffen zu können und sich für die auftretenden Anforderungen vielfältige Handlungsmöglichkeiten anzueignen, sicherte unseren Vorfahren in kritischen Situationen das Überleben. Von ihnen haben wir das Dopaminsystem geerbt. Es sorgt noch heute dafür, dass wir uns Herausforderungen stellen und deren Bewältigung für uns einen Gewinn darstellt, in dem Sinne, dass wir danach etwas können oder wissen, was uns in ähnlichen Situationen einen (Überlebens-)Vorteil bietet. Glück dient in diesem Regelkreis als Belohnung für das Meistern neuer Herausforderungen. So hart es klingt, Glück ist für unser Gehirn nur Mittel zum Zweck. Aus dieser Betrachtung heraus sind wir nicht auf dauerhaftes Glück ausgerichtet – wie viele der in den letzten Jahren erscheinenden Glücksratgeber weismachen wollen. Wir müssen uns das Glück eher wie eine Perlenschnur kurzer glücklicher Momente vorstellen. Wollen wir »glücklich sein«, sollten wir versuchen, auf diese Schnur möglichst viele der kleinen und großen positiven Überraschungen auffädeln, die unser Dopaminsystem in Schwung bringen. So sollten Glücksratgeber eigentlich Lernratgeber sein. Einen solchen halten Sie gerade in der Hand.

Teil 3

BESSER WERDEN

11. Optimal trainieren

Das geistige Durchpflügen des Dopaminsystems war eine harte Nuss. Es hat sich aber gelohnt, diese Nuss zu knacken, weil wir jetzt unser sportliches Training optimal darauf abstimmen können – für unsere Schützlinge und für uns selbst.

Wollen Sie Ihre Bewegungen optimieren oder als Trainerin und Trainer Ihre Sportlerinnen und Sportler technisch optimal ausbilden, gilt es, für möglichst viele unerwartete Bewegungserfolge zu sorgen, weil genau in diesen Momenten die phasischen Dopaminausschüttungen und das Lernen stattfinden. Dazu werden Opioide ausgeschüttet, die für ein Wohlgefühl sorgen, und die Motivation entsteht, weiter am Sport und am Training dranzubleiben. Letzteres, so haben wir in dem Abschnitt zur Motivation gelesen, geschieht über die Wechselwirkung phasischer Dopaminaktivität mit den tonischen Dopaminspiegeln. Dieser Vorgang sorgt dafür, dass Sportlerinnen und Sportler ein starkes Streben entwickeln, die Bewegungen nochmals zu wiederholen, ihre Anstrengungsbereitschaft zu steigern und sich im Training auch dann durchzubeißen, wenn es viel Mühe kostet oder Wagemut erfordert.

Externe Rückmeldung – loben oder korrigieren?

Ein klassischer Weg, als Trainerin oder Trainer seine Schützlinge im Techniktraining zu coachen, ist, Bewegungsfehler zu korrigieren. Fehlerhafte Komponenten im Bewegungsvollzug werden identifiziert, und die Korrekturen befassen sich damit, was der Lernende zu tun hat, um die Fehler zu beheben. Dies soll zu immer besser ausgeführten Bewegungen führen und damit den Lernenden technisch weiterbringen. Nach dem, was wir über das Dopaminsystem bisher gelernt haben, empfiehlt sich überraschenderweise ein anderer Weg: Als Trainer könnte man genauso auch nur diejenigen Bewegungskomponenten herausstellen, die gut und besser waren, um das dopaminerge Bewertungssystem durch die Unterstützung der Wahrnehmung unerwartet erfolgreicher Bewegungskomponenten anzukurbeln. Hierfür ist es allerdings Voraussetzung, dass wir durch externe Rückmeldung Einfluss auf das Dopaminbewertungssystem nehmen können.

Studien von der Arbeitsgruppe um die deutsche Sportwissenschaftlerin Gabriele Wulf von der University of Nevada in Las Vegas legen genau dies nahe. In einer Serie von Experimenten untersuchten die Wissenschaftler den Effekt von Feedback auf motorisches Lernen. Die Untersuchungen umfassten hohe Probandenzahlen, verschiedene Altersgruppen und unterschiedliche Bewegungen wie beispielsweise Zielwürfe, Golfputs und Gleichgewichtsaufgaben. Die Befunde waren über alle Altersgruppen und Bewegungsaufgaben hinweg stabil und zeigten tatsächlich, dass Rückmeldungen nach erfolgreichen Bewegungsausführungen im Vergleich zu Rückmeldungen, die sich auf die schlechten Bewegungsausführungen beziehen, zu besseren Lernergebnissen bei motorischen Aufgaben führen. Dabei bezog sich das Feedback nach Bewegungsfehlern nicht nur auf die Fehler, sondern den Probanden wurde auch zurückgemeldet, was sie besser machen könnten.

Wir haben im Abschnitt zum Placeboeffekt gesehen, dass unsere Wahrnehmung Regulations- und Anpassungsprozesse des Körpers beeinflussen kann, die willentlich eigentlich unbeeinflussbar erscheinen. Damit ist es wahrscheinlich, dass wir auch das Dopaminsystem über unsere Wahrnehmung anschieben können.

Darüber hinaus muss man als Trainerin oder Trainer Bewegungserfolge herausstellen, die von der Sportlerin oder vom Sportler eventuell gar nicht erkannt werden. Damit das

Lob die dopaminerge Verstärkung von Synapsen tatsächlich herbeiführen kann, ist es entscheidend, dass die Rückmeldung den Lernenden innerhalb weniger Sekunden erreicht, solange die in die Bewegungsrepräsentation eingebundenen Neurone im Striatum noch »nachleuchten«. Die Neurone in unserem motorischen Hauptbahnhof sind nach ihrer Aktivität nur für wenige Sekunden durch erhöhte Erregbarkeit markiert und für Stärkenveränderungen an ihren Synapsen offen. Dies stellt sicherlich manche Trainerinnen und Trainer vor organisatorische Probleme, beispielsweise im Skitraining. Nehmen wir mal an, Thomas Dreßen befinde sich mitten im Trainingshang, als ihm aus der Sicht seines Trainers eine Bewegungslösung unerwartet gut gelingt und Thomas dies als solche nicht registriert. Bis er beim Trainer unten abschwingt, ist es sehr spät für die Dopaminneurone. Eine Möglichkeit, die sich hier anbietet, ist, mit Headset unter dem Helm zu trainieren, also mit einer Funkverbindung vom Trainer zum Ohr des Athleten.

Man kann es aber mit Lob auch übertreiben. Nach den dargestellten Überlegungen besteht die Gefahr, dass sich die trainierte Bewegung in der Ausführung verschlechtert, wenn Bewegungskomponenten als positiv rückgemeldet werden, die eigentlich schlechter waren als erwartet. Undifferenziert jeden Versuch zu loben, um den Schützling bei guter Laune zu halten, kann also nach hinten losgehen. Möglicherweise provoziert erst die positive Rückmeldung eine phasische Dopaminausschüttung, woraufhin die eigentlich schlechte Bewegungsausführung Eingang ins Gedächtnis findet. Ähnliches kann auch von selbst geschehen, wenn Lernende Bewegungsvollzüge als unerwartet gut wahrnehmen, die es gar nicht sind. In einem solchen Fall werden ebenfalls die fehlerhaften Bewegungen gelernt. Sportliche Spitzenleistungen werden darum nur Menschen gelingen, die über ein sehr präzises Körperschema verfügen und ein klares mentales Bild davon haben, wie eine optimale Ausführung ihrer angesteuerten Bewegung aussehen muss. Aus dieser Perspektive kann es in technisch orientierten Sportarten sehr bedeutsam sein, die Vorstellung über die eigene Bewegung beim Trainierenden den realen Bewegungsausführungen anzugleichen. Moderne Videotrainingssysteme oder geführte Trockenübungen in Zeitlupe sind hierbei geeignete Mittel.

Optimales Lernsetting?

Im Bewegungstraining gilt es, möglichst viele Situationen bereitzustellen, die unerwartete Bewegungserfolge in zielorientierter Weise ermöglichen. Schauen wir uns unter dieser Perspektive einmal die klassischen europäischen Spielsportarten an. Orientiert am Straßenfußball ist beispielsweise im Nachwuchsbereich der Ansatz modern geworden, Fußball überwiegend im Spiel zu vermitteln. Ähnliche Vermittlungskonzepte werden auch im Basketball und Handball vertreten. Diese Konzeptionen sind meiner Ansicht nach sehr effektiv. Die Spielsituationen bieten viele Möglichkeiten für Bewegungs- und Handlungserfolge, die das Dopaminsystem anschieben und die Motivation von Kindern und Jugendlichen hoch halten. Jedoch verbirgt sich darin eine Gefahr für die optimale technische Entwicklung der Nachwuchssportlerinnen und -sportler, wenn das gemeinsame Spiel zu hoch gewichtet wird. Sind Kinder oder Jugendliche im Training fast ausschließlich Situationen ausgesetzt, in denen gegnerische Spielerinnen oder Spieler miteingebunden sind, werden sie sich manche grundlegenden Techniken nicht aneignen können. So verringern sich beispielsweise die Chancen, dass Finten erfolgreich gelernt werden. Wieso? Üben Kinder oder Jugendliche im Fuß-, Hand- oder Basketball eine Finte oder einen besonderen Trick, dann sind die ersten Bewegungsdurchgänge noch sehr langsam, unsicher, und der Ball bewegt sich oft nicht auf den gewünschten Bahnen. Der gegnerische Spieler kann leicht den noch langsam geführten Ball schnappen oder die Täuschungshandlung stören. Die ersten Versuche von Körpertäuschungen werden in einer Spielsituation in fast allen Fällen mit Ballverlusten einhergehen, also nicht belohnt werden. Unerwartete Bewegungserfolge stellen sich nicht ein. Das Handlungsergebnis wird in der Regel schlechter als erwartet wahrgenommen. Motorische Lernvorgänge werden nicht gefördert, die Motivation geht verloren und die Fintenversuche werden im Training und Spiel immer seltener. Kinder erlernen Finten und Tricks mit der Zeit oft doch noch. Meines Erachtens geschieht dies aber vor allem aufgrund ihrer Bewegungsvorbilder. Überwiegend außerhalb des Trainings, wenn die Jugendlichen zusammen am Sport- oder Bolzplatz mit einem Ball »abhängen« oder sich zu Hause im Garten austoben, werden die Tricks von Ronaldo, die Wurftechnik von Nowitzki oder die Dreher von Gensheimer ausprobiert und geübt.

Ergänzendes technisches Training ohne Gegnerkontakt ist somit zum Erlenen neuer Fertigkeiten genauso notwendig wie Spielsituationen. Jedoch hat es ebenso Nachteile, wenn die Betonung im Techniktraining zu stark auf gegnerbereinigten Situationen liegt: Werden beispielsweise die enge Ballführung im Rahmen des Koordinationstrainings oder Finten um Hütchen und Stangen herum geschult, fällt es vielen Kindern und Jugendlichen schwer, das Bewältigen der Aufgaben als überraschenden Handlungserfolg wahrzunehmen. Der Aufforderungscharakter des Stangenparcours ist vergleichsweise gering. Damit wird eventuell die Relevanz des Geübten nicht erkannt und die erfolgreiche Aufgabenlösung nicht als unerwarteter Erfolg wahrgenommen.

Was kann die Trainerin oder der Trainer in solchen Fällen tun? Sind die ersten langsamen Versuche einer gewünschten Bewegung, in unserem Fall einer Finte oder eines Tricks, erfolgreich, wird das Dopaminsystem angeschubst, die Motivation befeuert und Lernen gefördert. Der Erfolg einer solchen Bewegung wird am Bewegungseffekt festgemacht. Lässt sich mit einer Finte der Gegenspieler tatsächlich überwinden, stellt dies einen Erfolg dar, klappt es nicht, ist es eher ein Misserfolg. Somit wird für das Lernen dieser Täuschungshandlung das Verhalten der Gegenspieler entscheidend. Ich habe eingangs jedoch betont, dass der störende Gegner das Problem darstellt. Er kann sich in den Anfangsphasen des Übens den Ball leicht schnappen. Gewinnbringend für die frühen Lernphasen wäre es, wenn sich der Gegenspieler auch von der langsamen, unsicheren Finte täuschen lässt und der Nachwuchshandballer, -basketballer oder -fußballer es an seinem Gegner vorbeischafft. Welcher Gegner lässt das mit sich machen? Im Kinder- und Jugendtraining eignen sich hierfür normalerweise nicht die gleichaltrigen Mitstreiter, denn sie wollen die Balleroberung genauso als Erfolg für sich verbuchen. Hier kommen die Trainerinnen und Trainer oder assistierende Spielerinnen und Spieler aus einer höheren Altersklasse ins Spiel. Die Trainerin oder der Trainer sind Experten in der erwünschten Zielfertigkeit und können schnell beurteilen, in welchem Fall ein Bewegungsansatz belohnt werden muss und sie sich von einem kleinen Racker austricksen lassen sollten. Die anscheinende Übermächtigkeit des Trainers gegenüber seinem Schützling innerhalb des sogenannten Eins-gegen-eins wird bei erfolgreichem Bewältigen die Aktivität der Dopaminneurone des Nachwuchskickers im F- und E-Jugendbereich im Vergleich zum Austricksen eines ihm ebenbürtigen Gegners noch potenzieren. Im C-Jugendbereich können Spielerinnen und Spieler der B-Jugend eingesetzt werden und im B-Jugendbereich die der A-Jugend. Im Spitzenbereich sind auch speziell trainierte Sparringspartner einsetzbar, um unerwartete Bewegungserfolge in einer langfristig zielorientierten Weise zu ermöglichen. Ein etwas abenteuerlicher Vorschlag ist hierbei beispielsweise, dass leichtathletische Sprinter und Spieler der Fußballregional- oder -oberliga für zwei Wochen intensiv jeweils einen bestimmten typischen Bewegungsablauf oder die typischen Laufwege von Timo Werner trainieren. Haben sie die Bewegungsabläufe mit der entsprechenden Dynamik weitestgehend erlernt, kann das kleine Team der »Werner-Schauspieler« zum Training einer Bundesligamannschaft eingesetzt werden, die sich mit den explosiven Antritten und Laufwegen des Stürmers in der kommenden Saison auseinandersetzen muss. Eine solche Strategie wurde schon einmal eingesetzt, um Arjen Robben zu stoppen. Tatsächlich konnte damals Robben im Spiel kein Tor erzielen, jedoch wurde das Spiel verloren.

Es kann das Problem auftreten, dass Lernende die angesteuerten Bewegungen nicht als relevante Ziele annehmen. Je jünger Kinder sind, desto weniger orientieren sie sich an Bewegungsleitbildern. Der Papa lobt den ersten Bremsschwung oder die ersten schön gefahrenen Schwünge auf den Skiern, dem Zögling ist das jedoch völlig egal. Das kalte Weiß spritzen zu lassen und dabei den lauten Fahrtwind zu genießen, ist das, was der Sohn gerade will. Wird der unerwartete Bewegungserfolg vom Lernenden als irrelevant eingeschätzt, kann das die für das Lernen bedeutsamen Dopaminausschüttungen verhindern. Der Spaß an der Bewegung bleibt genauso aus wie der Lernerfolg. Ein Ausweg besteht darin, die anzusteuernden Bewegungen, in diesem Fall den Bremsschwung oder das Kurvenfahren, in eine übergeordnete Aufgabe oder Anforderung zu verpacken, die für das Kind hohen Aufforderungscharakter besitzt. Beispielsweise werden bei Fangspielen oder Schneeballschlachten auf Skiern am flachen Hang die »Bretter« von den Kindern fast nicht mehr wahrgenommen. Die Kleinen müssen hierbei auf den Skiern bremsen, sich von den Kanten abdrücken, rutschen und kleine Kurven fahren, um nicht gefangen zu werden oder einen Schneeball abzubekommen. Der unerwartet auftretende Bewegungserfolg wird sich nicht auf die Zielbewegung beziehen, sondern auf die unerwartet erfolgreiche

Bewältigung der Situation oder Herausforderung. In unserem Fall ein erfolgreiches Ausweichen oder Entkommen. Die angesteuerten Fertigkeiten wie die schnelle Richtungsänderung mit den Skiern sind jedoch in all diesen Spielformen konstituierend für den Bewegungserfolg.

Um das positive Handlungsresultat immer wieder als Überraschung zu erleben, ist es notwendig, Lernende auch immer wieder Bewegungsmisserfolge erleben zu lassen. Nichts anderes machen Eltern »von Natur aus«. Der Papa lässt als Torwart den Ball unter sich über die Linie rollen, damit sich der Nachwuchs über das Tor freuen kann, die Mama reduziert beim Wettschwimmen entsprechend ihr Tempo, damit ihre Tochter als Erste am Beckenrand anschlägt – aber nicht immer. Andere Male ist die Mama beim Wettschwimmen gegen die Tochter schneller und der Papa gewinnt das Zielschießen mit dem Handball, damit die Erfolge für die Kinder nicht automatisch – in unserem Sinne nicht erwartet – auftreten.

Weiterhin erscheinen aus dieser Perspektive alle Übungen und sportlichen Situationen für ein optimales sportmotorisches Lernen als problematisch, bei denen der Handlungserfolg mit unerwünschten Bewegungskomponenten erreicht werden kann oder gewünschte Bewegungskomponenten nicht zum Ziel führen. Kinder, die das Radfahren mit Stützrädern üben, haben später Schwierigkeiten, das Radfahren ohne Stützräder zu erlernen. Die Stützräder behindern das Verbessern der Gleichgewichtsregulation durch Einlenken und dem Verändern der Körperposition. Vorausgegangene Bewegungserfahrungen mit dem Roller fördern dagegen bei Kindern das Erlernen des Radfahrens. Vorübungen oder Hinführungen sind im Trainingsgeschehen so zu setzen, dass der Bewegungserfolg nur durch Bewegungskomponenten erreicht werden kann, die für die weitere Leistungsentwicklung keine Sackgasse darstellen.

Dazu ein Beispiel aus dem Geräteturnen: Nach gängigen

methodischen Empfehlungen sollte man beim Handstützüberschlag im Turnen darauf achten, dass beim Aufsetzen der Hände das Kinn nicht auf die Brust genommen wird, da sich hierdurch die Körperkrümmung rückwärts nach dem Stützkontakt nicht mehr optimal einnehmen lässt. Unterstützt man die Bewegung energetisch durch ein Minitrampolin, dann lässt sich der Handstandüberschlag auch mit Kinn auf der Brust erfolgreich durchführen. Lässt man den Lernenden nun allein ohne zusätzliches Augenmerk auf die Kopfposition üben, ist die Gefahr hoch, dass sich in die Bewegungsrepräsentation dieser Fehler einschleicht und sich die Bewegung trotz vieler Übungsdurchgänge ohne energetische Unterstützung nicht turnen lässt.

In Ballsportarten wie beispielsweise Basket-, Hand- oder Fußball stellt sich im Hinblick auf eine langfristig optimale Leistungsentwicklung oft die Problematik, dass der Tor- bzw. Korberfolg für Kinder und zuschauende Eltern das alles überragende Highlight ist. Die für ein effektives Spiel grundlegende Spielhandlung, möglichst viele Abwehrspieler auf sich zu ziehen, den Ball aber dann geschickt den Nebenspielern zuzupassen, die dann die dadurch gerissenen Lücken in der Abwehr für deren Tor- bzw. Korberfolg nutzen können, wird durch den hohen Wert des eigenverursachten Tor- und Korberfolgs korrumpiert. Dies kann zur Folge haben, dass wuselige Kinder, die sich den Ball schnappen und mit großem körperlichen Einsatz direkt Richtung Tor bzw. Korb rennen, um dort den Abschluss zu suchen, im Kinderwettbewerb und -training unverhältnismäßig viele Korb- und Torerfolge, also Bewegungserfolge, für sich verbuchen können. Die Abwehrleistung ist im Kindesalter in der Regel verhältnismäßig schwach ausgeprägt, da die Lücken in der Abwehr aufgrund des unglücklichen Verhältnisses von Körpergröße zur Spielfläche noch sehr groß sind und für viele Kinder in diesem Alter der enge Körperkontakt im Sport und die zur Abwehrleistung erforderliche Aggressivität in den

Abwehrhandlungen noch ungewohnt sind. Im Wettbewerb sieht man oft, dass sich das ganze Spiel einer Kindermannschaft auf diese Solokünstler fokussiert. Die Kinder versuchen, den Ball möglichst schnell den Wuslern zuzuspielen, und vernachlässigen dadurch ihre weiteren Mitspieler. Die Mitspieler werden zu Statisten. Verfestigt sich dieses Verhalten, werden vielen Kindern Lernfortschritte verwehrt. Mit zunehmendem Alter werden die Lücken in der Abwehr enger, die Gegenspieler flinker, halten die Abwehrspieler vermehrt Körperkontakt und helfen sich gegenseitig, die »Wusler« vom Tor oder Korb fernzuhalten. Können solche Wusler ihre Einstellung nicht ändern, werden auch deren Erfolge zunehmend ausbleiben.

Pauschale Empfehlungen für Trainerinnen und Trainer sind hierbei schwierig. Grundsätzlich ist ein weitsichtiges und planvolles Vorgehen im Trainingsgeschehen gefordert, das oft auch auf Unmut bei einigen Eltern stoßen wird. Eine Möglichkeit, beispielsweise im Handballtraining den Wert der Spielaktion, den Mitspieler in eine vielversprechende Torsituation zu bringen, zu steigern und alle Spieler stark ins Spielgeschehen einzubinden, ist folgende Übungsform: Den Kindern werden Skat- oder Uno-Spielkarten verteilt, ohne dass die gegnerische Mannschaft die Zuordnung kennt. Die Spielerinnen und Spieler merken sich ihre gezogene Karte und legen diese an der Seitenlinie ab. Im folgenden Spiel darf ein Tor nur von den beiden Spielern mit der jeweils höchsten und niedrigsten Karte geworfen werden. Jedes Kind darf nur ein Tor werfen. Trifft beispielsweise das Kind mit der niedrigsten Karte, dann ist das Kind mit der zweitniedrigsten für den Torerfolg freigeschaltet. Trifft ein Kind mit der höchsten Karte, dann ist dasjenige mit der zweithöchsten freigeschaltet, und so weiter. Somit sind innerhalb der Mannschaft immer zwei Spielerinnen oder Spieler geschickt und möglichst überraschend von den Mitspielerinnen und Mitspielern in eine Torsituation zu bringen. Bei sechs Feldspielern einer Mannschaft gewinnt diejenige Mannschaft, die zuerst das fünfte Tor wirft – bei fünf Feldspielern sind es vier Tore bis zum Spielende oder man gibt eine Zeitspanne vor.

Eine weitere, sehr ungewöhnliche Maßnahme, angreifende Spieler gleichmäßig ins Geschehen auf dem Platz einzubinden, ist die Verwendung von sogenannten Pratzen für die Abwehr. Pratzen werden im Kampfsport verwendet. Dies sind Handschuhe mit großem Schlagpolster. Zweckentfremdet in den klassischen Ballsportarten mit Gegnerkontakt eingesetzt, steigern diese Polster die Effektivität der Abwehrarbeit bei gleichzeitiger Verminderung der Verletzungsgefahr für angreifende Spieler. Durch das große Polster an der Hand lassen sich die ballführenden Spieler leicht wegschieben, Würfe und Schüsse können mit den Händen sehr gut geblockt werden (im Fußballtraining ist nun Handspiel ausdrücklich erwünscht) und der Ball ist dem Gegenspieler im Handball oder Basketball leichter abzunehmen. Dadurch wird dem Angreifer das Ballführen und -behalten erschwert und schnelles Abspielen und Freilaufen begünstigt. Der Abwehr wird das Unterbinden von Angriffshandlungen über Körperkontakt erleichtert und damit geschult. Für die klassischen Eins-gegen-eins-Trainingsübungen werden Handballtrainer plötzlich viele Freiwillige für die Rolle des Abwehrspielers zur Verfügung haben, wenn die Pratzen dabei eingesetzt werden.

Bleiben wir noch kurz beim Polstern. Im Handball wird augenscheinlich, dass für Torspieler ein Bewegungserfolg, also das Abwehren eines geworfenen Balls, in vielen Fällen mit Schmerz verbunden ist. Unerwartete Bewegungserfolge sind beim Torhüter im Handball mit Körpertreffern assoziiert; diese Ambivalenz bremst möglicherweise den Trainingsfortschritt. Hier empfiehlt sich, im Training ab und zu weichere Bälle einzusetzen und den Torfrauen und -männern nahezulegen, die Würfe mit beiden Händen zu parieren. Auch kann man die Torhüter immer wieder mal in breit machender Schutzkleidung ins Tor stecken. Körpertreffer werden somit zu schmerzfreien Handlungserfolgen. Im Handball wird zudem oft schon in der D-Jugend auf große Tore gespielt. Etwas kleinere Jugendtore, wie sie beispielsweise im Fußball vorgeschrieben sind, werden nicht eingesetzt. Insofern hat ein Torhüter im Handball in der D-Jugend in Relation zu seiner Körpergröße einen unverhältnismäßig großen Bereich abzudecken. Dieser Effekt wird allerdings etwas abgeschwächt, da die Jugendspieler schon mit dem Sechs-Meter-Kreis spielen und es den Würfen, trotz der kleineren Ballgrößen, altersbedingt oft noch an Schärfe fehlt. Eine C-jugendliche Torfrau hat es aufgrund ihres noch nicht vollendeten Wachstums vergleichsweise schwer, Würfe auf die Ecken des Tors abzuwehren. Neben der Schutzkleidung empfiehlt es sich somit, dass die Torspielerin manchmal auch mit übergroßen Fanghandschuhen trainiert. Ihre Mitspielerinnen werden dadurch zu höherer Wurfpräzision und Härte gezwungen. Für die Torspielerin erhöht sich die Wahrscheinlichkeit der lernrelevanten, unerwarteten Bewegungserfolge.

Und noch einmal zurück zum Fußball. Matthias Kempe und Daniel Memmert von der Deutschen Sporthochschule Köln analysierten alle Spiele der Fußballweltmeisterschaften 2010 und 2014 sowie die Europameisterschaft 2016 auf überraschende und originelle Spielhandlungen hin. Es zeigte sich, dass erfolgreichere Mannschaften des Turniers mehr solcher kreativer Spielaktionen aufwiesen. Will man im Training originelle und überraschende Spielhandlungen fördern, gilt es, dass alle ihre Klappe halten! Spielsportlerinnen und Spielsportler kennen Ausrufe wie »Nur sichere Pässe spielen!«, »Ball immer zum nächsten Mitspieler!«, »Mit beiden Händen fangen!«. Diese Aussagen kommen in der Regel, wenn Spielerinnen oder Spieler einen originellen Pass, einen überraschenden Torschuss oder -wurf oder eine besondere Finte versucht haben und diese Aktion schiefging. Solche Zurufe nach missglückten Spielhandlungen werden die Wahrscheinlichkeit deutlich erhöhen, dass die darauffolgenden Spielaktionen unkreativer und berechenbarer werden. Die Originalität wird schon in Ansätzen zugeschüttet. Und nicht nur das! Im Trainer-Coaching lasse ich gerne ein besonders fieses Experiment durchführen: Während eines Trainingsspiels werden drei »gestandene« Spieler von den Trainern in den Fokus genommen. Sobald diesen ausgewählten Spielern eine Aktion missglückt, sollen die Trainer diese aggressiv und laut zurechtweisen und ihnen, während das Spiel weiterläuft, viele Instruktionen und Korrekturen nachrufen. In der Regel sieht man schon während des Spiels, aber noch deutlicher in einer anschließenden Videoanalyse, dass den drei Unglücklichen nach den ersten Zurechtweisungen vergleichsweise viele weitere Fehler unterlaufen, deren Bewegungen weniger flüssig erscheinen und diese Spieler sich im Angriff eher dem Spiel entziehen und bei Abwehraktionen ihre Foulspiele vermehren. Nachdem die drei verbal Geprügelten aufgeklärt werden, berichten sie der Mannschaft über ihre Gefühle und ihr Verhalten im Spiel. Übereinstimmend wird dabei beklagt, dass sich die Beine schlagartig etwas verkrampfter anfühlen würden und die Spieler gerne den Platz verlassen hätten. Lassen Trainer und Spieler ihrem Ärger während des Spiels freien Lauf, schwächen sie damit akut nicht nur die Leistung einzelner Spieler, sondern auch die Gesamtleistung ihrer Mannschaft. Noch viel weniger werden originelle und kreative Spielhandlungen gefördert. Die Selbstregulation und die inhibitorischen Fähigkeiten sind hier gefordert.

Um in Ballsportarten motorische Sackgassen zu vermeiden, wurde von der Arbeitsgruppe um den Sportwissenschaftler Klaus Roth in den letzten Jahren eine Methodik entwickelt, die die Grundlagen der geforderten Bewegungen und Spielhandlungen sortiert lehren soll. Grundgedanke der »Heidelberger Ballschule« ist es, das Zielspiel (etwa im Basketball) als einen abgrenzbaren Pool sensomotorischer Puzzleteile zu verstehen, aus dem sich die meisten Spielfertigkeiten zusammenfügen lassen. In überschaubaren Spielformen lassen sich diese Puzzleteile zuerst einzeln, dann in Kombination gezielt ansteuern. Ein ähnliches Vorgehen verfolgt das Vermittlungskonzept für das Geräteturnen von Herbert Leikov von der Universität Stuttgart. Leikov sieht in den motorischen Grundfertigkeiten wie Laufen, Hüpfen, Springen, Balancieren, Rutschen, Stützen, Rollen, Wälzen, Halten und so weiter den zentralen Ausgangspunkt für die Ansteuerung turnerischer Fertigkeiten. Diese Grundfertigkeiten werden so weit ausgearbeitet, dass sie eine fundamentale Ausprägung und Stabilität aufweisen. Erst nachfolgend werden die für eine bestimmte Disziplin erforderlichen Bewegungsbausteine ausgeformt, indem die Grundfertigkeiten präzisiert, mit höherem Energieeinsatz verbunden und entsprechend den Anforderungen der Zielfertigkeit miteinander verknüpft werden.

Die Häufigkeit von Bewegungserfolgen

Von mehreren Fußballexperten und Autoren wird die technische Virtuosität brasilianischer Kicker auf den Futsalsport zurückgeführt. Seit fast 90 Jahren kicken die Brasilianer mit einem Ball, der kleiner und gleichzeitig schwerer ist als ein herkömmlicher europäischer Fußball und der sich fast nicht prellen lässt. Mit diesem Ball, dem sogenannten Futsal, kann man auf kleinem Raum spielen, wie etwa in den Hinterhöfen von Großstädten. Die brasilianischen Kinder und Jugendlichen spielen hier in der Regel von drei gegen drei bis sechs gegen sechs. Laut dem Autor Daniel Coyle hat beispielsweise Juninho, bis er 14 Jahre alt war, nur mit Futsalbällen gespielt. Auch Robinho oder Pelé waren begeisterte Futsaler.

Wieso soll nun ein solch träger Fußball helfen, die technische Brillanz auszubilden? Weil er deutlich mehr Gelegenheiten für unerwartete Bewegungserfolge verspricht als ein herkömmlicher Fußball. Futsal bietet für jeden Mitspieler viel mehr Ballkontakte; Erhebungen zählen bis zu sechsmal mehr. Je häufiger Lernsituationen stattfinden, desto wahrscheinlicher sind Bewegungserfolge, desto größer die Chance, dass diese unerwartet auftreten.

Unter dem Primat häufiger Bewegungserfolge lassen sich weitere Rahmenbedingungen für das Training von Nachwuchssportlern in Spielsportarten ableiten. Ein Aspekt sind die Unterbrechungen in den Spiel- und Übungsformen. Unterbrechungen zerstören Lerngelegenheiten. Im Fußballtraining von Kindern und Jugendlichen empfiehlt es sich, oft auf Feldern mit Bande zu üben oder gegebenenfalls nach dem Schuss ins Aus sofort einen neuen Ball einzurollen, damit es zu möglichst wenigen Spielunterbrechungen kommt.

Ein weiterer Aspekt, der die Häufigkeit der Lerngelegenheiten bestimmt, ist die Anzahl der Mit- und Gegenspieler. Spielformen von zwei gegen zwei bis zu fünf gegen fünf bieten bereits die meisten Elemente des Zielspiels im Hand- und Fußball und provozieren häufige Ballkontakte für jeden Spieler, bieten also viele Lerngelegenheiten. Darüber hinaus sind Spielformen mit wenigen Mitspielern für Kinder und Jugendliche geeigneter, um komplexe Spielsituationen zu erfassen. Wir haben in den Anfangskapiteln gesehen, dass sich die Aufmerksamkeits- und Wahrnehmungskapazität beim Menschen zögerlich entwickelt. Je jünger die Kinder oder Jugendlichen sind, desto mehr Schwierigkeiten werden sie haben, Mitspieler in ihr Spiel einzubinden und Gegenspieler wahrzunehmen. Im Alter von fünf bis acht Jahren sind die meisten Kinder blind für alle Mit- und Gegenspieler, die in einer Spielform die Gesamtanzahl von sechs überschreiten. Die eingeschränkte Wahrnehmung der Nachwuchssportler bezieht sich auch auf die Größe des Spielfelds. Ein Handballspieler kann das komplette Spielfeld mit einem Wurf gerade noch überbrücken, ein Basketballer wird dies mit einem Druckwurf ebenfalls gerade noch schaffen, wobei ein Fußballspieler mit einem Schuss in der Regel nicht das ganze Spielfeld bewältigt. Dies kann als Orientierung für eine altersgerechte Spielfeldgröße dienen. Lassen Sie Ihre siebenjährigen Handballer im Training mit dem Handball weit werfen, um eine Orientierung für die Feldgröße zu bekommen. Sie werden sehen, dass sich beim Hallentraining der G- bis E-Jugend im Hand- und Fußball mit geringem organisatorischem Aufwand gut Querfelder für Spielformen nutzen lassen.

Möchten Sie Ihre Bewegungstechnik verbessern, versuchen Sie, lernrelevante Situationen häufig hervorzurufen. Das kann schon mit dem Warmmachen beginnen. Wieso sollte man sich im Hand- oder Basketball ohne das Spielgerät aufwärmen? Anstatt vor dem Badmintontraining vier Runden durch die Halle zu joggen, können Sie auch mit Ihrem Schläger den Federball durch die Halle jagen. Im Training hängt die Häufigkeit der lernrelevanten Situationen entscheidend von den Organisationsformen ab. Müssen die Spielerinnen und Spieler zum Üben des Schmetterns jeweils immer drei Minuten warten, bis sie die Warteschlange ihrer Mitspieler durchlaufen haben, empfiehlt es sich, die Organisationsform zu ändern. Alternativen hierzu sind, verschiedene Stationen anzubieten oder die Trainingsgruppe in verschiedene kleinere Teams zu splitten.

In unserer Vorstellung gehört das Erlernen neuer Bewegungstechniken erst einmal auf den Sportplatz oder in die Sporthalle. Es bieten sich jedoch viel häufiger Gelegenheiten für unerwartete Bewegungserfolge, wenn Sie nicht auf die wenigen Stunden organisierten Trainings beschränkt bleiben. Schaffen Sie sich auch in Ihrem Alltag Freiräume fürs Bewegungslernen. Wie wir gesehen haben, steigern Sie damit Ihre exekutiven Funktionen. Gleichzeitig besorgen Sie sich lernrelevante Situationen und können Ihre Bewegungstechniken verbessern. Dies ist nicht für alle Fertigkeiten möglich, aber einige Bewegungen nahezu aller Sportarten lassen sich auf kleinem Raum trainieren. Um Ihren Geist zu beflügeln und Ihre Technik im Fußball zu fördern, können Sie sich in Pausen bei der Arbeit mit dem unter Ihrem Schreibtisch deponierten Fußball kurz austoben. Auf vier Quadratmetern lassen sich beispielsweise sogenannte Ground Moves mit dem Ball üben. Tänzerisch führt man dabei den Ball mit den Füßen am Boden schnell wechselnd in verschiedene Richtungen oder zu einem bestimmten Trick, was auf dem Platz in Eins-gegen-eins-Situationen Anwendung findet. Eine weitere Möglichkeit bieten Balancierbretter aus der Krankengymnastik, auf denen man ein- oder zweibeinig, mit offenen oder geschlossenen Augen stehen kann. Mit etwas Übung schafft man es vielleicht sogar, darauf Pirouetten zu drehen. Ein verfeinertes Gleichgewichtsgefühl hilft in fast allen Sportarten weiter und senkt zusätzlich noch die Verletzungsgefahr.

Vielleicht können Sie Ihre Arbeitszeit so organisieren, dass Sie sich in der Mittagspause Gelegenheiten für Bewegungserfolge schaffen. Mit einer Kollegin oder einem Kollegen könnten Sie kurz auf den Tennisplatz, auf ein improvisiertes Badmintonfeld oder an eine Tischtennisplatte auf dem Betriebshof. Stärken Sie sich im Büro vorab mit Riegeln oder Bananen. Neben Ihrem Tennis-, Badminton- oder Tischtennisspiel werden Sie auch Ihre Selbstregulation und Ihr Arbeitsgedächtnis verbessern und bei der Arbeit leistungsfähiger sein.

Unsicherheit macht Bewegungserfolg

Wie bereits dargestellt, aktiviert die Wahrnehmung eines unerwartet erfolgreichen Bewegungseffekts das Dopaminsystem und initiiert damit synaptische Lernvorgänge. Unerwartet erfolgreich können Bewegungslösungen nur sein, wenn zuvor eine Unsicherheit des Erfolgs bestanden hat.

Wählt man leichte Bewegungsaufgaben, treten die Bewegungserfolge fast immer und damit sicherlich nicht überraschend auf. Für das Dopaminsystem sind sie unwirksam. Wählt man Aufgaben mit sehr hohen Anforderungen, dann gelingen die Bewegungsvollzüge möglicherweise nie.

Es ist die Aufgabe der Trainerin oder des Trainers, den Schützling im Optimalbereich zu halten, indem Bewegungserfolge stattfinden und die Unsicherheit gleichzeitig hoch bleibt. Übt man eine neue Technik, ist das Resultat der Bewegung anfangs alles andere als sicher, jeder Bewegungserfolg ist überraschend. Je besser die Technik dann im weiteren Übungsverlauf beherrscht wird, desto seltener werden die unsicheren Ausgänge. Das muss mit steigenden Anforderungen ausgeglichen werden.

In angeleiteten Situationen, wie beispielsweise im Techniktraining oder im Sportunterricht, sind entsprechend fordernde Aufgaben zu wählen und immer wieder über Variationen anzupassen. Ein Konzept dafür sind die sogenannten Bewegungsbaustellen, wie sie etwa die Konzeption von Herbert Leikov im Geräteturnen für Kinder vorsieht. Anhand von Mattenbergen, schräg gestellten Bänken, Seilen und Schaukeln können Kinder vielfältige Bewegungserfahrungen machen und sowohl Risiko als auch Wagnisse eingehen. Sie erleben das Rollen, Drehen, Stützen, Hangeln und Schwingen in vielfältigen Formen, die mit zunehmendem Können in turnerische Fertigkeiten münden sollen.

In traditionellen technisch orientierten Sportarten wie dem Geräteturnen wurden über viele Jahrzehnte ausgereifte Methodiken entwickelt, um die Anforderungen stetig entsprechend dem Können der Athletin und des Athleten mitwachsen zu lassen und sie/ihn nach und nach an die komplexen turnerischen Fertigkeiten heranzuführen. Ein klassisches Beispiel sind die methodischen Reihen des Tübingers Kurt Knirsch zur Vermittlung des Geräteturnens. Vielen modernen Sportarten wie den Freestyle-Disziplinen im Skifahren, Snowboarden, Mountainbiken, dem Wakeboard- und Skateboardfahren oder dem Kitesurfen fehlen bisher weitgehend legitimierte methodische Sortierungen. Trainer(innen) und Sportler(innen) sind in solchen Fällen oft auf sich allein gestellt und müssen ihre im Lerngeschehen anvisierten Zielbewegungen auf der Basis persönlicher Erfahrungen und Plausibilitätsüberlegungen in eine hierarchische Ordnung bringen – in der Regel vom Leichten zum Schweren, vom Einfachen zum Komplexen oder von Einfach- zu Mehrfachanforderungen.

Bezüglich des Zusammenhangs zwischen Unsicherheit eines Bewegungserfolgs und den auftretenden Bewegungserfolgen stellt der Optimalbereich theoretisch die individuelle motorische Leistungsgrenze dar. An dieser Grenze sollte eine Ausgewogenheit zwischen Bewegungserfolg und dessen Unsicherheit herrschen. An den Grenzen des Leistungspotenzials treten zwar viele Fehler auf, werden aber die Bewegungsaufgaben bewältigt, geschieht dies unerwartet und es wird gelernt. Es gilt also die Devise: Wer wagt, gewinnt. Werden im Tennis beispielsweise häufig Trainingsmatches als Übungsform eingesetzt und gleichzeitig hohes Augenmerk auf den Punktgewinn gelegt, kann die Tendenz groß sein, fast ausschließlich sichere Bälle zu spielen und keine Risikoaktionen zu vollführen. Es passieren im Training wenige Bewegungsausführungen, die überraschend positiv ausfallen können. Lernchancen werden vergeben, es wird zunehmend ein Sicherheitsspiel gefestigt. Dabei sind es gerade die zuvor gemachten oder nur erwarteten Misserfolge, die den plötzlich auftretenden Erfolg zur Überraschung werden lassen und die Dopaminneurone befeuern. Im obigen Beispiel gilt es also, mit hoher Dynamik und auch mal mit übertriebenem Krafteinsatz zu spielen, auch wenn über die Hälfte der Bälle im Aus oder im Netz landet. Das Gehirn schnappt sich über das Dopaminsystem die wenigen guten Bewegungen. Das eigene Spiel wird schneller und kraftvoller.

Die individuelle motorische Leistungsgrenze ist oft schwer festzumachen. Problematisch wird diese Begebenheit in Sportarten, bei denen mit zunehmendem Schwierigkeitsgrad das Verletzungsrisiko steigt. Dann ermöglichen Schnitzelgruben und Mattenberge der Sportlerin und dem Sportler, schwierige Bewegungen an und über der persönlichen Leistungsgrenze ohne Gefahren für Körper und Geist zu üben. Seit einigen Jahren hat man dies für den Freestyle- und Slopestylebereich des Ski-, Snowboard- und Mountainbikesports entdeckt. Ein Rückwärtssalto mit den Skiern oder dem Fahrrad wird zunächst in ein Becken voller Weichschaumstücke oder auf ein riesiges Luftkissen gesprungen, bevor es zu den Landungen auf hartem Boden oder Schnee geht.

Üben ist nicht gleich üben

Anders Ericsson von der Florida State University stellte vor einigen Jahren die auf vielen Websites angeführte und in vielen Trainingsseminaren beschworene 10.000-Stunden-Regel auf, nach der man 10.000 Stunden üben muss, um auf verschiedenen Gebieten große Erfolge zu erzielen. In vielen Trainingsratgebern wurde danach herausgestellt, dass Üben, Üben und nochmals Üben das Rezept für die sportliche Expertise sei. Nach den angeführten Überlegungen trifft diese Regel nicht die ganze Wahrheit. Nicht die Anzahl der Übungsstunden ist entscheidend, sondern die Anzahl der Chancen auf unerwartete Bewegungserfolge.

Üben muss immer an der individuellen Leistungsgrenze erfolgen und unerwartet positive Bewegungseffekte zulassen. Beides erst garantiert, dass sich die Repräsentationen der trainierten Bewegungen zunehmend verfeinern und man eine hohe Expertise erlangt. Aus einer systemischen Perspektive kommen hier die Variationen ins Spiel. Wenn Basketballspieler ihr Spielgerät Tausende Male prellen, werden sie vermutlich dabei besser. Wenn dieses Prellen allerdings in verschiedene Bewegungsaufgaben integriert wird, die eine Herausforderung darstellen, werden sich die Ballsportler schneller verbessern. Stellen sich die Nachwuchsspieler Aufgaben der Form »Wer schafft …«, wie zum Beispiel »Wer schafft es, blind eine Acht zwischen den Beinen hindurchzuprellen?«, »Wer schafft es, den Rhythmus von House of Pain ‚Jump around' zu prellen?« oder »Wer kann mit einem Tischtennisball nach Tischtennisregeln über die Tischtennisplatte prellen«, werden deren Gehirne im ausgeschütteten Dopamin schwimmen.

Eine weitere Komponente optimalen Bewegungslernens, die bei der Fokussierung auf das Absolvieren möglichst vieler Übungsstunden übersehen wird, ist die Wahrnehmung der Bewegungseffekte. Wie wir gesehen haben, ist die dopaminerge Antwort am stärksten, wenn das überraschend positive Ereignis auf das eigene Tun zurückgeführt wird. Wollen wir neue Bewegungstechniken lernen, müssen wir somit darauf achten, dass wir oft und deutlich die provozierten Effekte unserer motorischen Aktionen erfahren. Wie die Sportpädagogen Hans-Georg Scherer und Jörg Bietz trefflich bemerken, ist es äußerst problematisch, wenn der Korbleger im Basketball oder der Anlauf mit Absprung beim Angriffsschlag im Volleyball als situations- und gegnerbereinigte Schrittfolgen, der Parallelstoß beim Handball oder der Doppelpass beim Fußball in Form von Pass- und Laufwegen ohne gegnerische Abwehr und die Ausgleichsbewegung beim Skifahren ohne Buckelpiste vermittelt werden. Die dargestellten neurophysiologischen Überlegungen stützen diese Meinung, denn in solchen abstrakten »Trockenübungen« fehlt der Aktions-Effekt-Bezug zwischen der zu erlernenden Technik (etwa dem Parallelstoß) und dem hervorgerufenen Effekt (zum Beispiel in der Abwehr des Gegners entstehen Lücken). Es fehlen zudem bedeutende Komponenten der

Aufmerksamkeitssteuerung und Wahrnehmung der Spielsituation (wie der Blick auf die Reaktionen der Abwehrspieler und das Erkennen von Lücken in der Abwehr, während man den Ball annimmt). Das in Hunderten von Trainingsstunden eingeübte Prellen des Basketballs wird im Spiel keine großen Effekte auf die Spielleistung erzielen, wenn es niemals mit Gegenspielern und in Drucksituationen geübt wurde.

Eine Disziplin, bei deren Vermittlung die Beziehung zwischen Aktion und Effekt zum Teil auf fatale Weise ignoriert wird, ist der Skisport. Wie der Schweizer Sportdidaktiker Arturo Hotz feststellte, beobachtet man bei der Vermittlung des Skifahrens fast schon traditionell eine Belehrung und Bevormundung. Kinder und Jugendliche werden dazu angeleitet, bestimmte Körperstellungen und technische Formen, wie die Stellung der Hand zum Stockeinsatz oder das deutliche Anheben und Ausstellen des Beins beim Skischwung, zu vollziehen. Der Skilehrer fährt vor, die Kinder sollen versuchen, seine Bewegungen nachzuahmen. Die direkten Effekte der motorischen Aktionen beim aktiven Sich-Bewegen im Schnee treten in den Hintergrund. Das Bewegungsziel, beispielsweise eine Kurve zu fahren, wird durch das Bewegungsziel, den Skilehrer zu kopieren, ersetzt. Hier kann nicht optimal gelernt werden.

Reflektieren Sie Ihre Bewegungsvollzüge hinsichtlich der gewünschten unmittelbaren Bewegungseffekte. Sind Ihre Bewegungsvollzüge scheinbar erfolgreich, obwohl diese eigentlich misslungen sind? Dies ist der Fall, wenn Sie etwa im Badminton Trainingspartnerinnen oder Trainingspartner haben, die eine Vielzahl Ihrer Schläge annehmen, obwohl diese weit im Aus landen würden. Dies kann gefährlich sein, da sich dadurch unvorteilhafte Bewegungskomponenten dopaminerg in Ihren Synapsenstärken einschreiben. Gelingen Ihnen umgekehrt unerwartet erfolgreiche Bewegungen, die im Spiel- oder Trainingsgeschehen jedoch nicht belohnt werden? Glückt Ihnen etwa im Volleyball eine unerwartet stark geschlagene Angabe, obwohl diese von der gegnerischen Mannschaft angenommen und zu einem erfolgreichen Gegenangriff verwandelt werden konnte? Im letzten Fall ist es wichtig, dass Sie den überraschenden Erfolg Ihrer Bewegung für sich verbuchen, obwohl die Aktion letztlich im Spiel nicht belohnt wurde.

Und den Spaß dürfen wir beim Üben nicht unterschätzen! Wie wir gesehen haben, besitzen Kinder noch nicht die Selbstregulationsfähigkeiten, etwas länger zu trainieren, das wenig Spaß bietet. Wie Sie bereits wissen, reguliert Dopamin die Opioidausschüttungen im Nucleus accumbens. Wenn Kinder Spaß haben, dann ist also Dopamin im Spiel und deren Gehirn ist in Lernbereitschaft. Geht der Spaß verloren, wird motorisch vermutlich wenig gelernt. Aus dieser Perspektive kann ein dreimaliges Handballtraining in der Woche für sechsjährige Kinder sinnvoll sein, wenn sie Spaß haben und sich auf das Training freuen. Dies wird einen vielfältigen Wechsel der Inhalte und viele abwechslungsreiche Übungsformen erfordern. Genauso kann das nur einmal in der Woche stattfindende Bambinitraining für ein Kind wenig Sinn machen, wenn es sich dabei langweilt und wenig Spaß hat.

Das gilt auch für das ausgereifte Sportlergehirn. Wenn Sie Spaß beim Bewegungslernen haben, dann schwimmen Opioide in Ihrem Kopf, die durch die Dopaminneurone freigelassen wurden. Genau diese Dopaminneurone »machen Lernen« – sie lassen uns besser werden. Wenn Ihre Freude augenscheinlich aus überraschenden Bewegungserfolgen resultiert, dann werden Sie optimal motorisch lernen. Sollte das Bewegungslernen also immer Spaß machen, damit es effektiv ist? Aus der Erfahrung wissen wir alle, dass es beim Erlernen von Bewegungen viele Momente gibt, in denen die Frustration und der Ärger überwiegen. Geben Sie nicht auf! Der zwischenzeitliche Frust lässt einen plötzlichen Bewegungserfolg als umso erfreulicher erscheinen. Er fördert die

Wahrnehmung des Ergebnisses als einen unerwartet positiven Vorhersagefehler – und schiebt damit eine umso stärkere phasische Dopaminaktivität an. Deshalb sind Misserfolge beim Üben förderlich – aber nur, wenn ab und zu auch ein Bewegungserfolg auftritt.

Das dopaminerge Motivationssystem starten

Sie wollen Ihre Vorhand im Tennis verbessern und um 18 Uhr ist das Tennistraining auf dem Platz angesetzt. Es regnet leicht und ein kalter Wind weht. Sie fühlen sich etwas müde von der Arbeit. Es ist Ihre ausgeprägte Selbstregulation, die Sie nun zum Platz führt. Ihre Trainerin oder Ihr Trainer setzt heute ein Training zur Verbesserung des »Serve and Volley«-Spiels an. Eigentlich möchten Sie an Ihrer Rückhand arbeiten. Ist ein optimales Lernen noch möglich?

Erinnern Sie sich an die Rückkopplungen zwischen tonischer und phasischer Dopaminaktivität, die wir im Abschnitt »Motivation im Kopf« kennengelernt haben? Im Tierversuch überwanden Ratten mit erhöhten Dopaminspiegeln viel häufiger eine unangenehme Geruchsbarriere. Wie können Sie sich nun einen hohen Dopaminlevel fürs Tennis besorgen, der Sie die widrigen Umstände vergessen lässt? Es ist die tonische Dopaminaktivität, also das Grundlevel an Dopamin, die unsere Anstrengungsbereitschaft vermittelt. Die phasische Dopaminaktivität lässt unser Gehirn lernen und ordnet gleichzeitig den Merkmalen der Situation und den Umständen ihres Auftretens hohen Anreiz zu. Beide, die phasische und tonische Dopaminaktivierung, beeinflussen sich gegenseitig. Phasische Dopaminaktivierungen sind stärker, wenn sie auf eine gesteigerte tonische Aktivierung treffen, und schwächer, wenn die tonische Aktivität vermindert ist. Umgekehrt beobachtet man nach phasischen Dopaminausschüttungen gesteigerte tonische Level. Demnach müsste ein motivierter Sportler leichter lernen. Dies ist natürlich kein Geheimnis. Ein Techniktraining wird effektiv sein, wenn es der Trainer schafft, seinen Schützling für das Training besonders zu motivieren. Um Sportlerinnen und Sportler heiß auf die zu trainierenden Bewegungen zu machen, kann man ihnen ihre Bewegungserfolge aus der Vergangenheit erneut vor Augen führen. Solche Ereignisse sind der grundlegende Antrieb, sich in einem bestimmten Sport jahrelang auszutoben. Die erneute Vergegenwärtigung wird den Antrieb steigern, sich diesen Situationen wiederholt auszusetzen. Wissenschaftlich ausgedrückt: Die Wahrnehmung einer unmittelbar bevorstehenden belohnungsassoziierten Situation wird eine starke Dopaminausschüttung zur Folge haben, die zu einer Steigerung der tonischen Dopaminspiegel führt, die unsere Anstrengungsbereitschaft und Motivation ankurbelt.

Wie kann das Vergegenwärtigen erzielter Bewegungserfolge in der sportlichen Praxis aussehen? Fußballbundesligaprofis habe ich empfohlen, sich ein Video zusammenzuschneiden, in dem ihre eigenen besten Szenen und Filmausschnitte von Torschüssen und Tricks ihrer Vorbilder zu sehen sind. Diese Videos wurden mit der jeweiligen Lieblingsmusik der Spieler untermalt. Den Film sollten sie direkt vor Trainingseinheiten und Spielen ansehen, wenn es einem mal schwerfiel, sich dafür zu motivieren. Die Spieler berichteten tatsächlich von Motivationsschüben und positiven Effekten im Training. Allerdings ist die Wirkung damit nicht bewiesen, da die Effekte auch auf andere Veränderungen zurückgeführt werden könnten, die in diesem Buch angerissen werden.

Wie gemacht ist diese Methode für Sportarten, in denen es um Tricks und komplizierte Bewegungen geht und die eine gewisse Überwindung erfordern. Beispiele hierfür sind Geräteturnen oder Trampolinspringen oder die modernen Slopestyledisziplinen des Mountainbike-, Ski- und Snowboardsports. Vor dem Training reicht es dann oft schon aus, nur die Motivationsmusik des Videos zu hören, um sich auf den für einen Lernerfolg entscheidenden Motivationszustand zu bringen.

In fast allen Sportarten ist die Schnelligkeit, mit der Bewegungen ausgeführt werden, ein zentraler Erfolgsfaktor. Deshalb empfiehlt es sich, für die trainingsvorbereitenden Videosequenzen insbesondere Szenen auszuwählen, in denen die sportlichen Aktionen nicht nur erfolgreich, sondern auch besonders schnell ablaufen. So lässt sich der sogenannte ideomotorische Effekt nutzen: In einem Experiment von John Bargh und seinen Mitarbeitern von der Universität New York mussten Studenten aus fünf vorgegebenen Wörtern sinnvolle Sätze bilden. Bei einer Gruppe drehte sich die Hälfte der präsentierten Wörter um das Thema »ältere Menschen«, wie beispielsweise »vergesslich«, »Falten« oder »einsam«. Nachdem die Probanden die Übung absolviert hatten, wurden sie für ein weiteres Experiment in einen anderen Raum gebeten, der am Ende eines langen Ganges lag. Ohne dass die Studenten es wussten, wurde die Zeit gemessen, die diese zum Durchschreiten des Ganges benötigten. Die Studenten, die Sätze aus altersbezogenen Wörtern bilden mussten, gingen deutlich langsamer den Gang entlang als die Gruppe, die Sätze aus einer Menge neutraler Wörter bilden musste. Es reicht offensichtlich schon das gedankliche Befassen mit dem Thema »Alter«, um motorische Handlungen unbewusst zu verlangsamen. Damit dieser unbewusst ablaufende, ideomotorische Bremsvorgang unterbunden wird und sich möglichst in einen Beschleunigungsprozess umkehrt, habe ich Handballtrainern deutscher Bundesligamannschaften empfohlen, bei der Erstellung der individuellen Motivationsvideos für die Spieler auf den unterschiedlichen Positionen darauf zu achten, dass nicht nur ausschließlich erfolgreiche, sondern insbesondere auch viele schnell ausgeführte Aktionen darin auftreten – und keine Zeitlupenaufnahmen oder Entspannungs- oder Verletzungssituationen. Die Wirkung von Gedankeninhalten auf die Motorik besteht auch umgekehrt. Wurden Studenten gebeten, deutlich langsamer als normal in einem Raum umherzugehen, erkannten diese aus einer Menge von Wörtern die altersbezogenen Wörter darin schneller als Probanden, die zuvor in ihrem normalen Tempo unterwegs waren.

Eine weitere, wenn auch weitaus problematischere Möglichkeit, das Motivations- und Lernsystem im Gehirn zu aktivieren, ist Koffein. Wir haben gesehen, dass Koffein über seine hemmende Wirkung auf Adenosin die Dopaminfreisetzung aktiviert. Ein Teil der oben genannten Fußballer bekam neben ihren Motivationsvideos vor den Trainingseinheiten am Nachmittag freien Zugang zu einem Kaffee- und Espressoautomaten. Nach dem Aufwärmen und vor dem Technik- und Taktiktraining ging es dann für die Fußballer kurz zu den Videos bei Kaffee ohne Kuchen. Mit einem solchen Vorgehen betritt man natürlich eine moralische Grauzone. Zudem ist dieses Vorgehen für das Jugend- und Kindertraining ungeeignet und man muss sich mit dem Gewöhnungseffekt auseinandersetzen. Nur bei unregelmäßigen Kaffeetrinkern wird sich der Motivationsschub deutlich bemerkbar machen.

Viele Profisportler haben ausgefeilte Motivationsrituale, um sich vor wichtigen Matches in den Hotzustand zu bringen. Finden Sie heraus, was Ihnen den größten Motivationsschub gibt! Stellen Sie sich zum Beispiel als Volleyballerin oder Volleyballer ein persönliches Motivationsvideo zusammen, das eventuell Szenen des Olympiafinalspiels 2012 der Deutschen Goldjungs im Beachvolleyball Julius Brink und Jonas Reckermann zeigt, gemischt mit motivierenden Szenen einer Volleyball-Bundesligamannschaft. Geht es am Abend für Sie zum Volleyballtraining, starten Sie schon zu Hause eine Viertelstunde früher mit der Vorbereitung: Schauen Sie sich einige

Male Ihr Video an. Zwirbeln Sie dabei Ihren Volleyball in den Händen und trinken Sie eventuell einen doppelten Espresso. Ziehen Sie sich so weit um, dass Sie möglichst wenig Zeit in der Umkleide verlieren. Bei der kurzen Fahrt zur Sporthalle hören Sie im Auto noch einmal die Musik aus dem Motivationsvideo. In der Umkleide schlüpfen Sie nur noch schnell in die Hallenschuhe und können Ihre dopaminerge Aktivierung fast verlustfrei ins Training mitnehmen. Sofort holen Sie sich Ihren Ball und beginnen mit dem Aufwärmen. Fahren Sie mit dem Fahrrad zur Sporthalle, sind Sie schon gut erwärmt. Die Musik Ihres Videos haben Sie dann per MP3-Player im Ohr, wenn es in die Umkleide und danach in die Sporthalle geht. Dies wird ein sehr effektives Training werden!

Sein eigener Trainer sein

Stellen Sie sich vor, Sie haben bald wieder Ihre nächste Tennisstunde. Sie wissen nun, worauf es im optimalen Techniktraining ankommt: nämlich möglichst viele Gelegenheiten für überraschende Bewegungserfolge zu schaffen. Möglicherweise widersprechen sich einige Aspekte Ihres Trainings mit den in diesem Buch dargestellten Hinweisen. Kann Ihre Trainerin oder Ihr Trainer plausibel begründen, wieso sie/er mit Ihnen die jeweiligen Übungen durchführt und Bewegungsformen trainiert? Werden Sie zur mündigen Athletin und zum mündigen Athleten! Sprechen Sie mit Ihrem Coach über das trainingspraktische Vorgehen. Sind die Herausforderungen zu gering und die unerwarteten Bewegungserfolge zu wenig? Fehlt Ihnen der lernförderliche Spaß? Oder geraten Sie selber zusehends in eine Trainingsroutine, in der Sie neue Herausforderungen meiden und Ihr Trainingsprogramm ohne Berücksichtigung der Aktions-Effekt-Bezüge herunterspulen? Vielleicht hat Ihr Coach eine Idee, wie Sie neue Varianten ins Training einbauen können!

Hilft Ihnen kein Coach während des Trainings, dann müssen Sie sich allein auf die wahrgenommenen Bewegungseffekte stützen, um die bessere Bewegungsausführung in Ihre Synapsen zu bekommen. Stehen Sie allein auf dem Tennisplatz, versuchen Sie selbst, durch bewusste Reflexion Ihrer Bewegungsvollzüge Ihre phasischen Dopaminausschüttungen zu verstärken. »Feiern« Sie Ihre erfolgreichen Schläge! Richten Sie Ihre Gedanken beim Üben stärker auf das, was nun besser klappt, als Sie es bisher gemacht haben. Fliegt der geschlagene Ball deutlich über das Feld hinaus, verlieren Sie zwar den Punkt, aber vielleicht haben Sie dabei gespürt, wie Sie plötzlich mehr Kraft in den Schlag hineinlegen konnten. Richten Sie danach Ihr Augenmerk in den folgenden Versuchen noch einmal auf die Dynamik des Bewegungsablaufs – vielleicht können Sie Ihren Schlag auf Dauer beschleunigen.

Es gibt viele Bewegungen, die wir erlernen können, obwohl wir sie mit unserem Geist eigentlich nie erfassen. Meist sind dies Bewegungen, bei denen es auf eine präzise zeitliche und räumliche Abstimmung der einzelnen Bewegungskomponenten ankommt. Das explosive »Nachvornepeitschen« zunächst der Schulter und kurz danach des Ellenbogens beim Speerwurf, das »Vorbeiwischen« am Ball mit der Innenseite des Fußes bei einer Bananenflanke im Fußball, das Eindrehen der Hand beim sogenannten »Dreher« im Handball oder das schnelle Einklappen und Hochziehen des vorderen Fußes beim Ollie-Kickflip mit dem Skateboard sind solche Bewegungen. Hat man diese Fertigkeiten einmal gelernt, scheinen sie im Fuß oder in der Hand zu stecken. Man hat Schwierigkeiten zu benennen, wie diese Bewegungen im Detail auszuführen sind. Ebenso entziehen sie sich weitgehend methodischen Vorübungen. Beim Erlernen solcher Bewegungen können Sie sich nur auf die Bewegungseffekte stützen.

Hier ist das Spielen mit der Bewegung von höchster Bedeutung. Man muss versuchen, die Bewegung immer wieder zu variieren. Mit der Bandbreite der Ausführungen steigt die Wahrscheinlichkeit, einen erfolgreichen Versuch zu produzieren. Gleichzeitig muss man sehr aufmerksam sein, was die Bewegungseffekte angeht, um die Erfolge als solche wahrzunehmen. Möchten Sie beispielsweise einem Fußball eine gekrümmte Flugbahn geben, müssen Sie diesen mit Effet schießen, das heißt, der Fuß muss dem Ball eine seitliche Rotation mitgeben. Versuchen Sie, beim Schuss mit der Innenseite Ihres Fußes am Ball »vorbeizuwischen« – und das in allen möglichen Varianten. Bemerken Sie eine Rotation? Können Sie diese verstärken? Ist die Flugbahn irgendwie seitlich gekrümmt? Gelingt Ihnen eine gekrümmte Flugbahn, wird Ihr Gehirn sich diese Bewegung schnappen, Sie mit einem guten Gefühl belohnen und dafür sorgen, dass Sie noch stärker motiviert sein werden, diese Bewegung in Ihr Repertoire aufzunehmen. Je stärker sich die Repräsentation in Ihrem Gehirn ausformt, desto feiner können Sie steuern, an welcher Stelle Ihr Fuß mit welchem Bewegungsverlauf auf den Ball auftritt – ohne dass Sie die Bewegung im Geiste nachzeichnen können. Die Abweichung eines rotierenden Balles von der geraden Bahn in Richtung der Eigenrotation wird physikalisch durch den sogenannten Magnus-Effekt beschrieben. Die kleinen Furchen des Balles sorgen bei Rotation für unterschiedliche Strömungsverhältnisse, die den rotierenden Ball in eine Kurve zwingen. Deshalb lassen sich Flanken und Freistöße mit Effet besonders effektiv mit Fußbällen trainieren, die besonders tiefe Furchen aufweisen. Bei diesen Bällen tritt der Effekt schnell und deutlich auf, sodass unerwartet positive Bewegungseffekte leicht wahrgenommen werden können und das Lernen beschleunigt ablaufen sollte.

Wechseln wir nun wieder zurück auf den Tennisplatz. Gehen Sie in Ihrem Spiel und im Training regelmäßig an die Grenze Ihres Könnens und riskieren Sie Bewegungsfehler und Misserfolge. Es geht beim Üben nicht darum, den Ball viele Tausende Male longline oder cross ins gegnerische Feld zurückzuschlagen. Führen Sie die Schläge mit unterschiedlichen Krafteinsätzen, verschiedenen Griffstellungen, tiefen und hohen Körperpositionen aus und lassen Sie dabei den Ball oft im Aus oder im Netz landen. Erschaffen und beschaffen Sie sich neue Herausforderungen! Bewusste Variationen der Bewegungsausführungen und der Bewegungsaufgaben provozieren überraschende Bewegungserfolge. Zielen Sie auf leere Dosen, drehen Sie sich um die eigene Achse vor einem Schlag und spielen Sie mit jeweils einem Schläger in jeder Hand. Gehen Sie immer wieder mal ein Tenniskunststückchen an, wie den Rückhandschlag hinter dem Rücken oder durch die breit gestellten Beine. Falls Sie hierbei das Gefühl haben, sich bei Freunden und Bekannten der Lächerlichkeit preiszugeben, trainieren Sie ohne Zuschauer – vielleicht auf dem hintersten Tennisplatz. Kommt Ihnen das Ganze zu kindisch vor? Denken Sie daran: Kinder sind Meister darin, sich ihre phasischen Dopaminduschen abzuholen!

Mit der Sichtweise eines Kindes lassen sich oft viele neue Bewegungsaufgaben entdecken. Vielleicht spielen Sie Tennis auch mal nach Pingpongregeln im T-Feld, das heißt zwischen dem Netz und den Aufschlaglinien? Vielleicht versuchen Sie beim Fahrradfahren, genau an einer Wegmarkierung entlangzubalancieren, ohne von ihr runterzufahren? Oder beim Skifahren: Anstatt nur möglichst elegant die plattgewalzte Piste herunterzukurven, begreifen Sie das Skigebiet als große Spielwiese! Tiefschneehänge kann man auch mal im Schuss bewältigen, kleine Wechten zum Abheben benützen, im Zweifel fällt man weich! Den Kinderhang kann man vielleicht rückwärts abfahren.

Überraschenderweise wurde ein Bewegungskonzept, bei dem die Neu- und Andersartigkeit von Bewegungen im Mittelpunkt des Trainings steht, schon Mitte des letzten Jahrhunderts entwickelt. Der Begründer dieser Trainingsmethodik, Moshé Feldenkrais, war promovierter Physiker, begeisterter Kampfsportler und trug als erster Europäer den schwarzen Gürtel im Judo. Er starb bereits 1984. Bei der sogenannten Feldenkrais-Methode geht es darum, eingeschliffene Bewegungs- und Haltungsvorgänge dadurch zu stören, dass Bewegungen in neue, ungewohnte Kontexte und Positionen gebracht werden. Verschiedene Bewegungsvariationen sollen die gewohnten Bewegungs- und Haltungsmuster brechen, wobei gleichzeitig die Bewegungswahrnehmung geübt wird. Das Training wird vor allem zur Wiedererlangung der vollen Mobilität nach Verletzungen oder von haltungsbedingten Schmerzen eingesetzt. Einzelfallschilderungen verweisen auf die Effektivität dieses Trainings. Insbesondere Rücken- und Nackenschmerzen lassen sich hierdurch deutlich reduzieren. Die Studien, die sich mit den körperlichen oder schmerzbezogenen Effekten der Feldenkrais-Methode befassten, wiesen allerdings im Studiendesign allesamt erhebliche Mängel auf. So sind die Effekte dieses Trainingskonzepts wissenschaftlich noch nicht belegt.

Öffnen Sie sich für neue Bewegungen! Haben Sie über zwanzig Jahre begeistert Fußball gespielt und es manifestiert sich zunehmend der Eindruck, dass die Herausforderungen im Spiel mit dem Ball stagnieren und sich immer weniger überraschende Bewegungserfolge einstellen, fangen Sie nebenbei mit neuen Bewegungen an! Versuchen Sie vielleicht einen Akka-Trick oder den »Around-the-world« mit dem Fußball zu trainieren. Toben Sie sich am Abend doch mal an einem der vielen öffentlichen Basketballkörbe aus. Oder versuchen Sie etwas ganz anderes und wagen Sie sich mit dem Mountainbike auf die kleinen Pfade in Ihrer Umgebung, versuchen Sie sich auf Inlineskates oder belegen Sie im Urlaub einen Kite-Kurs. Die Erfahrungen von Lernfortschritten können einen Perspektivwechsel provozieren, der Ihre fußballerische Routine wieder brechen und Sie auch dort zu überraschenden Bewegungserfolgen und einer hohen Spielmotivation bringen kann.

In Randsportarten fehlen oft Trainerinnen oder Trainer in der Nähe. Ich empfehle Ihnen, fahren Sie auch einmal ein Stück, um die Experten in Ihrer Sportart zu besuchen. Ich kann Ihnen sagen, das ist ungemein motivierend und oft leichter, als man denkt. Bei wenig verbreiteten Sportarten sind die Cracks meist gar nicht unnahbar, sondern freuen sich darüber, Menschen kennenzulernen, die ihre Leidenschaft teilen. Sie können die Hotspots der Szene beispielsweise im Internet recherchieren, Ihr Sportgerät schnappen und losfahren. Wollen Sie im Buckelpistenskifahren, im Schwimmen, im Mountainbikedownhill oder im Kitesurfen besser werden, gibt es viele Camps und Kurse, die von ehemaligen und aktuellen Meistern der Sportart angeboten werden. Sie werden sehen, dass Sie danach deutlich an Motivation zulegen, Sie beim Training zu Hause noch lange von den dort gesammelten Erfahrungen profitieren und Sie geneigt sind, diese Erfahrungen zu wiederholen. Die meisten Teilnehmerinnen und Teilnehmer solcher Camps sind Wiederholungstäter – Dopamin ist daran schuld!

Möglichst viele überraschende Bewegungserfolge zu schaffen, muss sich nicht nur auf das organisierte Trainingsgeschehen beziehen. Sie können versuchen, technisches Training auch in Ihren Alltag zu installieren. Möchten Sie Ihre Fertigkeiten im Fußball verbessern, können Sie häufige Bewegungserfolge auch dadurch erreichen, dass Sie sich mit einem Ball am Fuß durch die Wohnung bewegen oder im Büro statt einer Zigaretten- oder Kaffeepause Ihre Dopaminspiegel durch eine kurze Jongliereinheit anheben. In vielen amerikanischen Büros stehen kleine Trainingsanlagen für das Golfen. Wieso also nicht in der Produktionshalle oder im Büro eine Tischtennisplatte mit Schlägern bereitstellen, um sich mit einer kurzen Pause über das Training oder das Spiel nicht nur wieder geistig fit zu bekommen, sondern auch technisch zu verbessern? Fahren Sie mit dem Fahrrad zur Arbeit? Wenn ja, versuchen Sie, an den roten Ampeln Ihr Fahrrad so auszubalancieren, dass Sie nicht absteigen müssen.

Kurz gesagt: Werden Sie Ihr eigener Trainer!

12. Das sportliche Gehirn

Nun geht es von der Trainingsstätte noch einmal zurück in die Theorie. Die Hirnforschung hat noch ein paar Überraschungen in petto, die Sie für Ihre Leistungsentwicklung im Sport nutzen können. In den folgenden Kapiteln erfahren Sie, was sich in deutschen Betten abspielt, wie Sie mentales Training optimieren können, ob die Spiegelneurone das halten, was man sich von ihnen verspricht, und welche Maßnahmen Sie anwenden können, wenn es im Sport einmal psychisch sehr belastend zugeht.

Learning by sleeping

Der Sportpsychologe Mathias Kleine-Möllhoff hat am Nachwuchsleistungszentrum von Eintracht Braunschweig bei jugendlichen Leistungsfußballern an drei Heimspieltagen zweieinhalb Stunden vor Spielbeginn »Powernaps« durchführen lassen. Die Spieler mussten dabei im Kraftraum des Leistungszentrums einen 20 Minuten andauernden Mittagsschlaf durchführen. Ausnahmslos berichteten die teilnehmenden Spieler von einer höheren Wachheit und einem erhöhten Frischegefühl. Laut Mannschaftstrainer verbesserte sich durch die Powernaps auch die mannschaftliche Wettkampfleistung. Fördern Powernaps kurzfristig also die sportliche Leistung? Ich zeige Ihnen nun, dass es für Ihre Leistung auf jeden Fall förderlich ist, nicht nur vor dem Sport, sondern auch im Anschluss daran zu schlafen!

Die erwachsenen Mitteleuropäer schlafen im Schnitt etwas über sieben Stunden pro Nacht, Kleinkinder deutlich mehr. Wir verpassen also fast ein Drittel unseres Lebens. Ist diese Zeit einfach verloren? Die Erfahrung, wie schlapp wir uns oft fühlen, wenn wir wenig geschlafen haben, spricht dagegen. Interessanterweise schlafen alle höher entwickelten Lebewesen. Delphine zum Beispiel müssen während des Schlafens weiterschwimmen und Luft holen. Sie schlafen darum immer nur mit einer Gehirnhälfte. Vögel machen es ähnlich. Auch Insekten zeigen schlafähnliches Verhalten. Wenn die Evolution ein so kompliziertes System hervorgebracht hat, dann scheint Schlaf für den Organismus sehr kostbar zu sein. In der Tat ist Schlaf sogar unersetzlich, wenn es um das Lernen neuer Gedächtnisinhalte und das Erlangen neuer Bewegungstechniken geht.

Hier die erste Überraschung: Während wir nach der Vorlesung in der Uni oder nach dem Skateboardfahren gemütlich am Abend auf dem Sofa liegen, verbessern wir unser Gelerntes, obwohl wir dabei vielleicht das Fernsehprogramm genießen und nur die Finger auf der Fernbedienung bewegen. Das wurde im Laborversuch bewiesen. Stunden nach Beendigung des Trainings von Wortreihen oder einer Abfolge von Fingerbewegungen zeigen Probanden deutlich bessere Leistungen als während des Trainings. Man bezeichnet diese schon vor hundert Jahren von Hermann Ebbinghaus (1850–1909) entdeckte Nachbearbeitung und Verfestigung von Inhalten im Gedächtnis als *Konsolidierung*. Für Inhalte expliziter Gedächtnisformen, wie beispielsweise die Erinnerung an Geschehnisse oder gelernte Vokabeln, nimmt man an, dass diese nach einem erlebten Ereignis entwickelt werden und im Kopf zunächst in einem zerbrechlichen Zustand bestehen. Mit der Zeit werden die Gedächtnisinhalte gestärkt und stabiler gegenüber störenden Einflüssen. Auch neu erworbene motorische Fertigkeiten scheinen direkt nach Beendigung eines Trainings sehr anfällig für Störungen zu sein, während sie einige Stunden nach dem Training eine hohe Stabilität aufweisen. Diese verzögert auftretenden Bewegungsverbesserungen wurden insbesondere dann beobachtet, wenn die Probanden in der Zeit nach dem Training schlafen konnten. Die Bewegungsverbesserungen in den Leistungen nach Schlaf wurden als bis zu 30 Prozent höher eingestuft als ohne. Vermutlich treten schlafabhängige Leistungsverbesserungen nach dem Training vor allem bei Bewegungen auf, die komplex sind und hohe technische Anforderungen stellen, wie die Ergebnisse der Studien des Teams um Klaus Blischke von der Universität des Saarlandes vermuten lassen. Die Erfahrungen haben Sie vielleicht selbst schon einmal gemacht: Man trainiert tagsüber stundenlang, um eine bestimmte sportliche Fertigkeit zu erlernen, aber sie will trotz größter Anstrengung nur in ganz wenigen Fällen gelingen. Enttäuscht vom Ergebnis der eigenen Bemühungen geht man ins Bett, um erstaunt festzustellen, dass am nächsten Tag alles läuft »wie geschmiert«.

Erstes Licht in das Dunkel der Vorgänge, die der Konsolidierung zugrunde liegen, brachten Experimente von Bruce McNaughton und Matthew Wilson von der University of Arizona und später Untersuchungen von der Forschergruppe um den gebürtigen Ungarn György Buzsáki von der Rutgers University, Newark des US-Bundesstaats New Jersey. Die Neurowissenschaftler beobachteten bei Ratten die Signale von Neuronen des Hippocampus, während die Nager sich in einer neuen Umgebung zu orientieren lernten und auch bei deren anschließendem Nickerchen. Hierbei zeigte sich, dass während des Schlafs genau diejenigen Neurone, die unmittelbar zuvor die Repräsentation ausgebildet – sprich: gelernt – hatten, nochmals aktiviert wurden und die Aktivierungsmuster denen glichen, die während des Erkundens und Erlernens der Orientierung in den neuen Räumlichkeiten beobachtet wurden.

Pierre Maquet und seine Mitarbeiter vom Forschungszentrum Cyclotron in Lüttich ließen Probanden ein Computerspiel spielen, bei dem sie lernten, wie sie am besten durch eine virtuelle Stadt navigieren – was mit neuronalen Aktivitäten im Hippocampus einherging. Als die Testpersonen am Abend schliefen, wurden im Hippocampus vergleichbare Aktivierungsmuster beobachtet. Dabei schnitten die Probanden am nächsten Tag beim Navigieren durch die virtuelle Stadt umso besser ab, je stärker die Signale beim Schlafen im Hippocampus waren. Zwischen Hippocampus und unserem Kortex bestehen enge und vielfältige Verbindungen. Wenn nun die gerade gelernten Inhalte im Hippocampus während des nachfolgenden Tiefschlafs erneut aktiviert werden, bewirkt dies für den Kortex eine Art erneute Darbietung. Anders ausgedrückt: Im Schlaf findet offline eine Nachbearbeitung statt.

Der Hippocampus ist sehr plastisch und kann sehr leicht Informationen aufnehmen. Dafür werden diese auch schnell wieder von neuen Eindrücken überschrieben. Jay McClelland von der Stanford University entwickelte theoretische Modelle des Gehirns, die erläutern, warum die zweistufige Konsolidierung über die Hippocampi in den Kortex notwendig ist. Wenn der Kortex als einziges System für Kodierung und Abruf verantwortlich wäre, dann müsste er sehr schnell lernen und würde Gefahr laufen, bewährtes Können möglicherweise vorschnell wieder zu ersetzen. Zudem müsste es in einem einstufigen System zu unerwünschten Überlagerungen zwischen dem bisher Gelernten und den neuen Informationen kommen. Es würden Zwischenzustände auftreten, in denen die Repräsentation in der alten Form nicht mehr funktioniert, die neue Form aber noch nicht einsatzbereit ist. Stabilität ist im Gehirn genauso wichtig wie Plastizität. Indem neue Informationen im Laufe vieler Wiederholungen in das langsam lernende Netzwerk eingebaut werden, gelingt dies ohne Störungen des laufenden Betriebs. Nach dem zweistufigen Modell übernehmen die Hippocampi die Funktion des schnellen temporären Lernsystems, während der Kortex das langsame Lernsystem mit permanenter Speicherung darstellt. Die Übertragung zwischen Hippocampus und Kortex passiert, wenn wir schlafen. So fungiert der Hippocampus im Schlaf als »Lehrer« des Kortex.

Im Schlaf auftretende starke, kurze Gewitter elektrischer Gehirnaktivität, sogenannte Schlafspindeln, stehen im Verdacht, für diese Übertragung von Wissensinhalten und deren feste Verfügbarkeit zu sorgen. Je mehr Schlafspindeln zwischen Hippocampus und Kortex bei Probanden nach Lernphasen beobachtet wurden, desto mehr Faktenwissen konnte nach dem Schlaf erinnert werden. Dies gilt auch für den Schlaf vor der Lernphase. Je mehr Schlafspindeln auftraten, desto aufnahmefähiger waren die Probanden nach dem Aufwachen. Möglicherweise werden die Hippocampi durch Schlafspindeln bereinigt, sodass diese nach dem Aufwachen über erhöhte Aufnahmekapazitäten verfügen. Hier stellt sich nun die Frage, wie man sich möglichst viele Schlafspindeln besorgen kann. Lassen Sie sich im Schlaf schaukeln wie ein Baby! Die Arbeitsgruppe um Laurence Bayer vom Universitätsspital Genf ließ Probanden in einem Spezialbett schlummern, das eine Nacht lang ständig seitliche Schaukelbewegungen ausführte und in den anderen Nächten stillstand. Das Schweizer Forscherteam beobachtete deutlich mehr Schlafspindeln in den Schaukelnächten, was mit einer erhöhten Behaltensleistung am Tag zuvor gelernter Wortpaare einherging.

Umgekehrt führt Schlafmangel zu verminderter Lernleistung und zu verringerter Leistung beim späteren Abrufen von Erinnerungen. Insofern sollte man es sich gut überlegen, ob man vor Prüfungen lang in die Nacht hinein lernt und für ein paar Tage auf ausreichend Schlaf verzichtet.

Ähnlich wie der Hippocampus für explizite Gedächtnisinhalte (etwa Vokabeln) den Trainer des Kortex darstellt, ist unserer motorischer Hauptbahnhof, das Striatum, der »Sportlehrer« des Kortex. Die Arbeitsgruppe um Julien Doyon von der Université de Montreal in Kanada konnte 2013 bei einem Training einer Augen-Hand-Reaktionszeitaufgabe und auch beim Training einer Abfolge von Fingerbewegungen beobachten, dass sich die Aktivierungen des

Hippocampus und auch des Striatums mit den Leistungssteigerungen in positivem Zusammenhang standen, die nach Schlaf über Nacht am nächsten Tag beobachtet wurden. Wie Studien zeigen, bleiben die Repräsentationen im Gegensatz zum Hippocampus im Striatum dauerhaft erhalten, das heißt, dass sich das neu Erworbene in die bestehenden Repräsentationen im Striatum einbindet. Im motorischen Hauptbahnhof, dem Striatum, werden also im Schlaf die Weichen anders gestellt und einige Gleise neu verlegt, was zu einem veränderten Verkehrsaufkommen im Kortex führt. Nun haben wir gesehen, dass Dopamin im Striatum und genau in diesen für die Konsolidierung so wichtigen Verbindungen zum Kortex lernen lässt. Es ist daher nicht verwunderlich, dass Stimulanzien, die die Dopaminspiegel im Striatum erhöhen, tatsächlich die leistungsverbessernden Effekte der Schlafkonsolidierung steigern.

Die im Schlaf beobachteten neuronalen Reaktivierungen in Hippocampus und Striatum könnten eine Ursache dafür sein, dass wir von Ereignissen des Tages oder von den Problemen träumen, die uns stark beschäftigen. Allerdings passieren Träume eher im REM-Schlaf und die Gedächtniskonsolidierung findet eher im Tiefschlaf statt. Entgegen früherer Vermutungen ist der REM-Schlaf für die Konsolidierung expliziter Gedächtnisinhalte weit weniger wichtig als der Tiefschlaf, wie die Arbeitsgruppe um Jan Born mittlerweile zeigen konnte. Welche Schlafphase für die Konsolidierung motorischer Gedächtnisinhalte wichtiger ist, ist noch nicht entschieden und Gegenstand heftiger Diskussionen. Interessant ist, dass Kinder tiefer schlafen als junge Erwachsene und sich nach dem Schlafen an zuvor gelernte Ereignisse länger erinnern können.

Überraschenderweise profitieren auch motorische Gedächtnisinhalte von Schlaf, die nur durch Beobachtung erworben wurden. Im Laborversuch verbesserten die Probanden ihre Fähigkeiten auch, wenn sie sich die Fingerbewegungsabfolgen lediglich auf Video ansahen. Voraussetzung war, dass sie innerhalb der nächsten zwölf Stunden danach Schlaf fanden. Nach dem Schlafen waren die Verbesserungen stabil, egal, ob am nächsten Morgen oder erst am nächsten Abend die Bewegungssequenzen getestet wurden.

Unsere auf dem Sportplatz oder Trainingsgelände frisch gelernten Fertigkeiten landen zunächst im Transportaufzug Hippocampus und dem Stellwerk des motorischen Hauptbahnhofs, dem Striatum, die die Fracht in den Kortex schaffen müssen – und das benötigt Zeit. Schlaf beschleunigt diesen Vorgang. Hat das Gelernte den Kortex einmal erreicht, gehört es für immer fest zu unserem Bewegungsrepertoire. Nach dem Techniktraining sollten Sportlerinnen und Sportler ausreichend Schlaf in der darauffolgenden Nacht bekommen. Studien von Robert Stickgold und Matthew Walker zeigen, dass die Konsolidierungseffekte motorischen Trainings unter anderem auf die oben beschriebenen Schlafspindeln zurückzuführen sind, die in der Regel in den Tiefschlafphasen der letzten beiden Stunden eines achtstündigen Schlafes auftreten. Aus dieser Perspektive empfiehlt es sich für einen optimalen Trainingseffekt, möglichst oft auszuschlafen, also ohne Wecker aufzuwachen. Auch ist in diesem Zusammenhang von Alkohol nach dem Training abzuraten: Zwei Gläschen Bier oder Wein machen zwar müde und verkürzen in der Regel die Einschlafzeit, der Alkohol stört jedoch nachweislich den Schlaf. Man wacht in der Nacht öfter auf und die Schlafkonsolidierung wird gestört.

Des Weiteren empfehle ich Ihnen aufgrund der dargestellten Befunde, Ihre im Training angesteuerten Bewegungen vor dem Schlafengehen zum Beispiel auf Video nochmals anzusehen, am besten die Bewegungsausführungen der sportlichen Meister. Nach dem Zähneputzen geht es dann im Schlafanzug fünf bis zehn Minuten zu den Vor- und Rückhandschlägen von Novak Djokovic im Tennis oder von

Timo Boll im Tischtennis, ans Reck mit Fabian Hambüchen und zum Skislalom mit Maria Höfl-Riesch.

Wenn man zwei ähnliche Bewegungen direkt hintereinander einübt, kann es trotz des zweistufigen Lernsystems zu Überlagerungen kommen, die die Konsolidierungsphase stören, wie die Arbeitsgruppe um Schlafforscher Matthew Walker von der University of California in Berkeley herausfand: Trainierten Probanden eine bestimmte Abfolge von Fingerbewegungen, dann konnte am nächsten Tag, nachdem die Probanden in der Nacht geschlafen hatten, eine Verbesserung in der trainierten Bewegung gemessen werden, die höher ausfiel als direkt nach dem Training. Trainierten Probanden jedoch zehn Minuten nach der ersten Fingerübung eine zweite, unterschiedliche Fingersequenz, dann wurde bei der ersten Bewegung keine schlafabhängige Leistungssteigerung beobachtet. Erst wenn der zeitliche Abstand der Lernphasen beider Sequenzen auf sechs Stunden erhöht wurde, trat keine gegenseitige Störung mehr auf. Absolvierten die Probanden allerdings ein anderthalbstündiges Nickerchen im Anschluss an das Training der ersten Bewegungsabfolge, traten ebenfalls keine Störungen auf. Dies spricht für die Vermutung, dass Schlaf den Konsolidierungsvorgang auch dadurch beschleunigt, indem er schlichtweg verhindert, dass neue Lerninhalte erzeugt werden, die zu störenden Überlagerungen führen könnten.

Das Team um Walker beobachtete darüber hinaus auch eine Destabilisierung einer bereits gelernten Bewegung durch das Erlernen einer neuen Bewegung. Die Probanden trainierten eine bestimme Fingertappingsequenz, am nächsten Tag lernten sie eine weitere. Nach der Schlafkonsolidierung wurde am dritten Tag gemessen, wie gut sie diese beherrschten. Ein Teil der Probanden wurde vor dem Üben der zweiten Sequenz angewiesen, die erste noch einmal zu wiederholen. Diese Gruppe zeigte am nächsten Morgen eine deutliche Verschlechterung bei der zuerst gelernten Bewegung. Die Fähigkeiten der Übenden dieser Gruppe lagen noch unter dem Niveau am Ende des ersten Trainingstags. Es sieht so aus, als hätte das Gehirn die erste Bewegung absichtlich wieder verlernt. Die Destabilisierung einer bereits gelernten Bewegung fördert möglicherweise die kontinuierliche Einbindung neuer motorischer Gedächtnisinhalte in die Repräsentationen und die Anpassung an neue Bewegungsumgebungen.

Folgt man diesen Erkenntnissen, dann wird augenscheinlich, dass bei gleichem zeitlichem Trainingsumfang ein verteiltes Üben über eine Trainingswoche der einmaligen, langen Trainingseinheit generell überlegen sein sollte. Zudem nimmt die Aufnahmeleistung des Stirnhirns, das stark in frühe Phasen des Bewegungslernens eingebunden ist, nach zehn bis zwanzig Minuten deutlich ab, wenn Inhalte nicht gewechselt werden. Dies passt zu den Empfehlungen aus der Sportwissenschaft, die Vorteile für das Bewegungserlernen über mehrere kürzere statt wenig lange Übungseinheiten sieht. Beim portionierten Üben kann man immer wieder auf einen leistungsfähigen präfrontalen Kortex zurückgreifen. Allerdings erfordern viele Sportarten eine gute Erwärmung vor der eigentlichen Übungsbeanspruchung, die im Vergleich zum einmaligen Üben somit mehrmals vorangeschaltet werden muss.

Wollen Sie den schlafinduzierten Konsolidierungseffekt nutzen, empfiehlt es sich, das Erlernen und Optimieren von Bewegungen auf den Abend, direkt vor die nächtliche Bettruhe, zu verlegen: Ein Team österreichischer Wissenschaftler um Jürgen Birklbauer ließ 2019 26 Männer das Fahren auf einem invers lenkenden Fahrrad erlernen. Dieses Fahrrad steuert nach rechts, wenn der Radfahrer den Lenker nach links dreht und umgekehrt. Alle Teilnehmer durften 120 Minuten auf diesem Fahrrad üben; ihre Leistungen wurden in drei Tests gemessen. Dabei teilte man die Probanden zufällig in zwei Gruppen: Die AM-PM-AM-Gruppe übte 120 Minuten am Vormittag, getestet wurde direkt nach dem Training, am Abend und nach einer Nacht im Schlaflabor am nächsten Morgen. Die PM-AM-PM-Gruppe trainierte am Abend und wurde direkt nach dem Training, am nächsten Morgen nach dem Schlafen und am Abend des Folgetages getestet. Im Leistungstest mussten die Probanden jeweils fünfmal 50 Meter mit dem invers lenkenden Fahrrad fahren, wobei die Qualität der Bewegungsausführung bewertet und die Streckenlänge ohne Abstieg gemessen wurden. Die PM-AM-PM-Gruppe, die sofort nach dem Training und dem ersten Test schlafen konnte, zeigte am Morgen im zweiten Test einen deutlichen Trainingsfortschritt. Die AM-PM-AM-Gruppe, die acht Stunden nach dem Training wach war, zeigte beim Test am Abend eine Verschlechterung ihrer Fertigkeiten auf dem Fahrrad. Diese Gruppe erreichte erst im Anschluss an den nächtlichen Schlaf bei der Testung am Morgen im Durchschnitt wieder ihre Leistungen direkt nach dem Training. Die PM-AM-PM-Gruppe zeigte im letzten Test noch einmal eine Bewegungsverbesserung, obwohl in der Zwischenzeit kein Training und kein Schlaf erfolgten. Das Üben direkt vor dem Zubettgehen erscheint dem Training am Morgen überlegen zu sein. Jürgen Birklbauer und sein Team konnten in dieser Studie zudem zeigen, dass die Trainingsfortschritte der Probanden im positiven Zusammenhang mit der Anzahl ihrer nächtlichen Schlafspindeln standen.

So verwundert es nicht, dass Schlaf mittlerweile bei einigen Spitzenmannschaften im Basket-, Hand- und Fußball ein bedeutender Parameter bei der Trainingsplanung und -steuerung darstellt.

Insgesamt betrachtet ist es für Sportlerinnen und Sportler eine schöne Überraschung, dass solche bedeutenden Leistungsverbesserungen ohne weitere Übung auftreten. Allerdings werfen die dargestellten Befunde einige trainingspraktische Probleme auf. Um eine optimale Konsolidierung zu ermöglichen, sollten Athletinnen und Athleten, nachdem sie eine neue Bewegung gelernt haben, entweder ein Nickerchen machen oder keine weiteren Fertigkeiten mehr trainieren. Dies stellt die zeitliche Organisation vor große Probleme, insbesondere im Hochleistungssport, wo bis zu acht Stunden Training am Tag mit Inhalten gefüllt werden müssen. Zudem kann sich ein Nickerchen nach dem Training negativ auf den Schlaf in der Nacht auswirken. Umgekehrt kann körperliche Aktivität die nachfolgende Nachtruhe auch fördern. Studien zeigen, dass sich nach körperlicher Belastung die Zeit bis zum Einschlafen verringert und die Gesamtschlafzeit zunimmt, während die REM-Phase kürzer wird. Außerdem wird der Schlaf nach körperlich sehr belastenden Trainingseinheiten subjektiv tiefer erlebt. Weiterhin zeigen Untersuchungen, dass gesunde Erwachsene jüngeren und mittleren Alters, die sich wenig bewegen, durch ein mehrmonatiges Sportprogramm ihre Schlafdauer und die Dauer ihres Tiefschlafs erhöhen.

Und zum Schluss noch eine gute Nachricht für alle, die oft von Alpträumen heimgesucht werden: Angsterlebnisse im Traum korrelieren negativ mit der Angst im Alltag. Schlafforscher aus der Universität Genf werteten Traumtagebücher von 89 Menschen aus, die furchterregende Bilder im Hirnscanner betrachten mussten. Dabei zeigte sich, dass nächtliche Alpträume die Reaktionen der Furchtzentren auf diese Bilder verringerten. Wer nachts Angst hat, spürt tagsüber weniger Furcht. So könnten Angstzustände in Träumen eine Art von Vorbereitungstraining für zukünftige Gefahrensituationen sein.

Mental trainieren! Wie?

William Straub, inzwischen im Ruhestand, früher Sportpsychologe am Ithaca College im US-Bundestaat New York, sorgte in den 1980er-Jahren mit einer Studie übers Dartspielen für Überraschung. Straub ließ 75 Studentinnen und Studenten mit Dartpfeilen 50-mal auf eine Zielscheibe werfen, um den Leistungsstand zu ermitteln. Dann teilte er die Probanden nach dem Zufallsprinzip in fünf Gruppen ein. Eine Kontrollgruppe, eine Trainingsgruppe und drei mentale Trainingsgruppen. Die Kontrollgruppe erhielt die Anweisung, für zwei Monate kein Dart zu spielen. Die zweite Gruppe führte über acht Wochen an fünf Tagen der Woche pro Tag 50 Dartwürfe durch und zählte ihre Punkte. Die drei mentalen Gruppen trainierten abwechselnd für einen Tag 50 Würfe, und am Folgetag lauschten sie über Kopfhörer für 30 Minuten den Ausführungen des jeweiligen mentalen Trainingsprogramms. Alle drei mentalen Trainingsprogramme waren darauf abgestimmt, den Hörern zu Entspannung zu verhelfen und das körperliche Vorstellungsvermögen zu entwickeln. Nach acht Wochen brachte der Abschlusstest eine große Überraschung: Wie zu erwarten war, hatte sich die Kontrollgruppe nicht verbessert, die Trainingsgruppe kam im Durchschnitt auf eine Verbesserung von 67 Punkten. Die drei mentalen Trainingsgruppen verbesserten sich um durchschnittlich 111, 141 beziehungsweise 165 Punkte.

Dem spanischen Neurologen Alvaro Pascual-Leone sind wir schon einmal beim Thema der topografischen Karten begegnet. Er konnte zeigen, wie sich neuronale Repräsentationen durch Übungen am Klavier vergrößerten. Angeregt durch die Befunde von William Straub befasste auch er sich mit mentalem Training und blieb dabei seinem Faible für Klavierübungen treu. Seine Probanden mussten an fünf Tagen in der Woche für zwei Stunden täglich Fingerübungen trainieren – aber nur im Geiste. Sie durften zwar die Finger auf eine Klaviertastatur legen, sich jedoch während des mentalen Trainings nicht bewegen. Das rein mentale Training führte nach einer Woche zu Reorganisationen der neuronalen Karten. Sie fielen allerdings etwas schwächer aus als bei Versuchspersonen, die in der Übungszeit wirklich spielten.

Es ist noch weitgehend unklar, was bei der mentalen Durchführung einer Bewegung im Gehirn geschieht. Es ist jedoch gesichert, dass das Betrachten einer Bewegung vor dem inneren Auge zu einer Aktivierung der motorischen Areale führt. Diese nicht an eine Bewegungsausführung gebundene Aktivierung motorischer Netzwerke vermittelt möglicherweise die Leistungszuwächse durch mentales Training. Die Tatsache, dass die motorischen Areale schon bei der reinen Vorstellung anspringen, könnte mit der Bewegungsplanung zu tun haben. Damit der Wunsch, eine Bewegung auszuführen, entstehen kann, muss ja der realen Bewegung eine abstrakte Vorstellung derer Effekte vorausgehen. Anhand von Finger- und Armbewegungen konnte man beobachten, dass sowohl bei der reinen Vorstellung als auch bei der Planung einer Bewegung die gleichen Bereiche im Gehirn aktiv sind wie beim tatsächlichen Vollzug. Die Aktivierung ist bei mentaler Vorstellung allerdings geringer. Faszinierend ist in diesem Zusammenhang, dass die Vorstellung keine Träumerei ist, sondern sich an der realen Charakteristik einer Bewegung orientiert. Rotiert man in der Vorstellung ein zuvor betrachtetes handgroßes Objekt, benötigt das genauso viel Zeit, wie das Objekt real mit den Fingern zu halten und mit der Hand zu drehen. Ähnliches gilt, wenn wir mental einen Raum durchschreiten. Dabei verlängern sich die Zeitspannen in den mentalen Bewegungen, wenn wir uns vorstellen, wir schleppten noch ein großes Gewicht mit uns herum.

Nach all dem, was Sie in diesem Buch erfahren haben, könnte die Erregung der hierarchisch hochstehenden, multimodalen Neurone durch den präfrontalen Kortex (PFC) dafür verantwortlich sein, dass schon die reine Vorstellung einer Bewegung zu synaptischen Stärkenveränderungen führen kann. Wie wir gesehen haben, genügte im Gehirn von Affen die Erregung einzelner hierarchisch hochstehender Neurone, um komplexe Bewegungsfolgen wie Greifbewegungen auszuführen. In der Organisation der Bewegungsrepräsentation stehen die multimodalen Neurone weit oben. Wir haben außerdem gesehen, dass synchrone Aktivität bei Affen im Training der selektiven Aufmerksamkeit zunächst im PFC auftrat und erst mit zeitlicher Verzögerung im visuellen System. Beides sind Indizien dafür, dass die sensorischen und motorischen Neurone vom PFC geleitet werden. Genauso könnte der PFC auch bei der rein mentalen Ausführung einer Bewegung viele Neurone in motorischen Hirnbereichen in einen synchronisierten Aktivierungszustand versetzen. Synchronisationen in motorischen Arealen wurden bei mentaler Bewegungsvorstellung wirklich beobachtet. Damit die Synchronisationen zu Lernvorgängen führen, müssen gleichzeitig phasische Dopaminausschüttungen stattfinden, welche die Stärkenveränderungen der beteiligten Synapsen einleiten. Die förderliche Dopaminaktivierung könnte sich aus der geistigen Vergegenwärtigung der positiven Bewegungseffekte speisen. Folgt man dieser Vermutung, dann wäre ein mentales Training besonders effektiv, wenn man die positiven Bewegungseffekte in der mentalen Bewegungsausführung besonders hervorhebt und diese in der Vorstellung »feiert«.

Beim mentalen Bewegungstraining kann man zwei verschiedene Perspektiven einnehmen. Bei der externen Perspektive stellt sich die Sportlerin oder der Sportler die Bewegung so vor, wie sie ein Betrachter von außen wahrnimmt, beispielsweise wie sie ein Zuschauer sieht. Beim internen Standpunkt stellt sich der mental Übende vor, wie er selbst die Bewegung wahrnimmt und welche Empfindungen er dabei verspürt. Offensichtlich hat die Perspektive, die der mental Übende einnimmt, Einfluss auf die Bewegungsverbesserungen im praktischen Training. In einer anderen Studie zum mentalen Training, die sich ebenfalls um den Dartwurf drehte, brachte die interne Perspektive die größeren Fortschritte. Bei Untersuchungen der University of Arizona konnten sich hingegen die Probanden, die die externe Perspektive beim mentalen Üben einnahmen, deutlicher verbessern. Ziel der Übung war hier, sich möglichst lange auf einem Balancebrett zu halten. Bei der rein kognitiven Aufgabe, die Stellung eines Winkelmaßes richtig einzuschätzen, war wiederum die interne Perspektive erfolgreicher. Dies ist überraschend, da das Winkelmaß ja ein rein externes Merkmal ist und eigentlich keine kinästhetische Rückmeldung erfordert, also Feedback über die Stellung der Gelenke, Spannung der Muskulatur und sensorische Empfindungen, was Inhalte des Übens mittels interner Perspektive sind. Auf dem Balancebrett wäre das kinästhetische Feedback dagegen von hoher Bedeutung, trotzdem war die externe Perspektive in den Untersuchungen erfolgreicher.

Die Frage nach der geeigneten Perspektive entscheidet sich somit vermutlich nicht anhand der gestellten Aufgabe. Vielleicht hängt sie stattdessen davon ab, wie gut die Probanden die gestellte Aufgabe schon beherrschen. In der Studie zum Dartspiel besaßen alle Probanden Vorerfahrungen im Dartwurf. In der Studie zum Balancebrett waren alle Versuchsteilnehmer Anfänger. Vermutlich ist der interne Standpunkt beim mentalen Üben nur effektiv, wenn bereits eine Repräsentation vorhanden ist, auf die sich die Vorstellung stützen kann. Die oder der Übende könnte sich dann aufgrund seiner bereits vorhandenen Bewegungserfahrung ein realistisches Bild des zu erwartenden kinästhetischen Feedbacks machen. Der externe Standpunkt bietet hingegen Anfängern möglicherweise Vorteile, weil aus der Außenbetrachtung klarer wird, aus welchen motorischen Aktionen sich eine Bewegung zusammensetzt und wie diese angeordnet werden müssen. Diese Inhalte sind vor allem in den frühen Lernphasen einer neuen Bewegung bedeutsam.

Lernende ohne Bewegungsvorerfahrung und ohne Vorerfahrung mit dem mentalen Training profitieren insbesondere vom mentalen Training, wenn hierbei die Bewegungsvorstellung geistig zeitlupenartig abläuft, wie die Heidelberger Sportwissenschaftlerin Katrin Blatz zeigen konnte. Sie untersuchte, ob unterschiedliche Formen eines mentalen Trainings auch zu unterschiedlichen Lernleistungen führen. Unter Anleitung übten drei weibliche Schülergruppen im Sportunterricht über vier Wochen das Jonglieren mit drei Bällen – praktisch und mental. Dabei unterschied sich nur das mentale Trainingsprogramm: Die erste Gruppe führte im Sportunterricht ein klassisches mentales Training durch, bei dem die Bewegungsvorstellung sich an den Bewegungsgeschwindigkeiten der realen Bewegungsausführung orientierte. Die zweite Gruppe führte ein mentales Training durch, bei dem die Bewegungsvorstellung in Zeitlupe ablaufen sollte. Die dritte Gruppe kombinierte das mentale Training mit realen Mitbewegungen, wobei sich die Mitbewegungen und die Bewegungsvorstellungen an den Originalgeschwindigkeiten der zu lernenden Bewegungen orientierten. Die Lernleistungen von Schülerinnen, die bereits Vorerfahrungen im Jonglieren hatten, waren allesamt unabhängig von der mentalen Trainingsform. Schülerinnen, die jedoch noch keine Vorerfahrungen mit der Bewegung und mit mentalem Training hatten, profitierten von der Zeitlupenvorstellung am stärksten. Es traten keine Unterschiede im Lernfortschritt zwischen den Trainingsgruppen mit und ohne Mitbewegung auf.

Bei erwachsenen Sportlern ließ sich anhand der Freiwurfleistung im Basketball jedoch ein Vorteil des mentalen Trainings mit Mitbewegung im Vergleich zu einem mentalen Training ohne Mitbewegungen nachweisen – allerdings wiederum nur bei denjenigen Probanden, die wenig Vorerfahrung mit Basketball hatten.

Eine ganz besonders verblüffende Form des mentalen Trainings ermöglicht das luzide Träumen. Dabei wird uns bewusst, dass wir träumen, und wir können bestimmen, was wir träumen wollen. Es gibt Menschen, die regelmäßig luzid träumen. Der Heidelberger Sportwissenschaftler

Daniel Erlacher leitete luzide Träumer an, in ihrem Traum Kniebeugen auszuführen. Messungen vor und nach der Intervention ergaben einen Kraftzuwachs in den Oberschenkeln. Ähnlich verhielt es sich beim Üben von Fertigkeiten im luziden Traum. Führt man währenddessen beispielsweise immer wieder eine Hochsprungbewegung aus, dann gelingt den Träumern das Erlernen der komplexen Fertigkeit im realen Training leichter und schneller. Offensichtlich führt auch das Träumen von Bewegungen zu Leistungsverbesserungen.

Wie gelangt man nun in einen solchen luziden Traum, der auch Klartraum genannt wird? Daniel Erlacher beobachtete Folgendes: Wenn man Probanden nach einigen Stunden Schlaf weckt und für eine Stunde wach hält, um sie danach wieder weiterschlafen zu lassen, dann werden sie deutlich häufiger von Klarträumen in der zweiten Schlafhälfte berichten als Probanden, die durchschlafen. Eine weitere Möglichkeit ist es, Lichtblitze auf Schlafende zu werfen, wenn sich diese in der REM-Phase befinden und träumen. Diese Lichtblitze können im Traum erlebt werden. Wenn die Versuchsteilnehmer im Schlaflabor durch den Versuchsleiter auf die Lichtblitze geistig vorbereitet wurden, können sie lernen, diese als Signal wahrzunehmen: Wenn sie im Traum Blitze erleben, bedeutet es, dass sie sich gerade in einem Traum befinden. Diese Methode kann als Therapie für Menschen eingesetzt werden, die von häufigen Albträumen geplagt sind. Werden sich die Schlafenden bewusst, dass sie träumen, können sie lernen, das beängstigende Geschehen in ihren Träumen aktiv zu verändern und so zu entschärfen.

Vielleicht erscheint Ihnen mentales Lernen immer noch wie Hokuspokus. Es hat allerdings seinen realen Nutzen und darum eine ganz konkrete Anwendung. In der Rehabilitation von Schlaganfallpatienten wird mentales Training schon lange eingesetzt. Ferdinand Binkofski von der Universität Lübeck entwickelte eine erfolgreiche Methode für Schlaganfallpatienten, die Schädigungen in motorischen Hirnarealen erlitten hatten. In Binkofskis Therapie betrachten die Patienten zuerst Videosequenzen der Bewegung, die sie wieder erlernen müssen. Danach versuchen sie, diese Bewegung zu imitieren. Durch das Video wird ihnen eine mentale Vorstellung der Bewegung ermöglicht, die sie beim Lernen unterstützt.

Im Sport kann mentales Training nicht nur für ein effektiveres Erlernen von Bewegungstechniken eingesetzt werden, sondern auch dafür, die sportliche Leistung in entscheidenden Situationen gegen äußere Einflüsse aufrechtzuerhalten oder auch durch äußere Einflüsse speziell zu fördern, beispielsweise, indem belastende sportliche Situationen wiederholt geistig vorweggenommen oder besonders positive Bewegungserlebnisse mit kommenden Herausforderungen mental verknüpft werden. Von Katrin Blatz stammt ein kleines Experiment, mit dem Sie einmal selbst erfahren können, wie stark äußere Einflüsse unsere Bewegungsleistung beeinflussen: Stellen Sie sich dazu auf Ihre Zehenspitzen und versuchen Sie, diese Position für etwa fünf Sekunden zu halten. Stellen Sie sich danach auf einen stabilen Stuhl und versuchen Sie nun, diese Bewegung noch einmal auszuführen. Bemerken Sie einen Unterschied in der Qualität Ihrer Bewegungsausführung? Viele Menschen wackeln beim Zehenstand auf dem Stuhl und zeigen Gleichgewichtsprobleme. Dabei ist die anvisierte Bewegungsausführung in beiden Fällen gleich, nur die situativen Bedingungen sind verschieden. Der Zehenstand auf einem Stuhl verändert Ihre Aufmerksamkeits- und Selbstregulationsvorgänge in einem Maße, welches sich auf Ihre Bewegungsausführung auswirkt.

Eine Trainingsform, die mentale Zustände mit Gehirnaktivität in Zusammenhang setzt, um die sportliche Performance vor solchen Fremdeinflüssen zu schützen, ist die Methode des Neurofeedbacks. Diese soll Athletinnen und Athleten ermöglichen, die individuelle Beeinflussung ihres mentalen Zustands zu erlernen und damit ihre sportliche

Leistung unabhängiger von äußeren Einflüssen zu machen. Dabei wird elektrische Aktivität des Gehirns über Elektroden auf der Kopfhaut erfasst und entsprechende Hirnstrommuster für verschiedene mentale Zustände wie beispielsweise Anspannung, Entspannung oder Konzentration registriert. Über eine in Echtzeit ablaufende Übersetzung der jeweiligen Hirnstrommuster in akustische oder visuelle Signale soll der Mensch lernen, die eigene Gehirnaktivität gezielt beeinflussen zu können. Dabei helfen den Sportlerinnen und Sportlern mentale Bilder, spezifische Musikstücke oder das geistige Abrufen besonderer Erlebnisse. Die Studienlage über die Effektivität dieser Methode ist allerdings noch sehr dünn, und die Anwendungen dieser Methode ist bisher kostenintensiv.

Weitaus günstiger ist es, über mentales Training Ihre Bewegungsvorstellung und damit Ihre sportliche Performance zu verbessern. Wollen Sie den Bunnyhop mit dem Mountainbike, den Schraubensalto vom Einmeterbrett oder das Jonglieren mit Bällen erlernen, kombinieren Sie Ihre praktischen Übungsphasen mit mentalem Training. Im mentalen Training wird die Bewegungsvorstellung in der Regel anhand von Videosequenzen der zu lernenden Bewegung aus unterschiedlichen Betrachtungspositionen und Perspektiven entwickelt. Im Internet finden Sie sicherlich einige geeignete Videos Ihrer anvisierten Bewegung. Nutzen Sie auch Zeitlupenaufnahmen, wenn Sie wenig Vorerfahrung mit dem mentalen Training und der zu lernenden Fertigkeit haben. In der oben beschriebenen Jonglierstudie von Katrin Blatz zeigten insbesondere diejenigen Schülerinnen große Lernfortschritte, die die zu lernende Bewegung möglichst detailliert beschreiben mussten und einzelne Bewegungskomponenten mit begrifflichen Kurzformeln, sogenannte Superzeichen, belegten. Ordnen Sie also einzelnen Teilbewegungen passende Begriffe zu, die Sie dann geistig in eine entsprechende Reihenfolge bringen. Für einen Salto mit halber Schraube vom Einmeterbrett im Freibad könnte diese Superzeichenabfolge beispielsweise folgendermaßen aussehen: Absprung zur Körperkrümmung vorwärts – Warten – Schulter eindrehen – Festbleiben.

Wechseln Sie im mentalen Training vor Ihrem inneren Auge immer wieder die Betrachtungsperspektive. Versuchen Sie, in Ihre Bewegungsvorstellungen möglichst viele kinästhetische Aspekte, also spezifische Muskelspannungszustände und Gelenkstellungen, einzubauen. Dass ein solches Vorgehen zum Erfolg führen wird, liegt unter anderem auch an den Spiegelneuronen. Um diese geht es nun.

Spiegelneurone in der Sporthalle

Die sogenannten *Spiegelneurone* werden ins Feld geführt, wenn es um die Gehirnaktivität geht, die allein durch die Beobachtung einer motorischen Aktion ausgelöst wird. 1992 machten Giacomo Rizzolatti, Vittorio Gallese und Leonardo Fogassi an der Universität Parma eine überraschende Entdeckung. Die italienischen Forscher interessierte, wie das Gehirn Bewegungen plant, und beobachteten dabei die Aktivität einzelner Nervenzellen im Gehirn eines Äffchens, während dieses nach verschiedenen Essensstückchen und Spielsachen griff. Kurz vor einem Versuchsdurchgang griff einer der Versuchsleiter nach einer Weintraube, die für das Tier bestimmt war. Der Messfühler, der beim Äffchen im prämotorischen Kortex platziert war, zeigte plötzlich starke Aktivität an, obwohl das Äffchen sich selbst gar nicht bewegte. Die Forscher wiederholten diesen Vorgang mehrmals und prüften alle Geräte auf Fehler – erfolglos. Somit war klar, dass sie Neurone gefunden hatten, die Wahrnehmung und Bewegung miteinander verknüpfen. Dieses Neuron schien die beobachtete Bewegung zu spiegeln, weshalb die italienischen Neurophysiologen ihre Entdeckung »Spiegelneurone« nannten.

In Folgestudien kamen die Forscher zu dem Schluss, dass Spiegelneurone weniger den Bewegungsablauf, sondern eher die Bewegungsabsicht kodieren. Die Spiegelneurone feuerten beispielsweise, wenn ein Artgenosse nach einem Gegenstand griff. Führte dieses Äffchen jedoch die gleiche Bewegung ziellos ins Leere aus, blieben diese Neurone still. Dagegen waren dieselben Spiegelneurone für verschiedene Varianten des Greifens zuständig. Offensichtlich sind Verlaufsaspekte bei den motorischen Handlungen für Spiegelneurone nicht relevant. Es zählen allein die Effekte der jeweiligen motorischen Aktionen. Auffällig sind hier die Parallelen zu den Ausführungen über die Entwicklung von Aktions-Effekt-Verknüpfungen, die Sie in den vorigen Kapiteln kennengelernt haben. Sehr wahrscheinlich umfassen Bewegungsrepräsentationen die erwarteten Effekte der jeweiligen motorischen Aktion, die intern als Ordnungskriterium für die Auswahl von motorischen Aktionen dienen können.

Mittlerweile wurden in vielen Hirnbereichen solche Spiegelneurone gefunden. Diese sitzen vermehrt in motorischen Netzwerken, aber auch in solchen Gehirnbereichen, die die Wahrnehmung des eigenen Körpers vermitteln. Bei Affen werden sie bei Beobachtung von Aktionen der Hand aktiv, wie dem Greifen, dem Halten, dem Platzieren und dem Hantieren, sowie bei Bewegungen des Mundes, wie dem Zerkleinern von Futter, dem Kauen und dem Saugen. Dabei werden Spiegelneurone schon aktiv, wenn sie nur das Geräusch hören, das zu der motorischen Aktion passt, wie das Knacken der zerbrechenden Nuss im Mund.

Spiegelneurone finden sich auch beim Menschen. Wenn wir einer anderen Person bei einer zielgerichteten Aktion zuschauen, wird dies von einer Mitaktivierung motorischer Nervenzellen begleitet, und zwar von solchen, die in der Lage wären, diese motorische Aktion hervorzurufen. Wenn wir beobachten, dass einer anderen Person Schmerz zugefügt wird, dann werden Nervenzellen aktiv, die auch bei

Schmerz am eigenen Körper ihre Aktivität steigern. Mittlerweile sammelten über hundert Studien zu den Spiegelneuronen Hinweise darauf, dass diese Neurone unter anderem in das Erlernen und Wahrnehmen von Sprache, in das Sprechen, in die Kommunikation mit den Händen, in das Empfinden von Empathie, in die Ausprägung der sexuellen Orientierung und in die Vermittlung ästhetischer Erlebnisse eingebunden sind.

Der Grad der Aktivierung von Spiegelneuronen bei Bewegungsbeobachtung scheint vom Niveau der Eigenerfahrungen mit der beobachteten Bewegung zusammenzuhängen. Wenn Balletttänzer typische Ballettbewegungen und sogenannte Capoeiratänzer Capoeira, einen brasilianischen Kampftanz, beobachten, dann treten hohe Aktivierungen im prämotorischen Kortex auf. Beobachten Balletttänzer Capoeirabewegungen (oder Capoeiratänzer Ballett), ist die Aktivierung schwächer – aber immer noch höher als bei Versuchspersonen, die keine Erfahrungen mit tänzerischen Bewegungen haben. Interessant sind in diesem Zusammenhang Studien von Karen Zentgraf und ihren Mitarbeitern. Probanden, die gymnastische Bewegungen beobachten sollten, um sie danach selbst auszuführen, konnte eine höhere Aktivität im motorischen Kortexbereich zugeschrieben werden als Versuchspersonen, die dieselben Bewegungen zu sehen bekamen, diese jedoch ästhetisch beurteilen sollten.

Es wird vermutet, dass uns die Spiegelneurone mit dem Wissen über die Absicht und das mögliche Resultat einer beobachteten Handlung versorgen und damit das intuitive Verstehen des Handelns eines anderen Menschen vermitteln. Damit ermöglichen sie das Lernen durch Nachahmung und fördern die Kommunikation und Koordination in größeren Gruppen, was in den Urzeiten der Menschheit sicherlich ein selektiver Vorteil war. Viele Wissenschaftler gehen deshalb davon aus, dass Spiegelneurone Teil unserer genetischen Ausstattung sind. Nach all dem, was wir in vorigen

Kapiteln bereits kennengelernt haben, könnten Spiegelneurone aber genauso gut in jedem Menschen aufs Neue entstehen. Allein aufgrund zeitgleicher Aktivität sensorischer und motorischer Neurone könnten in unserem Kopf synaptische Stärkenveränderungen ablaufen, die aus ganz normalen Nervenzellen Spiegelneurone werden lassen. Für diese Theorie spricht, dass die Spiegelneurone keinerlei Auffälligkeiten gegenüber anderen Nervenzellen aufweisen.

Nehmen wir an, sensorische Neurone, also auf Wahrnehmung spezialisierte Nervenzellen, und motorische Nervenzellen, also auf Bewegung spezialisierte, seien bei einem Säugling zunächst nicht miteinander verbunden. Wenn beispielsweise die Mutter das Kind im Arm hält und dabei die Gesichtsausdrücke ihres Kindes imitiert, dann sieht und vollbringt der Säugling eine motorische Aktion zu selben Zeit. Sensorische und motorische Neurone werden auf ein Geschehnis hin wiederholt zeitgleich aktiviert. Die korrelierte Aktivität kortikaler sensorischer und motorischer Neurone kann synaptische Stärkenveränderungen auslösen, also deren Verbindung untereinander stärken, insbesondere, wenn Dopamin mit im Spiel ist. Das Dopaminsystem ist bei einem Säugling im Striatum und den sensorischen und motorischen Kortexbereichen bereits vorhanden. Sind diese Verbindungen zwischen sensorischen und motorischen Neuronen einmal angelegt, wird allein die Wahrnehmung des Gesichts der Mutter auch die entsprechenden motorischen Neurone aktivieren. Die Synchronisation zwischen sensorischen und motorischen Neuronen wird immer häufiger abgerufen, die Synapsen an den Verbindungen können sich immer weiter verstärken. Die verbindenden Neurone entwickeln sich zu Spiegelneuronen.

Spiegelneuronen könnten das neuronale Abbild dessen sein, was wir uns durch Nachahmungslernen angeeignet haben und an Einfühlungsvermögen besitzen. Dass der Mensch durch Nachahmung lernen kann, ist erwiesen. Allerdings ist das reine Beobachtungslernen in allen Studien dem Bewegungslernen durch eigenes Üben unterlegen. Im Vergleich zu einem Training, das aus reinem Üben besteht, bietet jedoch ein häufiger Wechsel zwischen Beobachtungs- und Übungsphasen einen leichten Vorteil. Die Effekte verstärken sich dabei, wenn partnerweise geübt wird.

Genau wie andere Neurone in motorischen Repräsentationen reagieren Spiegelneurone besonders auf die intendierten Effekte von motorischen Handlungen und kaum auf die Verlaufsform. Aus dieser Perspektive sollte man in Lehrsituationen beim Vormachen von Bewegungen darauf achten, dass die intendierten Effekte dabei für den Beobachter ersichtlich sind. Die Befunde stützen auch die Empfehlung, beim Beobachten der technisch Besten einer Sportart sich im Vorfeld über die zu erwarteten Bewegungen und Kombinationen zu informieren, um möglichst viel »abschauen« zu können.

Spiegelneurone könnten das neuronale Fundament des Nachahmungslernens darstellen. Sie lassen uns auf Körper- oder Passtäuschungen reinfallen und im Kino weinen. Sie sind in die Enkodierung sozialer Emotionen wie Mitgefühl, Mitleid oder Scham eingebunden und stellen sicher, dass Sie mit Ihrer Familie, Ihren Freunden und Ihrem alltäglichen Umfeld klarkommen. Gerade dieses Klarkommen innerhalb einer Gruppe könnte stammesgeschichtlich der Anreiz zur Entwicklung größerer Gehirne bei Affen und Menschenaffen gewesen sein, dem letztlich der Mensch seine vergleichsweise hohe Intelligenz verdankt. Darum geht es nun im nächsten Abschnitt.

Der Mensch – ein ganz besonderer Affe

Stammesgeschichtlich gehört der Mensch zur Familie der Menschenaffen. Wir teilen uns mit den Gorillas, den Orang-

Utans und den Schimpansen nicht nur einen hohen Anteil der Erbanlagen, sondern zeigen auch im Verhalten viele Übereinstimmungen. Jedoch verfügen nur wir Menschen über ein massiv vergrößertes Gehirn und besitzen vergleichsweise sehr hohe kognitive Fähigkeiten. Es gilt als gesichert, dass größere Gehirne größere kognitive Leistungen erzeugen. Bei den Primaten beispielsweise findet man einen starken Zusammenhang zwischen dem durchschnittlichen absoluten Gehirnvolumen einer Art und ihren Leistungen bei kognitiven Tests, die u. a. logisches Schlussfolgern, Werkzeuggebrauch, Koalitionsbildung, Täuschungshandlungen und Empathie erfassen. Da solche kognitiven Leistungen augenscheinlich einen Überlebensvorteil für ein Wesen darstellen, würde man erwarten, dass die natürliche Selektion im Laufe der Millionen Jahre Organismen mit den größtmöglichen Gehirnen ausstattet. Jedoch ist Hirngewebe sehr stoffwechselintensiv und benötigt daher viel Energie. Da es sich nicht vorübergehend abschalten lässt, muss ein Lebewesen, das mit einem großen Gehirn ausgestattet ist, ständig in der Lage sein, einen genügenden Energiezufluss für sein Gehirn zu gewährleisten. Hohe kognitive Leistungen müssen mit einem hohen Aufwand bei der Nahrungsbeschaffung, einer energetischen Unterversorgung anderer Organe wie beispielsweise dem Verdauungstrakt, dem Herzen, den Nieren oder der Muskulatur oder einer längeren Kindheit und Jugend erkauft werden. Vor diesem Hintergrund könnte es auch der Größe des menschlichen Gehirns geschuldet sein, dass die Energieversorgung der Muskulatur in Ruhephasen abgeschaltet wird, wenn keine Nahrung zur Verfügung steht. Die Muskulatur wird dann unempfindlich für das Hormon Insulin, welches die Zellkanäle öffnet, damit Zucker aufgenommen werden kann. Die Insulinempfindlichkeit steigt erst wieder an, wenn wir uns bewegen. Genauso werden Ruhephasen nach Kraftbelastungen für den Muskelaufbau nur genutzt, wenn genug essenzielle Aminosäuren zur Verfügung stehen. Dass ausdauertrainierte Menschen für die Energiegewinnung mehr Fettsäuren und weniger Kohlenhydrate nutzen, erscheint in diesem Zusammenhang ebenfalls plausibel. Das Gehirn ist auf die Kohlenhydrate angewiesen. Diese werden für den Einsatz im Gehirn reserviert.

Der Anthropologe Robin Dunbar von der Universität Oxford vertritt die Hypothese, dass es die hohen Anforderungen eines Lebens in sozialen Gruppen waren, die die Gehirngröße und kognitiven Leistungen anwachsen ließen. Dunbar stützt sein Konzept des sozialen Gehirns darauf, dass Arten, die ein auf Paarbindung angelegtes Leben führen, signifikant größere Gehirne haben und dass bei Primaten die Größe ihrer sozialen Gruppen und die Größe ihres Kortexvolumens positiv korrelieren. Beispielsweise leben Delfine, Elefanten und viele Krähen lebenslang mit einem Partner zusammen, sie haben mehr Freunde und größere Gehirne als beispielsweise heimische Singvögel, Kühe oder Antilopen, die ihre Sexualpartner häufig wechseln. Die hohe Bedeutung sozialer Aspekte für die Entwicklung der Gehirnstruktur zeigt sich auch darin, dass Menschen umso mehr Schmerzen ertragen können, je mehr Freunde sie haben und beides mit der Anzahl der Endorphinrezeptoren im Gehirn korreliert, wie die Arbeitsgruppe um Robin Dunbar zeigen konnte. Nach Dunbars Hypothese bestehe das eigentliche Thema der Gehirnevolution somit nicht in den Anforderungen von neuartigen Methoden der Nahrungsbeschaffung, sondern in den kognitiven Herausforderungen, den Zusammenhalt eines Elternpaares in Anbetracht der Aufgaben zu gewährleisten, die mit der Aufzucht von Nachwuchs verbunden seien. Große Gehirne würden sicher mehr Geschicklichkeit bei der Nahrungssuche mit sich bringen, aber diese Zunahme an Fähigkeiten stelle die Konsequenz und nicht die Ursache des größeren Gehirns dar.

Derzeit herrscht die Ansicht vor, dass der Hauptgrund für die Entwicklung von großen Gruppen bei Primaten darin liegt, das Risiko zu senken, als Beute zu enden. Dabei weist der Mensch die Besonderheit auf, dazu zu neigen, hierbei stabile Familieneinheiten zu bilden. Große Gehirne sind für Organismen kostspielig, da sie unverhältnismäßig viel Energie benötigen. Robin Dunbar führt an, dass, nachdem die Größe des menschlichen Gehirns die von Affengehirnen übertraf, die Kosten für das Aufziehen von Nachwuchs deutlich zugenommen hätten und die Frauen alleine nicht mehr in der Lage gewesen wären, die Last zu tragen. Die Hilfe von Männern und – folgt man der Wissenschaftlerin Kristen Hawkes von der University of Utah – die von Großmüttern wäre notwendig gewesen. Halfen die Großeltern, Verwandte und Freunde bei der Aufzucht, konnten mehr Abkömmlinge hinterlassen und kürzere Geburtsintervalle innerhalb der Familie ermöglicht werden, was zu einer stärkeren Ausbreitung der Gene im künftigen Genpool führte. In diesem Lichte erscheint die einzigartige Eigenschaft der humanen Reproduktionsbiologie, die wir als Menopause kennen, als Hinterlassenschaft unserer Vorfahren, die einer Frau gestatteten, ihre reproduktiven Energien den Enkelkindern zukommen zu lassen.

Im Gefolge der Großmutterhypothese versteckt sich eine weitere Erklärung dafür, wieso gerade der Mensch komplexe kognitive und emotionale Strukturen entwickelte: Ermöglichte die Mithilfe der Großeltern den Müttern, ein neues Kind zu bekommen, noch bevor der vorhergehende Nachwuchs sich alleine zurechtfand, mussten die Mütter ihre Zuwendung allen Kindern zukommen lassen. Bei Schimpansen konzentrieren sich die Mütter voll und ganz auf ihr jüngstes Kind. Die US-amerikanische Anthropologin Sarah Blaffer-Hrdy argumentiert, dass diese Veränderungen dazu führten, dass es für das Überleben eines Kleinkindes sehr wichtig wurde, die Aufmerksamkeit der Mutter und anderer Gruppenmitglieder aktiv einzuholen und deren Zuwendungsbereitschaft einschätzen zu können. Dieses sogenannte

Muster des kooperativen Brütens macht Sarah Blaffer-Hrdy für den starken Anstieg der kognitiven und emotionalen Fähigkeiten verantwortlich. Eine Studie des Max-Planck-Instituts für demographische Forschung von 2019 zeigte, dass der zeitliche Abstand zwischen zwei Geburten in den ärmsten Ländern Afrikas und Asiens auch heute noch maßgeblich die Kindersterblichkeit beeinflusst.

Gegen Dunbars Hypothese des sozialen Gehirns steht die »Expensive Tissue«-Hypothese, nach der das Gehirn bei allen Spezies größer wurde, wenn sie über lange Zeiträume hinweg mehr als genug Nahrung zu sich nehmen konnten, um das Gehirn mit Energie unterhalten zu können. Weil der Mensch der beste Sammler und Jäger war, konnte er sich somit das größte Gehirn leisten. Mauricio González-Forero und Andy Gardner von der University St. Andrews entwickelten 2018 ein faszinierendes mathematisches Simulationsprogramm, welches unter anderem auf Vorgänge des Stoff- und Energiehaushaltes, auf metabolische Umsatzraten, auf der Spieltheorie und auf der Theorie der Lebensgeschichte gründet, die sich mit konkurrierenden Prozessen der Verteilung von Energie, Nahrung und Zeit auf die Vorgänge von Wachstum, Gesundheit und Reproduktion befasst. Dieses Programm errechnete, dass die spezifischen Entwicklungen, die das Gehirn und der Körper des Menschen im Laufe der Evolution machten, auf einer Kombination sozialer und umweltbedingter Faktoren gründe, wobei Ersteres nur rund 40 Prozent ausmache und Letzteres etwa 60 Prozent, was eher gegen die Hypothese des sozialen Gehirns spreche. Weiterhin verdeutlichte diese Simulation, dass es in einer Gruppe von ohnehin sehr intelligenten Lebewesen für die Weitergabe der Erbinformation nicht unbedingt effizient sei, immer noch etwas intelligenter zu werden, weil dabei oft der Ertrag nicht im Einklang mit den Kosten stehe.

Momentan ist also ungeklärt, ob die besondere Größe und Leistungsfähigkeit des menschlichen Gehirns darauf gründen, dass es für soziale Aspekte benutzt wurde, oder ob die besondere Ernährungsweise des Menschen dazu führte, dass er sich ein solch großartiges Gehirn leisten konnte. Freuen wir uns einfach, dass es toll funktioniert!

In Drucksituationen bestehen

Jürgen Beckmann, Peter Groepel und Felix Ehrenspiel von der Technischen Universität München testeten in drei Studien hochklassige rechtshändige Athleten aus den Sportarten Fußball, Judo und Badminton auf ihre Leistungen im Training und dann in Drucksituationen. Das Besondere: Während der Drucksituation mussten sie mit der Hand einen kleinen, weichen Ball drücken, die Hälfte mit der rechten, die andere Hälfte mit der linken Hand. Die Fußballer schossen im Training sechs Elfmeter. Am nächsten Tag mussten sie dies vor einem Publikum absolvieren, das aus 300 Studenten bestand. Die Fußballer, die den Ball in ihrer linken Hand quetschten, waren in der Drucksituation so gut wie im Training. Die Fußballer, die den Ball in ihrer rechten Hand zusammendrückten, verschossen vor dem Publikum mehr Elfmeter als im Training. Judokämpferinnen und -kämpfer zeigten in dieser Studie sogar unter Druck eine bessere Leistung als im Training, wenn sie den Ball in der linken Hand drückten. Dies funktionierte in einer Folgestudie bei Badmintonspielern auch, wenn sie vor dem Wettkampf mit ihrer Hand immer wieder ihre linke Faust ballten. Woher kommen diese Effekte?

Trainierte Sportlerinnen und Sportler haben viele ihrer spezifischen Fertigkeiten automatisiert. Der Fußballprofi muss nicht mehr darüber nachdenken, wie er den Ball kickt. Die Badmintonspielerin kann gleichzeitig den Shuttle schlagen und den Gegner beobachten. Die Bewegungen laufen automatisch ab und bedürfen keiner Aufsicht durch das Bewusstsein. Mehr noch, die automatische Kontrolle kann durch Aufmerksamkeitsvorgänge sogar gestört werden. Wenn Spitzenfußballer im Slalomkurs um Kegel dribbeln und plötzlich dabei darauf achten müssen, mit welcher Seite des Fußes sie den Ball kontrollieren, vermehren sich die Fehler, wie die Arbeitsgruppe um Sian Beilock zeigen konnte. Man geht davon aus, dass geübte Sportlerinnen und Sportler in Drucksituationen oft ihre eigene Bewegungsausführung stärker in den geistigen Fokus nehmen, als sich auf ihr Können zu verlassen und dadurch Störungen in der Kontrolle automatisierter Bewegungen zu provozieren. Der entscheidende Elfmeterschuss im Finale fliegt über das Tor, ein tausendmal gespielter Handballpass geht in den entscheidenden Schlussminuten des Finalspiels ins Leere, und am Reck greift der Favorit bei den Weltmeisterschaften in der entscheidenden Kür neben die Reckstange. Die rechte Hemisphäre des Gehirns kontrolliert die linke Seite des Körpers und die linke Hemisphäre die rechte Seite. Vermutlich aktivieren die Sportlerinnen und Sportler durch das Drücken des Balls mit der linken Seite die rechte Hemisphäre. In der Psychologie wird die Annahme vertreten, dass ein grüblerischer Zustand eher mit der linken Hemisphäre in Zusammenhang stehe, während die rechte Hemisphäre tendenziell mit dem gelungenen Abrufen automatisierter Handlungen in Verbindung stehe. Das Drücken der linken Hand verschiebe die Aktivität im Gehirn in Richtung der rechten Gehirnhälfte. Dadurch würden das Hadern und die bewusste Kontrolle, die in einer Drucksituation oft aufkommen, ausgeglichen. Es komme demnach zu einer Art Ausgewogenheit der Aktivität zwischen beiden Hemisphären. Dies fördere die Leistung in der Steuerung automatisierter Bewegungen.

Sehen Sie sich öfters sportlichen Drucksituationen ausgesetzt und haben dabei das Gefühl, Ihre maximale Leistung nicht abrufen zu können, kneten Sie einen Tennisball oder drücken Sie einfach Ihre Hand mehrmals stark zusammen.

Vielleicht hilft es Ihnen, den Druck auszublenden. Dabei sollten Sie als Rechtshänder die linke Hand verwenden. Bei Linkshändern stehen die Befunde noch aus – vermutlich ist es in diesem Fall die rechte Hand. Möglicherweise können Sie diese Methode auch anwenden, um in beruflichen Drucksituationen besser zu bestehen. Probieren Sie es aus!

13. Emotionaler Sport

Emotionen – der direkte Weg ins Gedächtnis

Wenn ich Sie frage, was Sie am 11. September 2001 gemacht haben, als Sie von den Geschehnissen des Anschlags auf das World-Trade-Center erfahren haben, können Sie sich sicherlich noch erinnern. Nur die wenigsten werden jedoch wissen, was sie am Nachmittag des 10. September getan haben. Sie werden sich vermutlich auch an deutlich mehr Geschehnisse aus den Klassenfahrten in Ihrer Schulzeit erinnern als an das Unterrichtsgeschehen in Mathematik desselben Schuljahres. Obwohl wir sehr viel mehr Zeit im Büro verbringen als im Urlaub, können wir uns an fast genauso viele Details der letzten Ferien am Meer oder in den Bergen erinnern wie an Ereignisse eines ganzen Jahres Arbeitsalltag. Emotionen beeinflussen unsere Erinnerung, unser Lernen und unser Gedächtnis. Im Fall der Erinnerungen an den 11. September waren es emotionale Zustände mit einer negativen Wertigkeit, die unsere Erinnerungen festschrieben, im Falle Ihres letzten Urlaubs hoffentlich Zustände mit positiver Wertigkeit.

Offensichtlich verursachen Emotionen Gedächtnisvorgänge. Nun könnte es sich auch so verhalten, dass Emotionen dazu führen, dass wir uns über die Jahre mental sehr viel häufiger mit unseren erlebten Geschehnissen rund um den 11. September befassten und uns deshalb daran besser erinnern können. Aufschluss darüber gab ein Experiment der Arbeitsgruppe um Larry Cahill und James McGaugh von der University of California in Irvine in den 1990er-Jahren. Probanden bekamen einen Text präsentiert, der durch passende Fotos ergänzt wurde. Das erste und das letzte Drittel der im Text beschriebenen Geschichte waren emotional nicht sehr aufreibend. Die Versuchsteilnehmer wurden nach dem Zufallsprinzip zwei Gruppen zugeordnet. Der Mittelteil blieb für die Hälfte eher langweilig, während er für die andere Hälfte der Versuchspersonen emotional erregend wurde. Dieser emotionale Abschnitt in der Geschichte beschrieb unter anderem, wie das Kind einer Mutter schwer verunglückte. Beide Gruppen mussten sich danach an verschiedene Einzelheiten der Geschichte erinnern. Die Gruppe, die die dramatische Geschichte gelesen hatte, konnte im Mittelteil durchschnittlich deutlich mehr Details wiedergeben als die andere.

Blockierten die Versuchsleiter durch Medikamente die Ausschüttung von Stresshormonen, dann erinnerten sich Probanden an den emotional fordernden Geschichtsteil nicht besser als die Vergleichsgruppe. Offensichtlich verbessern Stresshormone die Gedächtnisbildung für emotionale Inhalte. Dies ist im Lichte der Evolution sinnvoll. Wir haben in den früheren Kapiteln des Buchs gesehen, dass uns Stresshormone auf die Kampf- oder-Fluchtreaktion vorbereiten sollen. Es war ein Selektionsvorteil, wenn unsere Vorfahren sich genau an die Geschehnisse erinnern konnten, die zu einer Bedrohung führten, um diese das nächste Mal vermeiden zu können, genauso wie es für unsere Vorfahren ein Selektionsvorteil war, wenn sie sich gut an Geschehnisse erinnern konnten, die ihnen besonders gut gefallen haben, um diese aufzusuchen und zu wiederholen.

Susanne Erk und ihre Mitarbeiter konnten vor einigen Jahren an der Universität Ulm in einer Reihe von Studien zeigen, dass die positive oder negative Tönung an sich neutraler Inhalte die Gedächtnisleistung und den Ort der Verarbeitung im Gehirn bestimmen. Die Probanden bekamen hierzu Bilder gezeigt, die entweder eine positive, negative oder neutrale Emotion hervorriefen. Danach wurde ihnen ein neutrales Wort präsentiert. An diejenigen Wörter, die in einer positiven emotionalen Tönung vorgestellt wurden, konnten sich die Versuchsteilnehmer am besten erinnern. Die erfolgreiche Einspeicherung von Wörtern während eines positiven emotionalen Zustands führte zu hoher Aktivität im Bereich des Hippocampus und des Parahippocampus, einer Region, die in direkter Nachbarschaft zum Hippocampus liegt. Das erfolgreiche Einspeichern von Wörtern in negativer emotionaler Tönung verursachte eine hohe Aktivität in dem Teil des Schläfenlappens, der starke Eingangssignale aus der sogenannten Amygdala erhält. Wie wir bereits gesehen haben, sitzen hier die Zentren für Angst und Furcht. Interessant ist in diesem Zusammenhang, dass wir uns in einer traurigen Stimmung besser an traurige Lebensereignisse erinnern und wir in einem fröhlichen Zustand mehr Erinnerungen von positiven Ereignissen abrufen können.

Positive und negative Erinnerungen gelangen also über unterschiedliche Wege in unser Gedächtnis. Wir haben in den vorherigen Kapiteln gesehen, dass unerwartet positive Geschehnisse das Dopaminsystem aktivieren, was sich in einem guten Gefühl – im Sinne eines positiven emotionalen Zustands – bemerkbar macht. Dopamin bringt den Hippocampus ins Spiel, der diese Erinnerungen in den Kortex überschreibt. Negative Situationen aktivieren im Gehirn die Amygdala; von diesen Furchtzentren besitzen wir zwei. Die Mandelkerne werden immer dann aktiv, wenn wir Ereignisse wahrnehmen, die negative emotionale Zustände hervorrufen. Es konnte beobachtet werden, dass es von der Aktivität der Amygdala während des Betrachtens Emotionen erregender Bilder abhängt, wie gut wir uns später daran erinnern. Die Mandelkerne sind eng mit den Hippocampi verbunden. Werden sie aktiv, kurbelt das auch die Hippocampi an.

Bei den Studien von Larry Cahill und James McGaugh waren es die Stresshormone, die entscheidend für die Erinnerung an negative Ereignisse verantwortlich waren. Es konnte sogar gezeigt werden, dass sich das Erinnerungsvermögen auch noch verbessert, wenn man erst Minuten nach einem Erlebnis den Level des Stresshormons Adrenalin steigert. Auch eine halbe Stunde danach lässt sich durch Adrenalingabe dieser Effekt noch auslösen.

Herausfordernde oder bedrohliche Situationen rufen die Ausschüttung von Adrenalin und Noradrenalin im gesamten Körper hervor. Dies führt zur Beschleunigung des Herzschlags, der Atmung und des Blutdrucks und zur Freisetzung des Stresshormons Cortisol. Die Stresshormone gelangen über das Blut auch ins Gehirn. Da sehr viele Nervenzellen über das gesamte Gehirn hinweg Rezeptoren für die Stresshormone besitzen, beeinflussen Stresshormone fast alle Gehirnregionen. Sie aktivieren im Kopf das Noradrenalinsystem und verändern dort über ihre gefäßweitende Wirkung die Blutzufuhr, was zu einer ganzen Fülle von Reaktionsketten führt, die schließlich eine Leistungssteigerung des Körpers bewirken. Stresshormone aktivieren den Mandelkernkomplex. Mehrere Studien konnten zeigen, dass die Höhe der Mandelkernaktivierung bei einem Ereignis die Anzahl der Details bestimmt, an die wir uns erinnern. Und diese Gedächtnisverbesserung tritt nur auf, wenn die Verbindung zu den Hippocampi ungestört läuft, wie durch die Unterbrechung der Nervenverbindungen zwischen Mandelkern und Hippocampus in Tierstudien festgestellt werden konnte. Interessant in diesem Zusammenhang erscheint, dass im Tierexperiment schwere und häufig wiederholte Traumata zu einer dauerhaften Unterbrechung dieser Nervenverbindungen und zu einem Schrumpfen der Hippocampi führen. Die Hippocampi sind bei schwer Traumatisierten nachweislich kleiner als bei Gesunden.

Die Hippocampi sind gemeinsame Zwischenstationen von Gedächtnisinhalten negativer und positiver Wertigkeit, bevor sie der dauerhaften Kodierung im Kortex unterliegen. Wir haben in den vorangegangenen Kapiteln gesehen, dass Schlaf für die Überschreibung der noch instabilen Gedächtnisinhalte von den Hippocampi in den Kortex eine wichtige Rolle spielt. Dies müsste auch für die Erinnerung emotionaler Geschehnisse gelten. Tatsächlich konnten sich Probanden nach Schlaf besser an aufwühlende Geschichten und schockierende Bilder erinnern, als wenn sie in der Zeit nach Präsentation der Bilder oder Geschichten nicht schliefen. Dabei wirkt Schlaf sogar als ein Gefühlsverstärker: Die Teilnehmer reagierten auf die schaurigen Bilder nach dem Schlaf negativer. Der Rat »Schlaf mal eine Nacht drüber, dann sieht die Welt schon besser aus« steht damit wissenschaftlich auf wackeligen Beinen.

Der Mandelkern wird nicht ausschließlich bei Angst aktiviert. Bestimmte Komponenten davon werden auch bei als angenehm wahrgenommenen Vorkommnissen und Erinnerungen aktiv. Man geht mittlerweile davon aus, dass der Mandelkern an emotionalen Bewertungen aller Art beteiligt ist. Umgekehrt wurden auch Dopaminneurone beobachtet, die in Reaktion auf negative Signale aktiv werden, etwa wenn es um das Nachlassen von Schmerzen oder anderen unangenehmen Gefühlen geht. Wenn Tiere Gelegenheit bekommen, einer sehr unangenehmen Situation zu entkommen, steigt der Dopaminspiegel. Bei Ratten, die dauerhaft einer sehr unangenehmen Stimulation ausgesetzt waren, stieg der Dopaminspiegel schlagartig an, wenn sie einen Hebel drückten, der diese Stimulation für einige Sekunden aufhob. Wir haben oben gesehen, dass diese Dopaminaktivierungen Motivations- und Lernvorgänge auslösen. Dopamin sorgt also nicht nur dafür, dass wir schöne Zustände suchen, sondern auch dafür, dass wir stark motiviert werden, einen unangenehmen Zustand zu vermeiden oder aufzulösen, und das Rüstzeug aufbauen, solche Ereignisse auch in Zukunft umgehen zu können.

Wir besitzen also zwei unterscheidbare Einspeicherungssysteme für Gedächtnisinhalte negativer und positiver Wertigkeit. Positive Ereignisse, insbesondere wenn diese unerwartet auftreten, finden über die Aktivität der Dopaminneurone und deren Einfluss auf die Hippocampi Eingang in unser Gedächtnis. Bei bedeutsamen Ereignissen negativer Wertigkeit wird die Plastizität der Hippocampi von der Aktivität der Mandelkerne ausgelöst, die von Stresshormonen aktiviert werden. Der Einfluss anderer Emotionen wie beispielsweise Leid, Scham oder Schuld auf das Gedächtnis ist noch weitgehend unbekannt. Die Furcht ist deshalb am besten untersucht, da sie sich im Tierversuch am leichtesten induzieren lässt.

Stress und Furcht führen zu einem Anstieg des Cortisolspiegels. Cortisol ist für die Aktivierung in Notsituationen wichtig, aber langfristig erhöhte Cortisolspiegel haben auf unseren Geist und Körper negative Effekte. Erhalten Ratten über eine längere Zeit Cortisol, dann verringert sich die Neuronenzahl im Hippocampus. Dies passt zu den Beobachtungen bei Frontsoldaten. Je länger der Fronteinsatz, desto kleiner waren deren Hippocampi im Vergleich zu anderen Menschen. Dauerhafter Stress schadet dem Gehirn – vermutlich über die negativen Effekte eines längerfristig erhöhten Cortisolspiegels. Eine Ausnahme gibt es jedoch: Sport. Das Cortisol, das sich beim Sport anreichert, führt zu keinen Schädigungen. Die neurobiologischen Gründe dieses Effekts sind noch unbekannt. Betätigen wir uns ausdauernd, so verringern wir die Cortisolspiegel, wie wir in den Anfangskapiteln dieses Buchs gesehen haben.

Stehen Sie beispielsweise bei Ihrem ersten Skirennen im Starthäuschen auf 2.152 Metern Höhe und werden gleich möglichst schnell durch die Slalomstangen schwingen, sind Ihre Atmung und Ihr Puls beschleunigt und die Mundhöhle trocken. Der Alarmknopf in Ihrem Gehirn ist gedrückt, und die Transportaufzüge für Erinnerungen – die Hippocampi – haben ihre Türen weit geöffnet. Anschließend bewältigen Sie den Hang erfolgreich und landen sogar auf einem der vorderen Plätze. Ein euphorisches Gefühl stellt sich ein – die

Dopamindusche läuft und sorgt dafür, dass auch noch Geschehnisse, die zeitlich nach dem Start passiert sind, in die Transportaufzüge kommen. An diesen sportlichen Höhepunkt werden Sie sich ein Leben lang erinnern.

Sie sind Ihr Sport

»Dann komme ich auch noch rein und leite einen Angriff zum Ausgleich ein. Was für ein geiler Tag. Die zwanzig Minuten, die ich spielen durfte, waren fantastisch. In der Nacht habe ich kaum ein Auge zugemacht. Ich war voller Freude.« Dies berichtet der Fußballprofi Lewis Holtby über seinen ersten Einsatz in der englischen Liga in einem Interview mit Jörg Runde und Thomas Tamberg. Nach alldem, was Sie in den letzten tausend Zeilen erfahren haben, können Sie mir nun zustimmen, dass in dieser besagten Nacht Herrn Holtbys Gehirn mit Opioiden und Dopamin geflutet war. Mario Götze wird es nach seinem entscheidenden Tor im Finale der Fußballweltmeisterschaft 2014 nicht viel anders ergangen sein.

Untersuchungen unter anderem über Volleyball zeigen, dass mit zunehmender psychischer und physischer Belastung im Sport die Noradrenalin und Adrenalinspiegel im Blut steigen. Bei Ratten konnte man direkt ins Gehirn schauen und beobachtete eine Steigerung des präfrontalen Noradrenalinlevels beim Hochklettern von Stufen. Diese trat nicht auf, wenn sich die Ratten ausdauernd bewegten. Offensichtlich sind es herausfordernde Situationen und weniger die Bewegung an sich, die Stresshormone in unseren Kopf schicken.

Auf Herausforderungen folgen Stressreaktionen des Körpers. Körper und Geist werden mobilisiert, um die Herausforderung zu bewältigen und sich dabei alles gut zu merken, um das nächste Mal die Situation zu vermeiden oder wieder erfolgreich zu bewältigen. Meistern Sie sportliche Herausforderungen, vor allem solche, von denen Sie zuvor nicht erwartet haben, sie so gut zu bewältigen, wird das Dopaminsystem phasisch aktiviert und Opioide werden ausgeschüttet. Die Stresshormone sorgen dafür, dass die Situationsumstände und das sportliche Geschehen tief ins Gedächtnis eingespeichert werden. Sie werden sich also sehr gut und sehr gerne an diese Situation erinnern.

Wenn Sie sich nun an besonders schöne Erlebnisse in Ihrem Leben erinnern, dann werden Ihnen dazu vermutlich ein besonderes Lob einer für Sie wichtigen Person, eine Liebschaft, eine Preisübergabe, ein herausragender Erfolg im Beruf und vermutlich viele Ereignisse rund um die Familie in den Sinn kommen. Wie wir oben gesehen haben, gehen diese direkt in unser episodisches Gedächtnis über. Müssten Sie aus Ihrem Gedächtnis eine Liste der Situationen emotionaler Ergriffenheit aufstellen, können Sie davon ausgehen, dass diese Liste ziemlich vollständig wäre. Diese Vorkommnisse bilden unsere Persönlichkeit.

Sport ist ein Lebensbereich, der vielfältige Möglichkeiten bietet, Herausforderungen anzunehmen und erfolgreich zu bewältigen. Stellt sich solch ein Ereignis ein, werden Sie sich immer gut daran erinnern. Es geht in unseren persönlichen Erfahrungsschatz ein. Selbst wenn es nicht die sportlichen Erfolge vor 30.000 Zuschauern im Tottenham-Stadion sind wie bei Lewis Holtby, aber vielleicht ist es ein gelungener toller Trick mit dem Ball oder einem anderen Sportgerät, ein besonderes Tor in einem wichtigen Match oder Ihr erster Sieg in einem Rennen, die Ersteigung eines Gipfels, der erste Tiefseetauchgang, das Hinabgleiten im metertiefen feinsten Pulverschnee mit den Skiern oder dem Snowboard, die Aufstiegsfeier mit Ihren Mannschaftskolleginnen oder -kollegen, das Erreichen des höchsten Punkts oder des Ziels auf Ihrer Alpenüberquerung. Ich behaupte an dieser Stelle, dass es gerade der Sport ist, der in unserem modernen Leben am häufigsten Opioidüberschwemmungen im Gehirn hervorrufen kann. Weil meistens gleichzeitig die Stresshormonspiegel hoch sind, brennt sich der Sport direkt ins Gedächtnis ein. Dies könnte ein Grund dafür sein, weshalb bei vielen Sportlerinnen und Sportlern ihr Sport ein hohes Gewicht in ihren Erinnerungen und damit in ihrer Persönlichkeit hat. Verstärkend wirkt sich dabei aus, dass in der Zusammenkunft mit anderen Sporttreibenden viel über die sportlichen Geschehnisse gesprochen wird. Der 17 Jahre zurückliegende gemeinsame Aufstieg in die Regionalliga kann der dauerhafte Tagesordnungspunkt eines wöchentlichen Handballerstammtischs sein.

Natürlich kann im Sport vieles geschehen, das negative Wertigkeit hat. In mehreren Studien wurde jedoch festgestellt, dass wir negative Erlebnisse leichter vergessen oder als zunehmend angenehmer in Erinnerung haben, je länger diese zurückliegen. Weiterhin wurde an Ratten gezeigt, dass die emotional negative Färbung von Gedächtnisinhalten ein Vorgang ist, der im Gehirn mehrere Stunden in Anspruch nimmt. Landet man beim Salto vorwärts zuerst mit dem Gesicht und den Armen auf der Matte, dreht man beim Absprung zum Mistyflip den Skischuh aus der Bindung und segelt unkontrolliert dem Landehang entgegen (was mir selbst passiert ist und zu einer Erinnerung negativer Wertigkeit führte), wird der Kopfsprung vom Sprungturm im Freibad zum Bauchplatscher, ist es sinnvoll, das schnell noch einmal zu machen. Bleibt dieser Sturz die letzte sportliche Aktion des Tages, dann wird sich am folgenden Tag eine Angst vor dieser Bewegung manifestiert haben. Leistungssportlerinnen und -sportler arbeiten oft wochenlang an einer einzigen Fertigkeit. Kommt es hierbei zu einem schmerzhaften Sturz, kann die dadurch entstehende Angst vor der Bewegung gravierende Folgen auf den sportlichen Erfolg haben. Aus dieser Perspektive ist zu empfehlen, das misslungene Kunststück sofort noch einmal zu vollführen – wenn keine gravierende Verletzung vorliegt. Dies kostet sicherlich eine Menge Überwindung. Aber die erfolgreiche Bewältigung der sportlichen Aufgabe direkt nach einem schweren Sturz im Folgedurchgang wird sehr wahrscheinlich das Geschehnis als überraschend erfolgreich erscheinen lassen. Die hieraus resultierende Dopaminausschüttung wird dem Bewegungsereignis Anreiz zuschreiben, die Motivation für das weitere Training und zur Ausübung des Sports bleibt erhalten.

14. Sportliches Risiko und DAT1-Gen

Sport ist gesund für unseren Geist. Bewegung stärkt unseren Körper. Bewegung kann aber auch dem Körper schaden. Sport birgt immer ein Verletzungsrisiko. Beispielsweise passieren nach Erhebungen der Schweizerischen Unfallstatistik über 70 Prozent der Verletzungen des vorderen Kreuzbandes im Knie durch Sport und Spiel. Manche Sportarten erscheinen geradezu als Spiel mit dem Selbstmord. Auf der Verunglücktenliste des Basejumping-Magazins »Blinc« stehen für den August 2013 sechs Todesfälle, im September 2013 waren es vier. Im Abspann von Freeski-Videos sind regelmäßig diejenigen Fahrer aufgeführt, die bei dem Dreh tödlich verunglückten. Greift die von Sportsoziologen aufgestellte Vermutung, dass es sich bei den Extremformen des Sports um ein Zeitphänomen handelt, in einer im Sicherheitsdenken gelangweilten und in ihrem Abenteuerbedürfnis unterforderten Zivilgesellschaft? Geht es also um die gewollte Inszenierung von Heldentaten, die vom langweiligen Alltag abgrenzen, wenn sich Menschen in Flügelanzügen und mit Fallschirmen Felswände herunterstürzen? Die Sportpsychologie spricht vom Persönlichkeitsmerkmal des »High Sensation Seekers«. Sensation Seeking beschreibt den Willen, vielfältige, neue, komplexe und intensive Erfahrungen zu machen, und die Bereitschaft, für diese Erfahrungen physische, soziale und finanzielle Risiken einzugehen. Der Charakterzug des High Sensation Seeking wird Menschen zugeordnet, die durch riskante Verhaltensweisen wie außerordentlich schnelles Autofahren, Drogenmissbrauch oder extreme Formen sportlicher Betätigung auffallen. Low Sensation Seekers empfinden intensive und stressreiche Ereignisse als unangenehm, High Sensation Seekers hingegen eher als Abenteuer. Sie schütten in Gefahrensituationen nachweislich weniger des Stresshormons Cortisol aus und sind somit prädestiniert für Extremsport. Gefahr wirkt für High Sensation Seekers offenbar belohnend.

Sie sind während des Lesens dieses Buchs zur Expertin oder zum Experten unseres Gehirns geworden. Vermutlich kam Ihnen nun der Gedanke, dass das Aufsuchen von Risikosituationen mit unserem Anreizsystem, dem Dopaminapparat, in Zusammenhang steht. Wir haben gesehen, dass Dopamin sogar scheinbar wertneutralen Situationsmerkmalen hohen Anreiz zuordnen kann. Möglicherweise kann dies auch bei risikobesetzten sportlichen Situationen geschehen.

An Nagern beobachtete man einen starken Aktivitätsanstieg im Nucleus accumbens, dem oben beschriebenen Lustkern im ventralen (bauchseitigen) Striatum, wenn die Tiere eine bedrohliche Situation bewältigten. Das Entkommen aus einer Gefahr wird vom Gehirn belohnt. Da das ventrale Striatum von Dopaminneuronen in Aktivität versetzt wird, kann man davon ausgehen, dass die Belohnung von jenen Dopaminneuronen ausgelöst wird, die auf den überraschend positiven Handlungsausgang antworten. Diese dopaminerge Aktivität wird der Bewältigung einer Gefahr einen Anreiz zuordnen. Es entsteht der umgangssprachliche »Nervenkitzel«, die Bereitschaft, sich einer Gefahr freiwillig auszusetzen, um die dopaminerge Aktivität erneut auszulösen. Die persönliche Risikobereitschaft markiert die Grenze, an der sich der Anreiz eines bestimmten Ereignisses und die Furcht, bei dem gewählten Ereignis zu Schaden zu kommen, die Waage halten. Bei Sensation Seekern ist diese Grenze weit in den Risikobereich verschoben. Ordnet das Dopaminsystem von Sensation Seekern der Bewältigung gefährlicher Situationen einen unverhältnismäßig hohen Anreiz zu? Besitzen Sensation Seeker einen besonderen Dopaminmetabolismus?

Erstaunlicherweise zeigen Menschen schon im Kindesalter, ob sie Situationen mit erhöhtem Risiko für die körperliche Unversehrtheit eher aufsuchen oder eher vermeiden. Tragen wir den Wagemut vielleicht in unseren Genen, genauer in unseren »Dopamingenen«?

Die über Dopamin vermittelte Anreizzuordnung geschieht im Striatum. Dort befördert das Enzym DAT (Abkürzung für Dopamintransporter) das ausgeschüttete Dopamin wieder in die Nervenzellen hinein. Ist viel DAT vorhanden, dann wird Dopamin schnell wieder zurücktransportiert; ist wenig DAT verfügbar, geschieht dies langsamer. Damit bestimmt die Verfügbarkeit von DAT die Basisspiegel von Dopamin.

Aus all den neurologischen Sachverhalten, die in diesem Buch zusammengetragen wurden, können wir jetzt ein Dopaminmodell des Sensation Seeking zusammensetzen: Menschen mit tendenziell niederem Dopaminspiegel im Striatum benötigen vergleichsweise intensivere Reize, um das gleiche Ausmaß der motivationsvermittelnden Dopaminaktivierungen zu erreichen. Folglich lässt eine hohe DAT-Verfügbarkeit Menschen komplexe, neue und intensive Situationen aufsuchen. Eine hohe Menge an DAT im Striatum macht uns höchstwahrscheinlich zu Sensation Seekern. Zumindest konnte an Ratten tatsächlich gezeigt werden, dass eine erhöhte DAT-Menge im Striatum risikofreudigeres Verhalten bewirkt.

Die Menge von DAT im Striatum wird unter anderem vom sogenannten DAT1-Gen reguliert. Dieses Gen kommt in vielen unterschiedlichen Variationen vor. Träger der sogenannten 10R/10R-Variante, schätzungsweise fast zwei Drittel der europäischen Bevölkerung, zeigen vergleichsweise hohe DAT-Verfügbarkeit, was tendenziell mit niedrigen Dopaminspiegeln in Zusammenhang steht. Rund ein Drittel der europäischen Bevölkerung sind Träger der sogenannten 9R/9R-Variante, die eher mit verminderten DAT-Mengen und höheren Dopaminspiegeln assoziiert wird.

Die verschiedenen Varianten des DAT1-Gens führen im

statistischen Mittel zu signifikant unterschiedlichem Risikoverhalten. In einer Studie mit 2.500 Jugendlichen und jungen Erwachsenen aus den USA wurde ermittelt, dass Träger der 9R/9R-Variante des DAT1-Gens deutlich seltener illegale Drogen, Alkohol und Tabak konsumierten. Interessanterweise hob sich der Unterschied beim Alkohol- und Tabakkonsum auf, sobald das Alter erreicht wurde, ab dem der Konsum legal und gesellschaftlich akzeptiert ist. Bei vom Alter unabhängig illegalen Verhaltensweisen, wie dem Konsum von Kokain, blieb der Unterschied erhalten.

Sehr selten ist die sogenannte 11R/11R-Variante des DAT1-Gens, die mit der höchsten DAT-Verfügbarkeit und damit den niedrigsten Dopaminspiegeln im Striatum assoziiert ist. Schätzungen gehen davon aus, dass etwa ein bis zwei Prozent der europäischen Bevölkerung die 11R/11R Variante in sich tragen. Nach dem Dopaminmodell wären sie die Kandidaten für Basejumping und Free-Solo-Kletterei! Weil Dopamin bei den R11/R11-Trägern unverhältnismäßig schnell abgebaut wird, müssen die phasischen Dopaminausschüttungen für die gleiche Wirkung deutlich heftiger ausfallen. Das könnte dazu führen, dass Träger der 11R/11R-Variante des DAT1-Gens sich besonders gerne sportlichen Herausforderungen stellen und dabei auch im besonderen Maße bereit sind, sich zu überwinden oder besondere Wagnisse einzugehen. 9R/9R-Träger haben solch heftige Dopaminschübe gar nicht nötig. Das Gefühl nach dem halsbrecherischen Salto mit dem BMX-Rad ist bei ihnen vielleicht gar nicht so viel besser wie nach einem kleinen Bewegungserfolg. Den 11R/11R-Trägern hingegen reichen überraschende Korberfolge im Basketball oder ein unerwartet erfolgreicher Pitch im Golf nicht aus, um in den Genuss der phasischen Dopaminaktivierungen zu kommen, die diesen Situationen hohen Anreiz zuschreiben. Die 11R/11R-Träger müssen sich weitgehend ungesichert hohen Geschwindigkeiten, großen Höhen oder sehr hohen Kräften aussetzen, um die

Dopamindusche aufzudrehen. Demnach sind Risikosportler genau genommen eigentlich keine Adrenalinjunkies, sondern Dopaminjunkies.

15. Ihr Abschluss-Projekt

Wir haben unsere lange Reise mit den exekutiven Funktionen begonnen und gesehen, wie wichtig diese für den schulischen und beruflichen Erfolg sind. Wir haben aus der Befundlage abgeleitet, wie Bewegung am besten unseren Geist ankurbeln kann und welche Prozesse diesen Effekten zugrundeliegen. Dann ging es direkt ins Gehirn. Wir haben gesehen, wie sich Bewegungsrepräsentationen im Kopf ausbilden, welche Vorgänge dabei beteiligt sind und wie wir das für uns oder unsere Schützlinge verwenden können, um besser zu werden. Ich hoffe, diese kleine Reise war für Sie gewinnbringend – und freue mich, wenn Sie bis zu diesem letzten Kapitel durchgehalten haben. Vielleicht hat Sie alles, was ich in diesem Buch dargestellt habe, ermuntert, Ihrem Körper und Geist noch mehr davon zu geben, was er eigentlich grundsätzlich braucht: Bewegung.

Nun kommen wir zum »abgedrehtesten« Kapitel des Buchs. Ich möchte Sie die hierin beschriebenen Prozesse am eigenen Geist erleben lassen – und zwar im besten Fall alle. Es geht mir darum, dass Sie an einem persönlichen Bewegungsprojekt unerwartete Bewegungserfolge registrieren, Lernvorgänge ausmachen, aus der Bewegung resultierende Opioidausschüttungen im Nucleus accumbens genießen, die dopaminerge Anreizzuschreibung und das Gefühl des zu Bewegung Getriebenseins erfahren, die Schlafkonsolidierung erkennen und eine hohe Verarbeitungstiefe beim motorischen Lernen erreichen. Das Ziel ist es also, eine komplexe Bewegung zu erlernen und diesen Vorgang mit all seinen Facetten zu spüren.

Damit dieses Projekt ohne Umstände in Ihr Leben passt, sollte die Bewegungsaufgabe folgenden Anforderungen genügen:

– Die Fertigkeit besitzt hohe koordinative Anforderungen.

- Die Bewegungserfolge sind sofort wahrnehmbar.
- Die Fertigkeit ist im Büro oder Wohnzimmer trainierbar.
- Das Training der Fertigkeit erfordert nur geringen organisatorischen und zeitlichen Aufwand.
- Das Training der Fertigkeit besitzt minimales Verletzungsrisiko.
- Die Fertigkeit bietet viele unterschiedliche Schwierigkeitsniveaus.
- Die Fertigkeit genießt gesellschaftlich hohes Ansehen und ist zum Angeben geeignet.
- Beim Training der Bewegungen fallen nur geringe Kosten an.

Es gibt einige Fertigkeiten und Bewegungskunststücke, die diese Kriterien erfüllen, beispielsweise das Erlernen des Handstandstehens und Handstandlaufens, des Bunnyhops oder des Wheelies auf dem Fahrrad, des Delphinschwimmens, des Longboardfahrens oder des »Muscle ups«. Auch Selbstverteidigungstechniken, wie beispielsweise Krav Maga, erfüllen viele der genannten Anforderungen. Was wollten Sie schon immer mal können? Seien Sie kreativ und suchen Sie sich eine Bewegungstechnik. Ist Ihnen unklar, wie Sie beim Üben vorgehen sollen? Kontaktieren Sie eine Expertin oder einen Experten und informieren Sie sich über ein geeignetes Vorgehen anhand von Literatur sowie im Internet.

Wollen Sie das Jonglieren mit einem Fußball erlernen? An diesem Beispiel möchte ich Ihnen nun konkretisieren, wie das gehen könnte. Wenn Sie jetzt denken, dass Sie das niemals hinbekommen, ist das gut. Dies fördert die Unerwartetheit von Bewegungserfolgen im Trainingsgeschehen. Wenn Sie bisher der Fußballsport nicht interessiert hat, ist das ebenfalls kein Hindernis. Ich bin überzeugt, dass sich die in diesem Buch beschriebenen Vorgänge der Anreizzuschreibung mit den ersten Bewegungserfolgen einstellen werden und die Motivation schlagartig steigen wird. Können Sie den Ball bereits sicher jonglieren, dann empfehle ich, dass Sie bestimmte Tricks im Jonglieren angehen wie beispielsweise den bereits erwähnten »Around the world«.

Zunächst will ich Sie davon überzeugen, dieses Projekt tatsächlich anzugehen. Sie haben anhand meiner Ausführungen gesehen, dass ein solches Projekt Ihren Geist beflügeln wird. Weiterhin genießt die Fertigkeit, den Fußball souverän mehrmals zu jonglieren, hohes Ansehen. Überraschen Sie damit Ihre Kinder oder Enkel! Auch Ihre Freundinnen, Freunde und Bekannten werden positiv erstaunt sein. Die Fertigkeit lässt sich sehr einfach heimlich trainieren, ohne dass Ihnen dabei jemand zusieht. Sie können auch selbst entscheiden, wem und wann Sie Ihr Kunststück zeigen. Alles, was Sie dazu brauchen, sind täglich fünf Minuten Zeit, einen Fußball und eine Ballpumpe. Sie benötigen nicht einmal Fußballschuhe. Die Fertigkeit lässt sich gut in Socken oder barfuß trainieren.

Wie starten Sie? Ich empfehle Ihnen, sich für das Training einen leichteren und kleineren Fußball zuzulegen. Beispielsweise eignet sich ein Jugendfußball der Größe 4 mit einem Gewicht von 290 Gramm sehr gut. Einen solchen Ball bekommen Sie für etwa 20 Euro, eine Ballpumpe ab 5 Euro. Lassen Sie den Ball aus der Hand fallen und versuchen Sie als Rechtsfuß zunächst mit Ihrem rechten Fuß und als Linksfuß mit dem linken Fuß den Ball zu treffen und wieder in Ihre Hand zu befördern. Im weiteren Vorgehen versuchen Sie, den Ball nicht zu fangen, sondern ihn mit dem anderen Fuß zu treffen und wieder vor Ihnen in die Luft zu befördern. Probieren Sie, die Anzahl Ihrer Fuß-Ball-Kontakte mit der Zeit zu erhöhen.

Damit Sie die hohe Verarbeitungstiefe leichter erreichen und sich für Ihr anfangs in Erscheinung tretendes Unvermögen nicht schämen, versuchen Sie die Bewegungen unbeobachtet zu trainieren – im Büro, im Wohnzimmer, in der Garage, im Garten oder im Keller. Räumen Sie hierzu Objekte, die durch den Ball Schaden nehmen könnten, zur Seite oder üben Sie gegenüber einer Wand oder einem Bücher- oder Ordnerregal.

Trainieren Sie täglich. Es genügen nur fünf Minuten Training! Halten Sie den ersten Monat durch! Anfangs werden Ihnen wenig Bewegungserfolge gelingen. Diese Eigenheit vieler anfänglicher Bewegungsmisserfolge im Jonglieren eines Balls ist möglicherweise ein Grund dafür, wieso mit dem Jonglieren oft auch gute Fußballer Probleme haben. Die ersten Versuche im Fußballtraining gelingen vielen Nachwuchskickern nicht, und mit zunehmendem Alter vermeidet man, im Training das Jonglieren zu üben, um sich nicht vor den anderen Spielern zu blamieren.

Der unerwartete Bewegungserfolg ist beim Jonglieren sofort ersichtlich: Es klappt oder klappt nicht, oder Sie schaffen eine Anzahl von Ballkontakten, die Sie zuvor nicht erreicht haben. Diese Bewegungserfolge werden kommen. Dann wird sich ein gutes Gefühl einstellen. Klappt das Jonglieren regelmäßig über zehnmal hintereinander, werden Sie keine Ratschläge mehr von mir benötigen. Der Ball wird immer mehr zu Ihrem ständigen Partner. Sie werden sehen, wie sich Ihre Bewegungen und Ihre Bewegungswahrnehmung zunehmend verbessern. Beobachten Sie andere beim Jonglieren, werden Sie auf viel mehr Details achten können als zu Beginn Ihres Trainings. Sie werden mit der Zeit anfangen, einige Tricks in das Jonglieren einzubauen. Diese muss ich Ihnen hier gar nicht beschreiben, da Ihre plötzlich in Erscheinung tretende Motivation Sie drängen wird, sich Informationen über diese Tricks aus verschiedenen Quellen zu besorgen. Sie werden erleben, dass Sie über Nacht am nächsten Tag einen Jongliertrick plötzlich können oder die Anzahl erfolgreicher Kontakte schlagartig erhöhen. Sie werden sich hoch konzentriert wahrnehmen und manchmal völlig im Üben aufgehen. Möglicherweise werden Sie mit der Zeit Ihren Freunden und

Bekannten mit Ihrem Jonglieren auf den Geist gehen – Ihren Geist wird es jedoch stärken.

Legen Sie das Buch nun beiseite und schnappen Sie sich einen Ball. Ich werd's jetzt auch tun!

ANHANG

Glossar

360er: ganze Drehung um die Körperlängsachse beim Sprung mit Ski, Snowboard oder BMX-Fahrrad.

aerob: Als aerob bezeichnet man Stoffwechselvorgänge, die in Verbindung mit Sauerstoff vonstattengehen. Um die aktiven Muskelzellen mit Energie zu versorgen, werden im Körper dabei Glucose und Fette verbrannt. Bei starker aerober Belastung steigt die Atemfrequenz, um die Sauerstoffzufuhr zu sichern (zum Beispiel beim Dauerlaufen).

Adrenalin (auch Epinephrin): ist sowohl ein Neurotransmitter als auch ein Hormon, das von den Nebennieren freigesetzt wird. Bei einer Bedrohung wird Adrenalin sofort ausgeschüttet und sorgt für eine rasche Bereitstellung von Energiereserven, die das Überleben in Gefahrensituationen sichern soll.

Alzheimer-Krankheit: Gehirnerkrankung, bei der nach und nach immer mehr Gehirnzellen funktionsunfähig werden. Alzheimer macht über die Hälfte der weltweiten Demenzerkrankungen aus. Charakteristisch ist eine zunehmende Verschlechterung der geistigen Leistungsfähigkeit. Benannt wurde die Erkrankung nach dem deutschen Psychiater und Neuropathologen Alois Alzheimer, der im Jahre 1901 den ersten Fall dieser Krankheit beschrieb.

Akka-Trick: Fußballtrick, bei dem der Ball zunächst mit dem Fuß in eine Richtung bewegt und dann rasch mit demselben Fuß überholt wird, um dem Ball einen Impuls in die andere Richtung zu geben.

Around the world: klassischer Jongliertrick mit dem Fußball, bei dem der Fuß zwischen zwei Ballkontakten einmal um den in der Luft befindlichen Ball geführt wird.

Amygdala (auch Mandelkern): eine Gehirnstruktur im

Schläfenlappen, die eine wichtige Rolle bei der Entstehung von Furcht und Angst sowie der emotionalen Bewertung von Ereignissen spielt.

anaerob: Als anaerob bezeichnet man Stoffwechselvorgänge, bei denen Fett und Glucose ohne Beteiligung von Sauerstoff abgebaut werden, um kurzfristig viel Energie für die aktiven Muskelzellen bereitzustellen. Dabei fällt Milchsäure (Laktat) an.

Axon: ein schlauchartiger Fortsatz einer Nervenzelle, der elektrische Nervenimpulse weiterleitet und so zum Beispiel die Verbindung zwischen motorischer Nervenzelle und dem Muskel herstellt

Basalganglien: Gehirnstruktur unterhalb der Großhirnrinde, die maßgeblich an der Bewegungsinitiierung und -kontrolle sowie dem Erlernen von Bewegungen beteiligt ist. Die Eingangsstation der Basalganglien ist das Striatum.

BDNF: Abkürzung für brain derived neurotrophic factor, ein Protein, das das Wachstum von Neuronen und Synapsen fördert und maßgeblich an der Entstehung neuer Neurone beteiligt ist.

Body Mass Index (BMI): eine Maßzahl für die Bewertung des Körpergewichts eines Menschen in Relation zu seiner Körpergröße. Der BMI ist das Verhältnis der Körpermasse (in Kilogramm) zum Quadrat der Körpergröße (in Metern).

Caballerial: Skateboard-Trick, der nach seinem Erfinder Steve Caballero benannt ist. Beim Caballerial fährt die Skateboarderin oder der Skateboarder rückwärts und springt dabei mit seinem Skateboard eine ganze Schraube, ohne dabei mit den Händen das Skateboard zu halten.

Cork10: Sprungfigur im Ski- und Snowboard-Freestyle. Beim Cork10 macht der Körper durch einen Drehabstoß beim Absprung einen Rückwärtssalto aus der

Achse und gleichzeitig eine dreifache Schraube um seine Längsachse, wobei die Füße niemals höher als der Kopf sind.

Dopamin: Neurotransmitter, der eine entscheidende Rolle bei Bewegung, Lernen, Motivation und Aufmerksamkeit spielt.

Dopaminaktivität: Ausschüttung von Dopamin im Gehirn. Man unterscheidet tonische und phasische Dopaminaktivität. Das Grundlevel an Dopamin bezeichnet man als tonische Dopaminaktivität. Es reguliert unsere Anstrengungsbereitschaft. Phasische Dopaminaktivität ist eine plötzlich auftretende starke Dopaminausschüttung, die beispielsweise mit unerwarteten Handlungserfolgen einhergeht, neuronale Plastizität fördert und das Belohnungssystem im Nucleus accumbens aktivieren kann. Phasische und tonische Aktivität verstärken sich gegenseitig.

dopaminergen: Beschreibung für Prozesse, die durch den Botenstoff Dopamin verursacht werden.

dorsal: auf der dem Rücken zugewandten Gehirnseite (im Gegensatz zu ventral: auf der Bauchseite).

exekutive Funktionen: geistige Funktionen, die das Denken und Handeln steuern. Zu den exekutiven Funktionen zählen das Arbeitsgedächtnis, die Inhibition und die kognitive Flexibilität. Diese mentalen Vorgänge dienen der Selbstregulation, die alle psychischen Prozesse umfasst, mit denen Menschen ihre Aufmerksamkeit, Emotionen, Impulse und Handlungen kontrollieren.

Fast-Twitch-Fasern (Abkürzung FT-Fasern oder Typ-II-Fasern): Muskelfasern, die schnell kontrahieren, aber auch schnell ermüden. Sie werden nur eingesetzt, wenn eine hohe bis maximale Kraftausbeute notwendig ist (zum Beispiel beim Sprinten oder bei einem Klimmzug). Diese Fasern werden in zwei Untertypen unterschieden, den Typ IIa und den Typ IIx. Die Typ-IIx-Fasern kontrahieren am schnellsten.

Felgrolle: ein Element im Bodenturnen, das von der Rolle rückwärts abgeleitet ist. Die Turnerin oder der Turner öffnet dabei im Strecksitz explosiv den Bein-Rumpf-Winkel und erreicht dadurch den Handstand.

Flick-Flack: im Geräteturnen ein Handstützüberschlag rückwärts.

Gienger-Salto: ein Flugelement am Reck und Stufenbarren, bei dem ein Salto rückwärts gebückt mit einer halben Längsachsendrehung vor der Reckstange ausgeführt wird. Die Turnerin oder der Turner springt also zunächst weg von der Stange, um sie nach der halben Drehung wieder zu greifen. Benannt wurde er nach dem deutschen Olympiamedaillengewinner Eberhard Gienger.

High Intensity Training (Abkürzung HIT): ein Trainingskonzept, das sich durch kurze und sehr intensive Beanspruchung auszeichnet. Trainiert wird hierbei bis zur lokalen Erschöpfung der Muskulatur.

Hippocampus (Plural Hippocampi): Von dieser wurmartig gebogenen Gehirnstruktur besitzen wir zwei. Die Hippocampi stellen so etwas wie Transportaufzüge für Gedächtnisinhalte in die Großhirnrinde (den Kortex) dar. Sie bündeln Informationen und überführen diese zur langfristigen Speicherung in den Kortex. Die Hippocampi sind an allen Lernprozessen expliziter Gedächtnisinhalte beteiligt (wie etwa Vokabeln oder Fachwissen).

Kempa-Trick: Spielzug im Handball, bei dem der Ball auf einen in den Torkreis springenden Spieler gepasst wird, der diesen in der Luft fängt und auf das Tor wirft. Benannt wurde er nach dem in Göppingen lebenden Handballausnahmespieler Bernhard Kempa.

Konsolidierung: bezeichnet die Verfestigung gelernten Wissens und die Überführung aus dem Kurzzeit- in das Langzeitgedächtnis.

Kortex (auch Großhirnrinde): die äußere Schicht des Großhirns, die sich bei Säugetieren durch zahlreiche Windungen, Spalten und Furchen auszeichnet. Im ganzen Gehirn schicken Nervenzellen ihre Fasern zum Kortex, sodass der Kortex Einfluss auf das gesamte Gehirn besitzt.

Langzeitpotenzierung (engl.: long-term potentiation, Abkürzung LTP): der zentrale zelluläre Mechanismus für Lernen und Erinnerung, der auf einer überdauernden Verstärkung der synaptischen Übertragung beruht. LTP wird durch korrelierte Aktivität der zugehörigen Nervenzellen an der Synapse ausgelöst.

Langzeitdepression (engl.: long-term depression, Abkürzung LTD): die aktivitätsabhängige, lang andauernde Verminderung der synaptischen Übertragung, die eine zentrale Komponente der Plastizität des Gehirns darstellt.

luzider Traum (auch Klartraum): Dies ist ein Traum, bei dem sich der Schlafende bewusst ist, dass er träumt.

Mistyflip: Sprungfigur im Ski- und Snowboard-Freestyle. Beim Mistyflip macht der Körper durch einen Drehabstoß beim Absprung einen Vorwärtssalto aus der Achse und gleichzeitig eine Schraube um seine Längsachse.

motorisch: die Bewegung betreffend.

motorischer Kortex (auch Motorkortex): histologisch abgrenzbarer Teil der Großhirnrinde (Kortex), der willkürliche Bewegungen steuert.

multimodales Neuron: Nervenzelle, die sich durch eine große Bandbreite an eingehenden Reizkategorien auszeichnet und damit in der Hierarchie der Informationsverarbeitung eine hohe Position einnimmt.

Neuron: auch Nervenzelle genannt. Eine auf Erregungsübertragung spezialisierte Zelle. Ein einzelnes Neuron ist über zahlreiche Verschaltungen, den Synapsen, mit anderen Neuronen in Verbindung. Wenn ein Neuron aktiv ist, sendet es elektrische Impulse einer bestimmten Frequenz an die Synapsen.

Neurofeedback: Bei dieser Lernmethode werden über Elektroden auf der Kopfhaut Gehirnstromkurven von einem Computer in Echtzeit analysiert und auf einem Bildschirm dargestellt. Durch diese Rückmeldung und deren Verknüpfung mit spezifischen mentalen Zuständen sollen Probanden durch Training lernen, diese zu beeinflussen.

neuronale Plastizität: Darunter versteht man die Eigenschaft von Synapsen, Nervenzellen oder Gehirnbereichen, sich in Abhängigkeit des Gebrauchs in ihrer Funktion und Beschaffenheit zu verändern.

Neurotransmitter: Botenstoffe an den Synapsen, die dazu dienen, eine Erregung von einem Neuron auf ein anderes zu übertragen.

Noradrenalin: Neurotransmitter und Hormon, das im Gehirn für die Steuerung des Wachheitsgrads und der Aufmerksamkeit verantwortlich ist.

Nucleus accumbens: unser »Lustkern« im Gehirn. Der Nucleus accumbens bildet den ventralen (bauchseitigen) Teil des Striatums und ist zentrale Schaltstelle des Belohnungssystems des Gehirns.

Ollie-Kickflip: Skateboardtrick, bei dem man das Skateboard hochschnellen lässt und es mit dem vorderen Fuß in eine Drehung um die Längsachse versetzt, um danach wieder auf dem Brett zu landen.

Opioide: Substanzen, die im Gehirn an Opioidrezeptoren wirksam werden und dort schmerzlindernd und euphorisierend wirken.

Ortszellen: Nervenzellen im Hippocampus, die dafür sorgen, dass wir wissen, wo wir sind. Eine Ortszelle ist im Tierexperiment immer dann besonders aktiv, wenn sich die Ratte in einem bestimmten Bereich aufhält. Somit wird jeder Ort durch bestimmte Zellen kodiert.

Parahippocampus: Gehirnbereich, der eine starke Verbindung zum Hippocampus hat und in direkter Nachbarschaft zu diesem liegt. Der Parahippocampus integriert komplexe Informationen in vorhandene Gedächtnisinhalte und ist an der Regulation gerichteter Aufmerksamkeit beteiligt.

Parkinson-Krankheit (Morbus Parkinson): eine langsam fortschreitende neurodegenerative Erkrankung, die durch das Absterben von Dopaminneuronen gekennzeichnet ist. Die Symptome sind unter anderem Bewegungsarmut, Muskelsteifigkeit und Zittern.

Placeboeffekt: positive Veränderungen des subjektiven Empfindens und von objektiv messbaren körperlichen Funktionen, die nicht auf die spezifische Wirksamkeit einer Intervention zurückzuführen sind.

Populationsvektor: Ensemble an Nervenzellen, das gemeinsam einen motorischen Gedächtnisinhalt repräsentiert. Die Summe der einzelnen Aktivitäten bestimmt die genaue Ausprägung der motorischen Aktion (zum Beispiel, in welchem Winkel der Arm gehoben wird).

präfrontaler Kortex (Stirnhirn, Abkürzung PFC): Teil der Großhirnrinde, der sich an der Stirnseite des Gehirns befindet. Der PFC ist der Gehirnteil, der sich im Zuge der Evolution zuletzt entwickelt hat. Er vermittelt die Eigenschaften, die uns von den Tieren abgrenzen. Der PFC ist notwendig für situationsangemessenes Handeln, vorausschauendes Planen und stellt die zentrale Schaltstelle der exekutiven Funktionen dar.

Repräsentation: »Schaltkreis« von Neuronen, die durch ein bestimmtes Signal gemeinsam aktiviert werden. Man sagt, dieses Signal wird von den aktiven Neuronen repräsentiert. Gedächtnisinhalte werden im Gehirn als

Repräsentationen abgespeichert. Die Schaltkreise werden über Langzeitpotenzierung angelegt.

REM-Schlaf: Schlafphase, während der schnelle Augenbewegungen (»rapid eye movement«) auftreten.

Scheitellappen (Parietallappen): Die beiden spiegelbildlich angeordneten Hälften des Großhirns werden in vier Gehirnlappen unterteilt. Der Scheitellappen ist derjenige, der seitlich oben liegt. Ihm kommt eine wichtige Rolle in der Einbindung sensorischer Information, im räumlichen Denken und beim Rechnen und Lesen zu.

Sensation Seeking: Persönlichkeitsmerkmal, das durch die Suche nach Abwechslung und neuen, intensiven Erlebnissen charakterisiert ist.

sensorisch: die Aufnahme von Sinneswahrnehmung betreffend.

Seoi Nage: Schulterwurf im Judo.

Serotonin: Neurotransmitter und Hormon, das im Gehirn unter anderem in die Regulation der Wahrnehmung, des Schlafs, des Schmerzempfindens und der Sensorik eingebunden ist.

Schläfenlappen (Temporallappen): Die beiden spiegelbildlich angeordneten Hälften des Großhirns werden in vier Gehirnlappen unterteilt. Der Schläfenlappen ist derjenige, der seitlich unten liegt. Er besitzt hohe Bedeutung für Hören, Sprechen und Gedächtnis. Der Hippocampus und die Amygdala sind Teil des Schläfenlappens.

Slow-Twitch-Fasern (Abkürzung ST-Fasern, auch Typ-I-Fasern): Muskelfasern, die vergleichsweise langsam kontrahieren, aber auch langsam ermüden. Sie kommen zum Beispiel beim Dauerlauf zum Einsatz.

somatosensorisch: die Körperwahrnehmung betreffend.

Spiegelneurone: Nervenzellen, die sowohl beim Durchführen als auch beim Betrachten einer motorischen Aktion aktiv sind, also eine beobachtete Bewegung zu »spiegeln« vermögen.

Stirnlappen (Frontallappen): Die beiden spiegelbildlich angeordneten Hälften des Großhirns werden in vier Gehirnlappen unterteilt. Der Stirnlappen ist derjenige, der vorne an der Stirnseite liegt. Einen großen Teil des Stirnlappens bilden die motorischen Kortexareale. Er umfasst auch den präfrontalen Kortex, unseren Manager im Gehirn.

Striatum: der »Hauptbahnhof« im Gehirn, an dem Informationen aus allen Gehirnbereichen zusammenlaufen. Das Striatum vermittelt zielorientiertes Verhalten und motorisches Lernen. Der ventrale (bauchseitige) Teil umfasst den »Lustkern« Nucleus accumbens, die Schaltzentrale des Belohnungssystems im Gehirn. Der dorsale (dem Rücken zugewandte) Teil steuert die Motorik.

Synapse: Schnittstelle zwischen zwei Neuronen, an der eine Erregung von einer Zelle auf die andere übertragen werden kann.

synaptische Plastizität: eine Form neuronaler Plastizität, die sich auf Veränderungen der synaptischen Übertragungsstärke bezieht. Die Übertragungseffizienz der Synapsen kann sich verstärken (»long-term potentiation«) oder vermindern (»long-term depression«), was mit einer Vergrößerung oder Verkleinerung der Synapsen einhergehen kann.

topografische Karte: maßstabsgetreue Karte, die zur genauen Abbildung der Geländeformen dient; in der Neurologie ein Modell, mit dem die Organisation in der Speicherung verwandter Gedächtnisinhalte verbildlicht wird.

ventral: auf der dem Bauch zugewandten Gehirnseite (im Gegensatz zu dorsal – auf der Rückenseite).

Danksagung

Großer Dank gilt meinem jüngsten Bruder Dr. Ferdinand Beck. Mit seinem sprachlichen Talent konnte er meinen Holzhackerschreibstil glätten und einige meiner Ideen im Buch weiterführen. Für seine selbstlose Hilfe bin ich ihm sehr dankbar.

Ich danke Jürgen Ehrmann vom Goldegg Verlag, der mir den Vorschlag unterbreitete, dieses Buch zu schreiben, mich als Lektor begleitete und meine sprudelnden Ideen in geordnete Bahnen lenkte.

Ich danke Cord Urbild, der für die 2. Auflage des Buchs meine sprachlichen Aussetzer und grammatikalischen Fehler aus der 1. Auflage korrigierte. Für die Fehler in den Neuerungen der 2. Auflage ist Cord nicht verantwortlich!

Dr. Katrin Blatz danke ich für ihre Impulse zum Thema mentales Training.

An dieser Stelle möchte ich auch diejenigen Menschen erwähnen, die mich im Sport stark voranbrachten und tolle Partner im Kampf mit Tricks und anderen sportlichen Herausforderungen waren. Es sind dies: mein Bruder Felix Beck sowie Andreas Müller, Fuzzy und Ernst Garhammer, Enno Thomas, Dr. Dietrich Eckhardt, Jens und Torsten Schnabel, Jo Weber, Jonny Moseley, Candide Thovex, Shaun Palmer, Edward van Gils und Natas Kaupas.

Genauso haben einige Menschen bei mir die Begeisterung für die Wissenschaften gelegt. Dafür möchte ich mich bei meinem Opa Dr. Karl Eckhardt sowie bei Prof. Dr. Jürgen Beckmann, Dr. Herbert Leikov, Dr. Sabine Kubesch, Prof. Dr. Klaus Blischke, Prof. Dr. Dr. Manfred Spitzer und Prof. Dr. Dr. Wildor Hollmann bedanken.

Ich danke auch meinen Eltern Gunde und Ede Beck, die alle meine abgedrehten Vorhaben und Projekte immer unterstützt und ertragen haben.

Und schließlich danke ich meiner Frau Sandra für ihre Unterstützung.